核能与核技术出版工程（第二期）
总主编 杨福家

肿瘤核医学
分子影像图谱

Molecular Imaging Atlas of Nuclear Medicine in Oncology

主　编　宋少莉
副主编　胡四龙　刘晓晟　杨忠毅　程竞仪

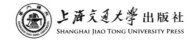
上海交通大学出版社
SHANGHAI JIAO TONG UNIVERSITY PRESS

内容提要

本书是一部关于 PET/CT(正电子发射计算机体层显像)技术在肿瘤临床应用方面的图谱著作,所有病例均来自复旦大学附属肿瘤医院,由在临床工作多年、有丰富经验的核医学科专家共同完成编写。全书分为上、下两篇,共 14 章,包含 215 个病例,其中单纯^{18}F-FDG PET/CT 显像 186 例,非^{18}F-FDG PET/CT 显像 29 例,展示了各系统常见肿瘤、少见肿瘤及需要鉴别的良性病变的 PET/CT 影像学表现。本书图文并茂,病例资料真实可靠,影像图片清晰,具有较高的临床应用价值和实用性,适合肿瘤专科医师,以及影像学专业、核医学专业的研究生及科研人员阅读和参考。

图书在版编目(CIP)数据

肿瘤核医学分子影像图谱/ 宋少莉主编. —上海:
上海交通大学出版社,2021.8
(核能与核技术出版工程)
ISBN 978-7-313-25265-4

Ⅰ. ①肿… Ⅱ. ①宋… Ⅲ. ①肿瘤—核医学—图谱
Ⅳ. ①R730.55-64

中国版本图书馆 CIP 数据核字(2021)第 160961 号

肿瘤核医学分子影像图谱
ZHONGLIU HEYIXUE FENZI YINGXIANG TUPU

主　　编:宋少莉
出版发行:上海交通大学出版社　　　　　　　　　地　　址:上海市番禺路 951 号
邮政编码:200030　　　　　　　　　　　　　　　电　　话:021-64071208
印　　制:苏州市越洋印刷有限公司　　　　　　　经　　销:全国新华书店
开　　本:710 mm×1000 mm　1/16　　　　　　　印　　张:28
字　　数:464 千字
版　　次:2021 年 8 月第 1 版　　　　　　　　　印　　次:2021 年 8 月第 1 次印刷
书　　号:ISBN 978-7-313-25265-4
定　　价:288.00 元

核能与核技术出版工程

丛书编委会

本书编委会

主　　编　宋少莉

副 主 编　胡四龙　刘晓晟　杨忠毅　程竞仪

参　　编（按姓氏笔画排序）

马　光　王明伟　王春梅　朱蓓玲　乔　莹　刘　帅
刘　成　刘　畅　刘秋芳　刘　菲　许晓平　孙玉云
孙　昱　苏春蕾　李永霞　李　楠　杨梓怡　何思敏
张芳崧　张建平　张勇平　张　骥　岳　勤　郑营营
施　伟　姚之丰　袁慧瑜　顾丙新　徐俊彦　蒋津津
潘玲玲　薛　静

编写秘书　杨洪星

总　　序

　　1896 年法国物理学家贝可勒尔对天然放射性现象的发现,标志着原子核物理学的开始,直接导致了居里夫妇镭的发现,为后来核科学的发展开辟了道路。1942 年人类历史上第一个核反应堆在芝加哥的建成被认为是原子核科学技术应用的开端,至今已经历了 70 多年的发展历程。核技术应用包括军用与民用两个方面,其中民用核技术又分为民用动力核技术(核电)与民用非动力核技术(即核技术在理、工、农、医方面的应用)。在核技术应用发展史上发生的两次核爆炸与三次重大核电站事故,成为人们长期挥之不去的阴影。然而全球能源匮乏以及生态环境恶化问题日益严峻,迫切需要开发新能源,调整能源结构。核能作为清洁、高效、安全的绿色能源,还具有储量最丰富、高能量密集度、低碳无污染等优点,受到了各国政府的极大重视。发展安全核能已成为当前各国解决能源不足和应对气候变化的重要战略。我国《国家中长期科学和技术发展规划纲要(2006—2020 年)》明确指出"大力发展核能技术,形成核电系统技术的自主开发能力",并设立国家科技重大专项"大型先进压水堆及高温气冷堆核电站专项",把"钍基熔盐堆"核能系统列为国家首项科技先导项目,投资 25 亿元,已在中国科学院上海应用物理研究所启动,以创建具有自主知识产权的中国核电技术品牌。

　　从世界范围来看,核能应用范围正不断扩大。据国际原子能机构最新数据显示:截至 2018 年 8 月,核能发电量美国排名第一,中国排名第四;不过在核能发电的占比方面,截至 2017 年 12 月,法国占比约 71.6%,排名第一,中国仅约 3.9%,排名几乎最后。但是中国在建、拟建和提议的反应堆数比任何国家都多,相比而言,未来中国核电有很大的发展空间。截至 2018 年 8 月,中国投入商业运行的核电机组共 42 台,总装机容量约为 3 833 万千瓦。值此核电发展的历史机遇期,中国应大力推广自主开发的第三代以及第四代的"快堆"

"高温气冷堆""钍基熔盐堆"核电技术,努力使中国核电走出去,带动中国由核电大国向核电强国跨越。

随着先进核技术的应用发展,核能将成为逐步代替化石能源的重要能源。受控核聚变技术有望从实验室走向实用,为人类提供取之不尽的干净能源;威力巨大的核爆炸将为工程建设、改造环境和开发资源服务;核动力将在交通运输及星际航行等方面发挥更大的作用。核技术几乎在国民经济的所有领域得到应用。原子核结构的揭示,核能、核技术的开发利用,是 20 世纪人类征服自然的重大突破,具有划时代的意义。然而,日本大海啸导致的福岛核电站危机,使得发展安全级别更高的核能系统更加急迫,核能技术与核安全成为先进核电技术产业化追求的核心目标,在国家核心利益中的地位愈加显著。

在 21 世纪的尖端科学中,核科学技术作为战略性高科技学科,已成为标志国家经济发展实力和国防力量的关键学科之一。通过学科间的交叉、融合,核科学技术已形成了多个分支学科并得到了广泛应用,诸如核物理与原子物理、核天体物理、核反应堆工程技术、加速器工程技术、辐射工艺与辐射加工、同步辐射技术、放射化学、放射性同位素及示踪技术、辐射生物等,以及核技术在农学、医学、环境、国防安全等领域的应用。随着核科学技术的稳步发展,我国已经形成了较为完整的核工业体系。核科学技术已走进各行各业,为人类造福。

无论是科学研究方面,还是产业化进程方面,我国的核能与核技术研究与应用都积累了丰富的成果和宝贵经验,应该系统整理、总结一下。另外,在大力发展核电的新时期,也急需一套系统而实用的、汇集前沿成果的技术丛书作指导。在此鼓舞下,上海交通大学出版社联合上海市核学会,召集了国内核领域的权威专家组成高水平编委会,经过多次策划、研讨,召开编委会商讨大纲、遴选书目,最终编写了这套"核能与核技术出版工程"丛书。本丛书的出版旨在:培养核科技人才;推动核科学研究和学科发展;为核技术应用提供决策参考和智力支持;为核科学研究与交流搭建一个学术平台,鼓励创新与科学精神的传承。

这套丛书的编委及作者都是活跃在核科学前沿领域的优秀学者,如核反应堆工程及核安全专家王大中院士、核武器专家胡思得院士、实验核物理专家沈文庆院士、核动力专家于俊崇院士、核材料专家周邦新院士、核电设备专家潘健生院士,还有"国家杰出青年"科学家、"973"项目首席科学家、"国家千人计划"特聘教授等一批有影响力的科研工作者。他们都来自各大高校及研究单位,如清华大学、复旦大学、上海交通大学、浙江大学、上海大学、中国科学院上海应用物理研究所、中国科学院近代物理研究所、中国原子能科学研究院、中国核动力研究设计院、中国工程物理研究院、上海核工程研究设计院、上海市辐射环境监督站等。本丛书是他们最新研究成果的荟萃,其中多项研究成果获国家级或省部级大奖,代表了国内甚至国际先进水平。丛书涵盖军用核技术、民用动力核技术、民用非动力核技术及其在理、工、农、医方面的应用。内容系统而全面且极具实用性与指导性,例如,《应用核物理》就阐述了当今国内外核物理研究与应用的全貌,有助于读者对核物理的应用领域及实验技术有全面的了解,其他图书也都力求做到了这一点,极具可读性。

由于良好的立意和高品质的学术成果,本丛书第一期于 2013 年成功入选"十二五"国家重点图书出版规划项目,同时也得到上海新闻出版局的高度肯定,入选了"上海高校服务国家重大战略出版工程"。第一期(12 本)已于 2016 年初全部出版,在业内引起了良好反响,国际著名出版集团 Elsevier 对本丛书很感兴趣,在 2016 年 5 月的美国书展上,就"核能与核技术出版工程(英文版)"与上海交通大学出版社签订了版权输出框架协议。丛书第二期于 2016 年初成功入选了"十三五"国家重点图书出版规划项目。

在丛书出版的过程中,我们本着追求卓越的精神,力争把丛书从内容到形式做到最好。希望这套丛书的出版能为我国大力发展核能技术提供上游的思想、理论、方法,能为核科技人才的培养与科创中心建设贡献一份力量,能成为不断汇集核能与核技术科研成果的平台,推动我国核科学事业不断向前发展。

杨福家

2018 年 8 月

序　一

2016 年党中央、国务院颁发的《"健康中国 2030"规划纲要》明确指出，到 2030 年，我国主要健康指标进入高收入国家行列；到 2050 年，建成与社会主义现代化国家相适应的健康国家。当前，心脑血管疾病、神经退行性病变和肿瘤已成为严重威胁我国人民健康的主要因素。利用核医学的独特优势进行诊断治疗是提高人民健康水平的重要手段之一。根据《医用同位素中长期发展规划（2021—2035 年）》的报道，我国平均每万人开展核医学检查的人数为 19 人，仅为全球平均水平的 30%，远低于世界发达国家水平。随着我国经济实力的提升，保守估计每年需求量将以 5%～30% 的速度增长，预计到 2030 年，需求总量将增加 10 倍以上。核医学的发展即将迎来前所未有的"时代机遇"。

在 PET/CT 等大型仪器普及的同时，核医学专业人才更显"捉襟见肘"。由于各地发展的不平衡，部分基层或偏远地区医院病例数有限，在对核医学图像分析、研判中经常遇到困惑，对疾病的认识缺乏深度和广度。因此，一本病种丰富、资料翔实的 PET/CT 图谱集有望成为广大核医学工作者拓展诊断思路、提高业务水平的重要工具。

复旦大学附属肿瘤医院是国内最早成立的肿瘤专科医院，每年有大量来自全国各地的患者前往就诊，其中不乏少见病、疑难病。此次出版的《肿瘤核医学分子影像图谱》，凝聚了复旦大学附属肿瘤医院核医学科开展 PET/CT 十余年来积累的大量难能可贵的经典病例，每个病例配以精彩的点评，将为读者开阔眼界，为提高诊断水平创造条件。

　　此书的出版将是肿瘤核医学领域的一件幸事。在此,我预祝本书出版、发行成功!

上海健康医学院

2021 年 7 月

序 二

随着现代生物医学的迅速发展,肿瘤治疗正逐步迈进"精准医疗"和"个体化治疗"的新时代。"精准医疗"的本质是利用基因组学、蛋白质组学以及影像组学等前沿医学技术提供的分子和生物学信息,结合患者的临床信息及大数据进行整合分析,从而获取疾病治疗的分子靶点,制订个体化诊疗决策,实现精准治疗,提高疾病治疗效果,减少毒副作用,改善患者预后。

与传统的 CT、MRI 等基于解剖的成像不同,核医学分子影像是一种功能成像技术。核医学分子影像通过应用反映疾病不同生物学过程的分子探针,在活体内动态、无创地观察肿瘤的不同生物学行为,如糖及氨基酸代谢、受体表达、基因表达、细胞增殖、乏氧与凋亡等,实现疾病的早期诊断、精准分期、分子分型和疗效监测,为确定个体化治疗决策提供依据,是当今最成熟的分子影像技术,已在临床上得到广泛应用。与基因组学和蛋白质组学比较,核医学分子影像的可及性更强,且不受标本取材、操作技术等因素影响;更可一次性无创性成像,完成全身多病灶的分析,在临床实践中具有广阔的应用前景。

复旦大学附属肿瘤医院核医学科宋少莉教授主编的《肿瘤核医学分子影像图谱》,收录了大量肿瘤核医学的精美影像资料,并配以点评供读者学习,内容翔实,文字精练,图文并茂,实用性强,有助于加深对肿瘤核医学影像诊断的理解和对疾病的认识,有望给广大核医学工作者及相关学科的临床医师提供良好的学习平台和实践参考。

党的十九大报告提出,实施健康中国战略,要完善国民健康政策,为人民群众提供全方位全周期健康服务。恰逢中国共产党建党 100 周年之际,此书的出版，正是复旦大学附属肿瘤医院核医学科对建党 100 周年的一份献礼。愿此书的成功出版和发行为推动核医学分子影像的发展增添一份力量。

华中科技大学同济医学院附属协和医院

2021 年 7 月

前　言

恶性肿瘤已成为严重危害人类健康的主要疾病之一,与此同时,个体化精准诊疗成为所有医务人员共同面临的重要课题。PET/CT 融合了 PET 的功能代谢信息和 CT 的解剖结构信息,自 20 世纪末问世以来,在肿瘤的诊疗决策中起着举足轻重的作用,已经成为肿瘤精准诊疗不可或缺的设备。近年来,随着各种特异性靶向分子探针的临床使用,肿瘤影像学发展到了一个新高度。在肿瘤管理的全过程中,即早期发现、临床分期、疗效判断及预后评估等,PET/CT 已成为不可或缺的常规评价手段。

复旦大学附属肿瘤医院是国内 PET/CT 装机较早的医院,自 2006 年装机至今,我们积累了大量宝贵的 PET/CT 病例和影像资料。为了帮助年轻医生尽快完成临床经验积累和知识储备,开阔临床视野,拓宽诊断思路,我们对过去积累下来的、诊断明确的病例进行分类整理,编纂了这本《肿瘤核医学分子影像图谱》。

本书分为上篇和下篇,上篇为"^{18}F‐FDG PET/CT 显像在肿瘤中的临床应用",其中按系统为主线,分为 11 章;下篇为"非^{18}F‐FDG 类正电子药物PET/CT 显像的临床应用",按不同分子探针为主线,分为 3 章。每章包括一系列鲜明而具体的病例,每个病例由简要病史、实验室检查、其他影像学检查、PET/CT 图像表现、组织病理学和点评六大部分组成。每个入选病例均有完整资料,并且病理明确。读者通过每个具体的病例,可直观感受到 PET/CT的影像特征与临床优势,容易理解和掌握。本书点评精简而有针对性,主要突出对疾病的介绍、病变的影像学特点和分析思路。本书有意将同类或相似疾病尽可能放在同一章的相邻位置,以便于读者对类似疾病的诊断和鉴别诊断进行体会与总结。

本书从病例选择、图像处理到讨论点评等经历了多次修改,凝聚了复旦大学附属肿瘤医院核医学科全体医务工作者的大量心血。本书编者均为长期从事 PET/CT 检查和诊断的医务工作人员，有着扎实的影像学知识和丰富的临床经验。我期望并相信，本书能开拓广大读者在 PET/CT 诊断方面的视野，提高临床诊断水平，成为广大核医学科、影像科、肿瘤科等相关学科医生、技术员、放射化学等人员的案头常备参考书。由于个人水平所限，本书可能还存在许多纰漏和不足，恳请广大读者予以批评指正。

2021 年是复旦大学附属肿瘤医院建院 90 周年，更是中国共产党建党 100 周年的重要年份。此书的出版，是本院核医学科全体工作人员献上的一份贺礼，衷心希望在中国共产党的领导下，我国核医学事业蓬勃发展，为人民身心健康保驾护航。

缩略语对照表

缩 写	中 文 全 称	英 文 全 称
ACTH	促肾上腺皮质激素	adrenocortico tropic hormone
AC	不典型癌	atypical carcinoid
AC	乙酸盐	acetate
AFP	甲胎蛋白	alpha fetoprotein
AIP	自身免疫性胰腺炎	autoimune pancreatitis
ALK	间变性淋巴瘤激酶	anaplastic lymphoma kinase
APA	非典型息肉样腺肌瘤	atypical polypoid adenomyoma
AS	血管肉瘤	angiosarcoma
ATC	甲状腺未分化癌	anaplastic thyroid cancer
ATRX	α-地中海贫血伴智力低下综合征 X 连锁基因	α - thalassemia mental retardation X-linked
BI - RADS	乳腺影像报告和数据系统	breast imaging reporting and data system
BOT	卵巢交界性肿瘤	borderline ovarian tumor
BRAF	B-Raf 原癌基因丝氨酸/苏氨酸蛋白激酶	B - RAF proto oncogene serine/threonine protein kinase
CASTLE	伴有胸腺分化的异位胸腺癌	carcinoma showing thymus-like differentiation
ccRCC	透明细胞癌	clear-cell renal cell carcinoma
CD	卡斯尔曼病	Castleman disease
CEA	癌胚抗原	carcinoembryonic antigen
CHGA	嗜铬粒蛋白 A	chromogranin A
CH	胆碱	choline

缩　写	中 文 全 称	英 文 全 称
CIN	宫颈上皮内瘤变	cervical intraepithelial neoplasia
CI	置信区间	confidence interval
cSCC	皮肤鳞状细胞癌	cutaneous squamous cell carcinoma
CTB	叶状囊肉瘤	cystosarcoma of breast
CT	计算机断层扫描	computed tomography
CYFRA	细胞角质蛋白 19 片段抗原	cyto-keratin 19 fragment antigen
DDLPS	去分化脂肪肉瘤	dedifferentiated liposarcoma
DFSP	隆突性皮肤纤维肉瘤	dermatofibrosarcoma protuberans
DLBCL	弥漫大 B 细胞淋巴瘤	diffuse large B cell lymphoma
DOTATATE	四氮杂环十二烷四乙酸 - DPhe1 - Tyr3 -奥曲酸	tetraazacyclododecanetetraacetic acid - Dphe1 - Tyr3 - octreotate
DSA	数字减影血管造影	digital subtraction angiography
DSRCT	促结缔组织增生性小圆细胞肿瘤	desmoplastic small round cell tumor
DTC	分化型甲状腺癌	differential thyroid cancer
DTF	韧带样纤维瘤	desmoid-type fibromatosis
DWI	弥散加权成像	diffusion-weighted imaging
EAU	欧洲泌尿学会	European Association of Urology
EBUS	超声支气管镜	endo bronchial ultra sonography
EBV	EB 病毒	Epstein-Barr virus
ECT	发射型计算机断层成像	emission computerized tomography
EGFR	表皮生长因子受体	epidermal growth factor receptor
EMA	上皮膜抗原	epithelial membrane antigen
EMVI	肠壁外血管侵犯	external vascular invasion
ER	雌激素受体	estrogen receptor
FACBC	氟环丁烷羧酸	fluorocyclo-butane carboxylic acid
FAPI	成纤维细胞活化蛋白抑制剂	fibroblast activation protein inhibitor
FAP	家族性腺瘤性息肉病	familial adenomatous polyposis
FDCS	滤泡树突状细胞肉瘤	follicular dendritic cell sarcoma

缩　写	中 文 全 称	英 文 全 称
FDG	氟代脱氧葡萄糖	fludeoxyglucose
FES	16α-氟-17β-雌二醇	16α-fluoro-17β-oestradiol
FET	氟乙基酪氨酸	fluoroethyltyrosine
FISH	荧光原位杂交	fluorescence in situ hybridization
FLT	氟代胸腺嘧啶脱氧核苷	fluorothymidine
FMISO	氟代硝基咪唑	fluoromisonidazole
FPSA	游离前列腺特异抗原	free prostate specific antigen
FT$_3$	游离三碘甲状腺原氨酸	free triiodothyronine
FT$_4$	游离四碘甲状腺原氨酸	free tetraiodothyronine
GFAP	胶质纤维酸性蛋白	glial fibrillary acidic protein
GGO	磨玻璃样占位	ground-glass opacity
GIST	胃肠道间质瘤	gastrointestinal stromal tumor
GLUT-1	葡萄糖转运蛋白-1	glucose transporter type 1
HAMN	高级别阑尾黏液性肿瘤	high-grade appendiceal mucinous neoplasm
HBcAb	乙型肝炎核心抗体	hepatitis B core antibody
HBeAb	乙型肝炎 e 抗体	hepatitis B e antibody
HBeAg	乙型肝炎 e 抗原	hepatitis B e antigen
HBsAb	乙型肝炎表面抗体	hepatitis B surface antibody
HBsAg	乙型肝炎表面抗原	hepatitis B surface antigen
HCC	肝细胞肝癌	hepatocellular carcinoma
HCG	人绒毛膜促性腺激素	human chorionic gonadotropin
HCV	丙型肝炎病毒	hepatitis C virus
HER-2	人类表皮生长因子受体-2	human epidermal growth factor receptor-2
HIPEC	腹腔热灌注化疗	hyperthermic intraperitoneal chemotherapy
HIV	人类免疫缺陷病毒	human immunodeficiency virus
HL	霍奇金淋巴瘤	Hodgkin's lymphoma

缩　写	中 文 全 称	英 文 全 称
HPV	人乳头状瘤病毒	human papilloma virus
ICC	胆管细胞癌	intrahepatic cholangiocarcinoma
IDCS	交指树突细胞肉瘤	interdigitating dendritic cell sarcoma
IDH	异柠檬酸脱氢酶	isocitrate dehydrogenase
IMT	炎性肌纤维母细胞瘤	inflammatory myofibroblastic tumor
IPMN	胰腺导管内乳头状黏液性肿瘤	intraductal papiilary mucinous neolasm
KRAS	Kirsten 鼠肉瘤病毒癌基因	Kirsten rat sarcoma viral oncogene homolog
KS	卡波西肉瘤	Kaposi's sarcoma
LAMN	低级别阑尾黏液性肿瘤	low-grade appendiceal mucinous neoplasm
LCH	朗格汉斯细胞组织细胞增生症	Langerhans cell histiocytosis
LDH	乳酸脱氢酶	lactate dehydrogenase
LGSC	卵巢低级别浆液性癌	low grade serous carcinoma
LPS	脂肪肉瘤	liposarcoma
MALT	黏膜相关淋巴组织	mucosa-associated lymphoid tissue
MANEC	混合性腺神经内分泌癌	mixed adenoneuroendocrine carcinoma
MAN	阑尾黏液性肿瘤	mucinous appendiceal neoplasm
MBOT	黏液性交界性肿瘤	mucous borderline ovarian tumor
MCAC	黏液性囊腺癌	mucinous cystadenocarcinoma
MCA	黏液性囊腺瘤	mutinous cystic adenomas
MCRCC	多房囊性肾细胞癌	multilocular cystic renal cell carcinoma
MET	蛋氨酸	methionine
MFP	肿块型胰腺炎	mass-forming pancreatitis
MF	蕈样肉芽肿	mycosis fungoides
MIP	最大密度投影法	maximum density projection
MMR	错配修复基因	mismatch repair
MPCC	多原发大肠癌	multiple primary colorectal carcinoma
MPM	恶性腹膜间皮瘤	malignant peritoneal mesothelioma

缩　写	中 文 全 称	英 文 全 称
MRCP	磁共振胰胆管成像	magnetic resonance cholangiopancreatography
MRF	直肠系膜筋膜	mesorectal fasciae
MRI	磁共振成像	magnetic resonance imaging
MTC	甲状腺髓样癌	medullary thyroid cancer
MTV	肿瘤代谢体积	metabolic tumor volume
NEC	神经内分泌癌	neuroendocrine carcinoma
NEN	神经内分泌肿瘤	neuroendocrine neoplasm
NET	神经内分泌瘤	neuroendocrine tumor
NHL	非霍奇金淋巴瘤	non-Hodgkin's lymphoma
NSE	神经元特异性烯醇化酶	neuron specific enolase
OM	眼转移	orbital metastases
OS	总生存期	overall survival
pACC	腮腺腺样囊性癌	parotid adenoid cyst carcinoma
PAL	脓胸相关性淋巴瘤	pyothorax-associated lymphoma
PBL	原发乳腺淋巴瘤	primary breast lymphoma
PCL	胰腺囊性病变	pancreatic cystic lesions
PCNSL	原发性中枢神经系统淋巴瘤	primary central nervous system lymphoma
PC	假性囊肿	pseudocysts
PDGFRA	血小板源性生长因子受体 α	platelet-derived growth factor receptor alpha
PEComa	血管周上皮样细胞肿瘤	perivascular epithelioid cell tumor
PET	正电子发射断层成像	positron emission computed tomography
PFS	无进展生存期	progression-free survival
PMBCL	原发纵隔大 B 细胞淋巴瘤	promary mediastinal large B-cell lymphoma
PMP	腹膜假黏液瘤	pseudomyxoma peritonei
PPSS	原发性肺滑膜肉瘤	primary pulmonary synovial sarcoma

缩　写	中 文 全 称	英 文 全 称
PRCC	乳头状肾细胞癌	papillary renal cell carcinoma
PROGRP	胃泌素释放肽前体	pro-gastrin-releasing peptide
PRRT	肽受体-放射性核素治疗	peptide receptor radionuclide therapy
PR	孕激素受体	progesterone recetor
PSA	前列腺特异抗原	prostate specific antigen
PSH	肺硬化性血管瘤	pulmonary sclerosing hemangioma
PSL	脾脏原发性淋巴瘤	primary splenic lymphom
PSMA	前列腺特异性膜抗原	prostate-specific membrane antigen
PSOGI	腹膜表面肿瘤国际协作组联盟	Peritoneal Surface Oncology Group International
PTB	乳腺叶状肿瘤	phyllodes tumor of the breast
PTCL - NOS	非特指性外周 T 细胞淋巴瘤	peripheral T cell lymphoma, not otherwise specified
PTL	原发性甲状腺淋巴瘤	primary thyroid lymphoma
RCCC	嫌色细胞肾细胞癌	renal chromophobe cell carcinoma
RCC	肾细胞癌	renal cell carcinoma
RGD	精氨酸-甘氨酸-天冬氨酸	arginine-glycine-aspartic acid
RL	肾淋巴瘤	renal lymphoma
RMS	横纹肌肉瘤	rhabdomyosarcoma
SANT	硬化性血管瘤样结节性转化	sclerosing angiomatoid nodular transformation
SBOT	卵巢浆液性交界性肿瘤	serous borderline ovarian tumor
SCA	浆液性囊腺瘤	serous cystadenomas
SCCA	鳞状上皮细胞癌抗原	squamous cell carcinoma antigen
SCLC	小细胞肺癌	small cell lung cancer
SD	病情稳定	table disease
SMA	平滑肌肌动蛋白	smooth muscle actin
SNIP	鼻窦内翻性乳头状瘤	sinonasal inverted papilloma
SPECT	单光子发射计算机断层成像	single photon emission computed tomography

缩 写	中文全称	英文全称
SPNP	胰腺实性假乳头状肿瘤	solid pseudopaillary neoplasm of the pancreas
SPTP	胰腺实性假乳头状瘤	solid pseudopapillary tumor of the pancreas
SqCLC	肺鳞状细胞癌	squamous cell lung cancer
SR	弹性应变率	strain ratio
SSA	生长抑素类似物	somatostatin analog
SSTR	生长抑素受体	somatostatin receptor
STAT	信号转录及转录激活因子	signal transduction and activator of transcription
SUV	标准摄取值	standardized uptakevalue
TI－RADS	甲状腺影像报告和数据系统	thyroid imaging reporting and data system
TLG	病灶糖酵解总量	total lesion glycolysis
TNBC	三阴性乳腺癌	triple negative breast cancer
TPSA	总前列腺特异抗原	total prostate specific antigen
TRG	肿瘤退缩分级	tumor regression grade
TSH	促甲状腺激素	thyroid stimulating hormone
TURBT	经尿道膀胱肿瘤电切术	transurethral resection of bladder tumor
TURP	经尿道前列腺电切术	trans urethral resection prostate
WHO	世界卫生组织	World Health Organization

目　　录

上篇　$^{18}F-FDG\ PET/CT$ 显像在
肿瘤中的临床应用

下篇 非^{18}F‐FDG 类正电子药物 PET/CT 显像的临床应用

上　篇

$^{18}F-FDG$ PET/CT 显像在肿瘤中的临床应用

肿瘤本质上是从基因失调开始，经过分子或蛋白质表达异常、代谢异常、功能失调、结构变化，从而产生临床表现。正电子发射计算机体层显像（positron emission tomography and computed tomography，PET/CT）是一种将分子影像和结构成像合为一体的融合显像技术，兼有 PET 早期发现病灶的优势和 CT 精确定位、解剖结构清晰的优点，有效地弥补了两者的不足。目前，95％以上的 PET/CT 肿瘤显像采用^{18}F 标记的氟代脱氧葡萄糖（^{18}F - fluorodeoxyglucose，^{18}F - FDG）作为分子探针，其成像的理论依据是 Warburg 效应。1921 年，德国科学家 Otto Warburg 发现，癌细胞以非常高的速率消耗葡萄糖，它们的糖酵解异常活跃，即使在氧气充足的条件下，癌细胞的糖酵解一样活跃，该现象称为 Warburg 效应。^{18}F - FDG 是葡萄糖的类似物，肿瘤细胞与正常组织细胞具有不同的糖代谢机制，在肿瘤细胞中由于葡萄糖转运 mRNA 的表达增加、葡萄糖转运蛋白水平升高、肿瘤细胞内己糖激酶水平升高、葡萄糖-6-磷酸酶水平下调等共同因素的作用，^{18}F - FDG 被磷酸化积聚在细胞内，因 F 离子的掺入，^{18}F - FDG - 6 -磷酸不能像葡萄糖一样进一步分解，^{18}F - FDG 大量滞留、积聚于肿瘤细胞内，从而"照亮"癌细胞。用 PET/CT 检测^{18}F - FDG 代谢情况，可精准定位癌细胞和组织，不仅可以早期发现和确定恶性肿瘤原发灶的部位、大小、代谢异常程度，还可以准确测定肿瘤的转移情况。因此，^{18}F - FDG PET/CT 广泛用于恶性肿瘤的诊断、分期、疗效评估、复发探测、再分期和预后评价等肿瘤诊疗随访全过程。

第 1 章

神经系统

刘　菲　潘玲玲

脑胶质母细胞瘤

【简要病史】

患者女性,63 岁,头昏伴记忆力下降半月。

【实验室检查】

(1) 血常规:白细胞计数 $5.6×10^9/L$;淋巴细胞比例 26%;中性粒细胞比例 64.3%;红细胞计数 $4.28×10^{12}/L$;血红蛋白 140 g/L。

(2) 肿瘤标志物:CA19 - 9、CA12 - 5、CA15 - 3、AFP、CEA、NSE 均为阴性。

(3) 免疫指标未见明显异常。

【其他影像学检查】

MRI:右侧额顶叶占位,考虑恶性肿瘤。

【PET/CT 图像表现】

大脑右侧额叶见略低密度肿块,形态不规则,致中线左移,最大截面约为 $4.2\,cm×3.0\,cm$,环形 ^{18}F - FDG 代谢异常增高,$SUV_{max}=9.0$,内部大部分坏死液化;肿块周围有低密度水肿带(见图 1 - 1,箭头所示)。

【组织病理学】

右额叶:胶质母细胞瘤,IDH(isocitrate dehydrogenase)野生型;大小:两块,大者为 $5.5\,cm×5.0\,cm×2.5\,cm$,小者为 $4.0\,cm×4.0\,cm×1.2\,cm$;WHO 分级:Ⅳ级;肿瘤性坏死:(+);周围脑组织侵犯:(+)。

免疫组织化学染色(以下简称"免疫组化")结果:ATRX(+),BRAF

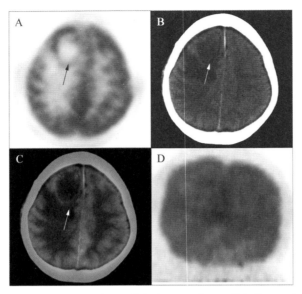

A—横断位 PET 图像；B—横断位 CT 图像；C—横断位 PET/CT 融合图像；D—脑 PET MIP 图像。

图 1-1　脑胶质母细胞瘤的 PET/CT 图像

（一），EGFR（＋），GFAP（＋），EGFR Ⅷ（＋），Ki-67（＋，40%），P53（＋），Olig2（＋），IDH1（－）。

分子病理：EGFR 基因第 18、19、20、21 外显子未见肯定突变。

【点评】

脑胶质瘤是指起源于脑神经胶质细胞的肿瘤，是最常见的原发性颅内肿瘤。在世界卫生组织（WHO）的中枢神经系统肿瘤分类中，脑胶质瘤分为Ⅰ～Ⅳ级，Ⅰ、Ⅱ级为低级别脑胶质瘤，Ⅲ、Ⅳ级为高级别脑胶质瘤。亚型如下：毛细胞型星形细胞瘤（Ⅰ级）、毛黏液样星形细胞瘤（Ⅱ级）、多形性黄色瘤型星形细胞瘤（Ⅱ级）、弥漫性星形细胞瘤（Ⅱ级）、间变性星形细胞瘤（Ⅲ级）、间变性少突胶质细胞瘤（Ⅲ级）、胶质母细胞瘤（Ⅳ级）和弥漫性中线胶质瘤（Ⅳ级）。其中，高级别胶质母细胞瘤占比超过 50%，恶性程度最高，预后效果极差，中位生存期仅为 14.6 个月。脑胶质瘤由于其在空间的"占位效应"，可以使患者产生头痛、恶心及呕吐、癫痫、视物模糊等症状。脑胶质瘤 PET/CT 图像表现如下：低级别脑胶质瘤一般无瘤周水肿，[18]F-FDG 代谢常接近或低于正常脑灰质；高级别脑胶质瘤往往伴有瘤周水肿，[18]F-FDG 代谢常高于或接近正常脑灰质。

胶质母细胞瘤好发于深部脑白质，肿瘤进展快，沿白质束扩展，通过胼胝体扩展到对侧大脑半球，呈"蝴蝶"状，常伴囊变、出血，并且瘤周水肿及占位效应明显；增强 CT 图像呈不规则"花环"样或结节状明显强化。胶质母细胞瘤 PET/CT 图像表现往往伴有瘤周水肿，^{18}F‐FDG 代谢常高于或接近正常脑灰质。脑胶质母细胞瘤的治疗以手术切除为主，结合放疗、化疗等综合治疗方法。常规神经导航、功能神经导航、术中神经电生理监测和术中 MRI 实时影像等新技术有助于在最大范围实现安全切除肿瘤。放疗可杀灭肿瘤细胞或抑制肿瘤细胞生长，延长患者生存期，常规分割外照射是脑胶质瘤放疗的标准治疗方案。胶质母细胞瘤术后放疗联合替莫唑胺同步并辅助化疗，已成为成人新诊断脑胶质母细胞瘤的标准治疗方案。

脑膜瘤

【简要病史】

患者男性，77 岁，头痛伴言语不利，右侧肢体麻木 1 个月。

【实验室检查】

（1）血常规：白细胞计数 11.7×10^9/L；淋巴细胞比例 8.9％；中性粒细胞比例 84.8％；红细胞计数 4.40×10^{12}/L；血红蛋白 132 g/L。

（2）肿瘤标志物：NSE 19.7 ng/mL；CA19‐9、CA12‐5、CA15‐3、AFP、CEA 均为阴性。

（3）免疫指标未见明显异常。

【其他影像学检查】

MRI：左侧额部占位，考虑恶性肿瘤可能，转移待排。

【PET/CT 图像表现】

左侧额叶肿块大小约为 6.9 cm×3.9 cm，边界欠清，周边见水肿带，未见^{18}F‐FDG 代谢增高（见图 1‐2，箭头所示）。

【组织病理学】

左额叶：非典型脑膜瘤；大小：6 cm×5 cm×4 cm；WHO 分级：Ⅱ级；肿瘤性坏死：多灶性坏死；病理性核分裂象：最活跃区约为 5/10HPF；细胞异型性：轻‐中度；脑实质侵犯：无。

免疫组化结果：AE1/AE3（－），CD34（－），EMA（灶＋），GFAP（－），Ki‐67（＋，15％），P53（＋/－），SMA（－），SSTR2a（＋），STAT 6（－），H3K27ME3（＋）。

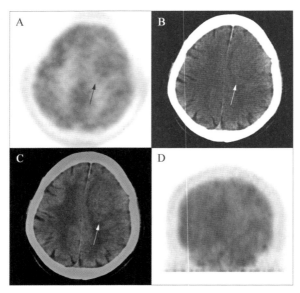

A—横断位 PET 图像；B—横断位 CT 图像；C—横断位 PET/
CT 融合图像；D—脑 PET MIP 图像。

图 1 - 2　脑膜瘤的 PET/CT 图像

【点评】

脑膜瘤是起源于脑膜及脑膜间隙的衍生物，可能来自硬脑膜成纤维细胞和软脑膜细胞，但大部分来自蛛网膜细胞。脑膜瘤的人群发病率为 0.002%，在原发脑肿瘤中，其发病率仅次于胶质瘤，居于第二位。脑膜瘤依次好发于矢状窦旁、鞍结节、筛板、海绵窦、桥小脑角、小脑幕。脑膜瘤属于良性肿瘤，生长慢，病程长，患者往往以头疼和癫痫为首发症状。

脑膜瘤的 PET/CT 图像表现为球形、半球形，高密度或稍高密度（约占 75%）、等密度（约占 25%）肿块；肿瘤有宽基底附于硬脑膜表面，边缘清晰；部分瘤内有可疑钙化，因钙化程度不同分为斑点状、砂砾状或结节状；肿瘤水肿在脑膜瘤中并不多见，若肿瘤生长缓慢，则可能无水肿或轻度水肿；[18]F - FDG 代谢略低于或与周围脑本底相仿。

脑脓肿

【简要病史】

患者男性，53 岁，突发反应迟钝伴右侧肢体无力 3 天。

【实验室检查】

（1）血常规：白细胞计数 $9.2 \times 10^9/L$；淋巴细胞比例 10.1%；中性粒细胞比例 84.2%；红细胞计数 $4.79 \times 10^{12}/L$；血红蛋白 152 g/L。

（2）肿瘤标志物：CA19 - 9、CA12 - 5、CA15 - 3、AFP、CEA、NSE 均为阴性。

（3）免疫指标未见明显异常。

【其他影像学检查】

外院 MRI：左侧顶叶占位，考虑胶质瘤可能大，转移待排。

【PET/CT 图像表现】

左顶、枕叶交界处不均质密度影，大小约为 3.6 cm×2.8 cm；边缘 ^{18}F - FDG 代谢增高，$SUV_{max}=10.5$；内部呈低密度，无 ^{18}F - FDG 代谢（见图 1 - 3，箭头所示）；其周围有大片状不规则低密度水肿区，致相邻脑回受压变形、移位，^{18}F - FDG 低代谢。

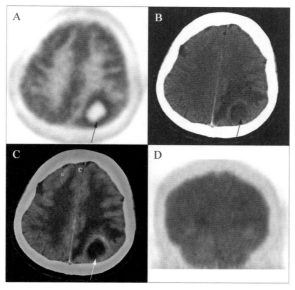

A—横断位 PET 图像；B—横断位 CT 图像；C—横断位 PET/CT 融合图像；D—脑 PET MIP 图像。

图 1 - 3　脑脓肿的 PET/CT 图像

【组织病理学】

术中可见大量黄脓色液体流出，局部张力较高，脓液量约为 20 mL。涂片见 G(＋)球菌;脓液培养：绿色链球菌;药敏：利奈唑胺、青霉素 G、庆大霉素、替加环素、万古霉素。

【点评】

　　脑脓肿主要由化脓性细菌感染引起的化脓性脑炎、慢性肉芽肿及脑脓肿包膜形成,少部分是由真菌及原虫侵入脑组织所致。脑脓肿可发生在任何年龄,多见于青壮年。根据感染来源,脑脓肿分为直接来自邻近化脓性病灶的脑脓肿、血源性脑脓肿、外伤性脑脓肿、隐源性脑脓肿及医源性脑脓肿。脑脓肿的临床表现因脓肿形成的快慢、大小、部位与病理发展阶段的不同而不同,通常有以下四个方面：急性感染及全身中毒症状、颅内压增高症状、局灶定位征、脓肿危象。

　　脑脓肿 PET/CT 表现如下：早期脑炎期为片状不规则低密度区,边缘模糊,占位效应明显;晚期脑炎期为低密度区中有一略高密度环形影;早期包膜期为低密度灶中有一完整的略高密度环;晚期包膜期表现为与早期包膜期相邻层面出现小结节性强化灶,因而具有特征性;早期片状后期环形 ^{18}F – FDG 代谢异常增高。

第 2 章

头颈部肿瘤

杨忠毅　马　光　顾丙新

鼻腔及鼻旁窦横纹肌肉瘤

【简要病史】

患者女性,28 岁,3 个月前在无明显诱因下出现右侧鼻塞伴两侧嗅觉减退,不伴头晕、头痛、面麻、流涕、听力下降、伸舌偏斜。

体格检查:右鼻腔见新生物,左鼻腔未见明显新生物,鼻咽反应大,右颈部扪及肿大淋巴结多个,最大者直径为 3 cm,左颈部未及明显肿大淋巴结。

【实验室检查】

血常规:白细胞计数 8.0×10^9 /L;中性粒细胞比例 71.3%;红细胞计数 4.36×10^{12} /L;血红蛋白 118 g/L;血小板计数 218×10^9 /L。

【其他影像学检查】

(1) 增强 CT:右侧鼻腔及筛窦见软组织肿块影,边界不清,不均匀强化,侵犯右侧眼眶及上颌窦,两侧咽后及颈部多发肿大淋巴结影。

(2) 增强 MRI:右侧鼻腔见软组织肿块(右侧中、上鼻甲水平),病变向上侵及筛窦、右侧额窦、上颌窦及眶内侧壁,肿块大小约为 3.7 cm×3 cm×3.6 cm,鼻中隔受压左移,呈 T1WI 等低、T2WI 高信号,呈不均匀强化,右侧中、上鼻甲显不清;双侧咽后、颈部见多发肿大强化淋巴结,部分呈融合改变。

【PET/CT 图像表现】

右侧鼻腔占位(见图 2-1,箭头所示),累及双侧蝶窦、双侧筛窦、右侧上颌窦及眼眶, ^{18}F - FDG 代谢异常增高,$SUV_{max}=9.0$;双侧咽后、颈部、右侧腮腺下极、锁骨上多发肿大淋巴结,较大者约为 2.7 cm×1.4 cm, ^{18}F - FDG 代谢

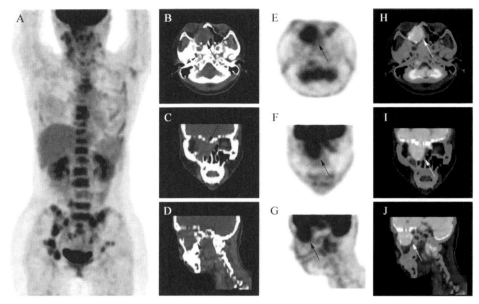

A—全身 PET MIP 图像；B~D—分别为横断位、冠状位、矢状位的 CT 图像；E~G—分别为横断位、冠状位、矢状位的 PET 图像；H~J—分别为横断位、冠状位、矢状位的 PET/CT 融合图像。

图 2-1 鼻腔及鼻旁窦横纹肌肉瘤的 PET/CT 图像

异常增高，$SUV_{max}=5.6$。

【组织病理学】

右鼻腔肿物活检，组织病理学结果：横纹肌肉瘤（rhabdomyosarcoma，RMS）。

免疫组化结果：Desmin 少（＋），MyoD1（＋），AE1/AE3（－），myogenin（＋），vimentin（＋），HHF35（部分＋），Ki-67（＋，60%）。

【点评】

鼻腔、鼻窦横纹肌肉瘤起源于向横纹肌分化的原始间叶细胞，是一种罕见的、高度恶性的肿瘤。该病好发于儿童和青少年，且多见于男性，约 78% 的患者在 12 岁之前发病，只有 7% 的患者发病年龄大于 20 岁。由于鼻窦是含气空腔，早期病变隐匿，不易被临床发现。

该肿瘤在 CT 图像上呈等密度，在 MRI 图像上呈 T1WI 等或稍低信号、T2WI 等或稍高信号，边界多不清，形态不规则，信号多数较均匀，出血、坏死及钙化罕见，增强扫描呈中等到明显延迟强化。横纹肌肉瘤[18]F-FDG PET/CT 表现各异，存较大异质性。

部分学者曾利用 SUV_{max} 对横纹肌肉瘤患者的预后进行预测,但亦有学者认为与 MRI DWI(弥散加权成像)等相比,由于 SUV_{max} 受干扰因素较多,且该肿瘤类型容易出现乏氧等微环境的改变,或影响糖代谢,故利用 ^{18}F - FDG 显像并不能很好地分析预后。鉴于病例数均较少,其价值仍待进一步明确。

鼻腔及鼻旁窦嗅神经母细胞瘤

【简要病史】

患者女性,32 岁,发现右上颈肿块 1 周余。

体格检查:右颈可扪及一大小约为 2.5 cm×2.0 cm 肿大淋巴结,右鼻腔可见新生物,颅神经阴性。

【实验室检查】

(1) 血常规:白细胞计数 $7.7×10^9/L$;中性粒细胞比例 57.8%;红细胞计数 $4.17×10^{12}/L$;血红蛋白 128 g/L;血小板计数 $175×10^9/L$。

(2) 肿瘤标志物:CA15 - 3、CA19 - 9、CA50、CEA、AFP 均为阴性。

【其他影像学检查】

增强 MRI:右侧筛窦、上颌窦黏膜增厚伴软组织影,明显强化,上界达右侧颅底;邻近鼻咽右侧壁黏膜稍厚强化、右侧下鼻甲明显强化;右侧咽后、颈部见数枚肿大、强化淋巴结。

【PET/CT 图像表现】

右侧鼻腔、筛窦软组织影(见图 2 - 2,箭头所示),^{18}F - FDG 代谢异常增高,$SUV_{max}=6.5$;右侧咽后、颈部、颌下多发肿大淋巴结,^{18}F - FDG 代谢亦见增高,$SUV_{max}=8.0$。

【组织病理学】

右鼻腔肿物活检,组织病理学结果:恶性肿瘤,伴有神经内分泌分化,结合 HE 形态及免疫组化结果,倾向为嗅神经母细胞瘤。

免疫组化结果:NSE(少数弱+),Syn(部分+),CD56(+),S - 100(个别+),TTF - 1(散在+),FLi - 1(少数+),Ki - 67(+,50%~60%),CD34(血管+),MyoD1(小灶散在+),Desmin(-),HHF35(-),CKpan(-),Myogenin(-),LCA(-),CHG(-),P63(-),GFAP(-)。

【点评】

嗅神经母细胞瘤(esthesioneuroblastoma)起源于嗅神经感觉上皮,较少

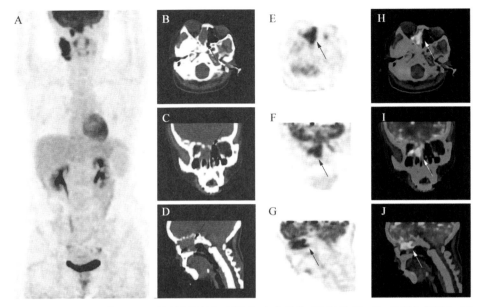

A—全身 PET MIP 图像；B～D—分别为横断位、冠状位、矢状位的 CT 图像；E～G—分别为横断位、冠状位、矢状位的 PET 图像；H～J—分别为横断位、冠状位、矢状位的 PET/CT 融合图像。

图 2 - 2　鼻腔及鼻旁窦嗅神经母细胞瘤的 PET/CT 图像

见，仅占鼻腔恶性肿瘤的 3％～5％，发病率仅为 0.000 04％。临床症状缺乏特异性，一般与肿瘤侵袭的部位有关。早期症状隐匿，随病变发展可逐渐出现鼻部症状如鼻出血、鼻塞、嗅觉减退或丧失等；肿瘤进一步生长，破坏眼眶和前颅窝，可出现眼外突、视力下降、眼球运动障碍和头痛、颅压增高等症状。嗅觉减退或丧失为较特异性症状，但发生率低。肿瘤的发病部位与嗅黏膜一致，这是其重要特点之一。肿瘤首发于鼻腔顶部中线区，并以鼻腔顶部为中心向周围呈浸润性侵犯，所以导致肿瘤形态不规则。嗅神经母细胞瘤的恶性程度不及其他神经母细胞瘤，生长缓慢，所以肿瘤与周围结构之间的分界一般较清晰。肿瘤周围骨质改变是诊断嗅神经母细胞瘤的另一个重要依据，主要见于 B 期及 C 期的嗅神经母细胞瘤。

　　CT 可清楚显示肿瘤内钙化和周围骨质情况，MRI 能准确显示肿瘤侵犯范围，两者结合是目前较常用的术前评估方法。[18]F - FDG PET/CT 显像作为补充，有助于嗅神经母细胞瘤和未分化癌的鉴别，并可提高分期、再分期的准确性，协助个体化治疗决策的确定。鉴于嗅神经母细胞瘤常可表达生长抑素受体，[177]Lu 标记的奥曲肽有望实现核素的诊疗一体化，为其他治疗抵抗的晚期患者带来新的希望。

鼻腔及鼻旁窦鳞状细胞癌

【简要病史】

患者男性,71 岁,头痛伴涕中带血 4 个月,至当地医院行鼻咽镜发现左侧鼻底部新生物。

体格检查:双侧鼻腔下极可见菜花样肿瘤,硬腭局部见 1.5 cm 的浅溃疡,黏膜充血。

【实验室检查】

(1) 血常规:白细胞计数 $6.7×10^9/L$;中性粒细胞比例 70.3%;红细胞计数 $4.78×10^{12}/L$;血红蛋白 151 g/L;血小板计数 $213×10^9/L$。

(2) EBV - DNA 低于检测值下限。

【其他影像学检查】

MRI:鼻中隔下方与硬腭之间两鼻腔底肿块,鼻中隔及硬腭骨质稍有吸收破坏。

【PET/CT 图像表现】

鼻中隔下方软组织肿块(见图 2 - 3,箭头所示),向上累及鼻中隔,向下累及硬腭前部,堵塞两侧下鼻道,较大者截面尺寸约为 3.0 cm×2.4 cm,^{18}F - FDG 代谢异常增高,$SUV_{max}=10.3$。

【组织病理学】

左鼻腔肿物活检,组织病理学结果:乳头状鳞状细胞癌。

【点评】

鳞状细胞癌(squamous cancer)在鼻腔癌中是最常见的病理类型,约占鼻腔肿瘤的 35%,发病年龄多在 50~70 岁。淋巴结转移、位于硬腭或者鼻咽部、眼突出、眼异常向外位移、犬齿窝或皮肤受累及眼眶水肿是影响生存的因素。为兼顾疗效、尽可能保留功能,放、化疗已成为鼻腔、鼻窦鳞癌的主要治疗手段之一。

^{18}F - FDG PET/CT 显像作为一种无创的功能影像,已广泛用于各种实体瘤的治疗前诊断,协助治疗决策的确定。由于鼻腔、鼻窦区域解剖结构复杂,基于解剖成像的 CT、MRI 等技术较难勾画靶区,故在疗效监测方面有一定的局限性。^{18}F - FDG 可通过糖代谢信息反映肿瘤侵袭性,设定合适的阈值后,可自动勾画靶区,操作简便,可重复性强。基于^{18}F - FDG PET/CT 显像的纹理

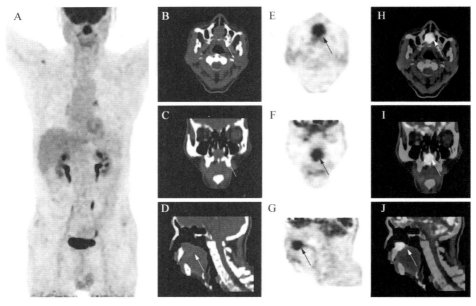

A—全身 PET MIP 图像;B~D—分别为横断位、冠状位、矢状位的 CT 图像;E~G—分别为横断位、冠状位、矢状位的 PET 图像;H~J—分别为横断位、冠状位、矢状位的 PET/CT 融合图像。

图 2 - 3　鼻腔及鼻旁窦鳞状细胞癌的 PET/CT 图像

分析数据还可预测同期放、化疗的疗效。随着 PET/MRI 的普及,有望在反映功能信息的同时,进一步提高软组织对比度,为鼻腔、鼻窦鳞癌患者的治疗决策确定提供更有效、可靠的信息。

鼻腔及鼻旁窦内翻性乳头状瘤

【简要病史】

患者男性,59 岁,鼻塞 3 月余。

【实验室检查】

无。

【其他影像学检查】

CT:两侧上颌窦及右侧筛窦、鼻腔及后鼻道高密度影,伴骨质轻度吸收破坏,左侧上颌窦囊肿,左侧下鼻甲肥大,鼻中隔局部右偏。

【PET/CT 图像表现】

右侧筛窦、上颌窦、鼻腔黏膜增厚(见图 2 - 4,箭头所示),^{18}F - FDG 代谢略增高,SUV$_{max}$=3.8;左侧上颌窦黏膜增厚,但未见^{18}F-FDG 代谢增高。

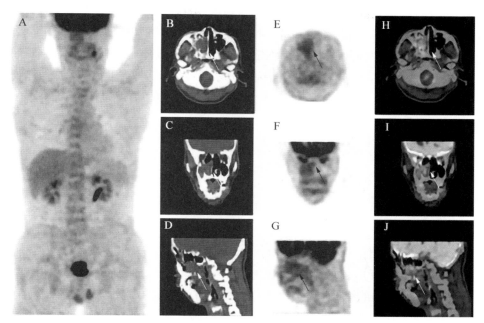

A—全身 PET MIP 图像;B~D—分别为横断位、冠状位、矢状位的 CT 图像;E~G—分别为横断位、冠状位、矢状位的 PET 图像;H~J—分别为横断位、冠状位、矢状位的 PET/CT 融合图像。

图 2-4　鼻腔及鼻旁窦内翻性乳头状瘤的 PET/CT 图像

【组织病理学】

右鼻肿物活检,组织病理学结果:内翻性乳头状瘤,部分区伴鳞化及灶区不典型性。

【点评】

鼻腔、鼻窦内翻性乳头状瘤(sinonasal inverted papilloma,SNIP)占鼻腔肿瘤的 0.5%~4%。尽管其为良性肿瘤,但存在明显复发倾向,并与鳞癌密切相关。手术彻底切除是目前治疗 SNIP 的最佳方法,术后复发多是切除不彻底、肿瘤残留所致。根据手术水平、术前分期等,其复发率为 0%~80%。

在 CT 图像中,SNIP 无特异性表现,多呈现为单侧鼻腔及鼻窦软组织病变,呈膨胀性生长,上颌窦、鼻腔外侧壁及筛窦最常被累及;在复发病例组中,累及额隐窝、额窦及多个解剖区域的比例增多。CT 如显示肿瘤向眼眶、面颊部、翼腭窝、颞下窝及颅内等邻近结构侵犯,应高度警惕合并恶变的可能性。由于对骨质和软组织的良好对比度,CT 对于肿瘤侵犯范围的判断较准确(准确率约为 89.19%），但由于无法准确区分瘤体组织、炎性黏膜增厚及分泌物潴留，常导致高估肿瘤范围。CT 的另一个显著特征就是骨质增生或吸收导致的骨炎症。MRI 对于肿瘤侵犯范围的判断更为直接和准确（准确率约为 97.3%）。其中，"脑回征"是一个稳定、可靠的特征，其出现率超过 95%。PET 对 SNIP 是否存在恶变倾向的判断价值仍存在一定争议，但若出现局灶性高代谢灶，仍提示临床需进一步检查。

鼻咽癌

【简要病史】

患者男性，34 岁，右侧耳闷 1 个月。

【实验室检查】

EB 病毒检测：EBV - CA（＋）。

【其他影像学检查】

（1）CT：肝脏多发环形强化灶，考虑转移；肝右后叶微小囊肿。

（2）MRI：鼻咽恶性肿瘤伴颅底侵犯、两侧头长肌侵犯、两侧咽后淋巴结肿大，两侧上颈部临界大小淋巴结，左侧上颌窦、蝶窦及两侧乳突炎症。

【PET/CT 图像表现】

鼻咽顶后壁明显增厚，两侧咽隐窝消失，侵犯颅底骨及两侧头长肌，^{18}F - FDG 代谢异常增高，$SUV_{max}=15.7$（见图 2 - 5，箭头所示）；两侧咽后、颈部（Ⅱ区）淋巴结 ^{18}F - FDG 代谢异常增高，$SUV_{max}=11.8$；肝脏两叶各见一枚低密度灶，^{18}F - FDG 代谢异常增高，$SUV_{max}=13.6$。

【组织病理学】

外院鼻咽部活检病理本院会诊结果：鼻咽部低分化鳞状细胞癌。

【点评】

鼻咽癌是我国高发恶性肿瘤之一，常发生于中年人，男性较多。发病因素有种族、遗传、EB 病毒感染及环境致癌因素。本病早期症状较隐匿，患者往往以颈部淋巴结肿大就诊。其他临床症状如下：回缩性血涕、鼻塞、鼻出血等鼻部症状，晚期可有耳鸣、听力减退或丧失等耳部症状。本病好发于鼻咽隐窝和顶壁，可向上侵及颅底骨质及脑神经，向下经淋巴结转移，以及兼有颅底骨质、神经侵犯及颈部淋巴结转移。

TNM 分期（tumor node metastasis classification，TNM classification）如下：

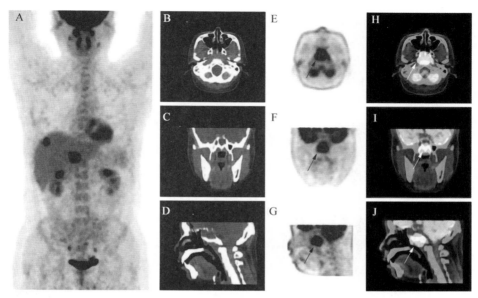

A—全身 PET MIP 图像;B~D—分别为横断位、冠状位、矢状位的 CT 图像;E~G—分别为横断位、冠状位、矢状位的 PET 图像;H~J—分别为横断位、冠状位、矢状位的 PET/CT 融合图像。

图 2 - 5　鼻咽癌的 PET/CT 图像

（1）T 分期：① T1,局限于鼻咽;② T2,侵犯鼻腔、口咽、咽旁间隙;③ T3,侵犯颅底、翼内肌;④ T4,侵犯颅神经、鼻窦、翼外肌及以外的咀嚼肌间隙、颅内（海绵窦、翼内肌）。

（2）N 分期：① N0,影像学及体检无淋巴结转移证据;② N1,咽后淋巴结转移,单侧Ⅰb、Ⅱ、Ⅲ、Ⅴa 区淋巴结转移,且直径≤3 cm;③ N2,单侧Ⅰb、Ⅱ、Ⅲ、Ⅴa 区淋巴结转移,且直径＞3 cm,或淋巴结包膜外侵犯;④ N3,Ⅳ、Ⅴb 区淋巴结转移。

（3）M 分期：① M0,无远处转移;② M1,有远处转移（包括颈部以下的淋巴结转移）,诊断时需与鼻咽部恶性淋巴瘤、腺样囊腺癌等相鉴别。

MRI 因具有较好的软组织分辨率,在 T 分期,尤其是显示颅底侵犯等方面有一定优势。PET 的主要价值在于发现远处转移灶,利于精确分期和预后判断。

眼及眼眶肺癌转移瘤

【简要病史】

患者男性,62 岁,右眼视物不清 2 个月。2015 年 3 月 16 日,外院眼部超声提示右眼实质性占位可能。

【实验室检查】

无。

【其他影像学检查】

无。

【PET/CT 图像表现】

右侧眼球后壁增厚，^{18}F-FDG 代谢异常增高，SUV_{max}＝7.8（见图 2-6，箭头所示）；右肺上叶前段见 2.8 cm×3.4 cm 肿块影，贴近邻近纵隔胸膜，周边见长、短毛刺，^{18}F-FDG 代谢异常增高，SUV_{max}＝12.2；右锁骨上、气管前腔静脉后、隆突下、左侧肺门多发淋巴结影，^{18}F-FDG 代谢不同程度增高，SUV_{max}＝4.0～8.7；左肩胛骨、右侧多根肋骨、胸、腰、骶椎、双侧髂骨及耻骨多发^{18}F-FDG 代谢异常增高灶，SUV_{max}＝4.1～8.8。综合考虑为右上肺癌伴多发转移。

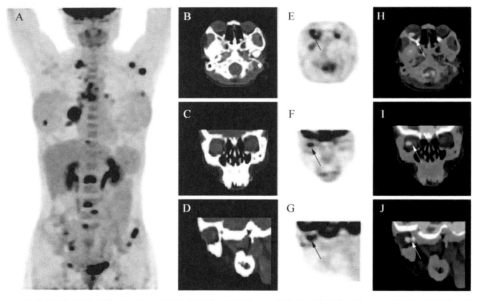

A—全身 PET MIP 图像；B～D—分别为横断位、冠状位、矢状位的 CT 图像；E～G—分别为横断位、冠状位、矢状位的 PET 图像；H～J—分别为横断位、冠状位、矢状位的 PET/CT 融合图像。

图 2-6　眼及眼眶肺癌转移瘤的 PET/CT 图像

【组织病理学】

右锁骨上肿块穿刺，见恶性肿瘤细胞，倾向癌（非小细胞癌）。根据免疫组化，考虑为肺腺癌来源。结合临床，考虑眼为肺癌转移。

【点评】

　　眼部结构特殊,在临床上发生恶性疾病眼转移(orbital metastases,OM)的现像极其罕见,占所有眼部损伤的 3%～7%,且以眼部为首发症状的情况更少见。1864 年,霍纳(Horner)最早报告了眼转移,是一例肺癌眼眶转移患者。在白种人中,原发灶主要来源于乳腺(39%～48%)、前列腺和皮肤(恶性黑色素瘤)(12%)、肺(8%)和肾(7%～11%);而在亚洲人群中,主要是肺癌和鼻咽癌。OM 发生时,最易受侵犯的部位为葡萄膜,特别是后层及脉络膜部分,这与丰富的毛细血管有关。肺癌 OM 患者可以眼部症状为首发症状出现,发病年龄相对较小、侵袭性强、进展迅速。

　　对 OM 的局部诊断主要依靠 CT 和 MRI。CT 在 OM 检查中的主要价值在于明确有无骨浸润和颅底侵犯及其范围,是否伴钙化灶及对眼外肌的侵犯。MRI 中 OM 的特征如下:T1 呈现不均一的低信号,T2 为明显的增强信号。MRI 能够精确地评估 OM 对眼内结构的浸润程度,非常清晰地显现正常结构与癌灶的界限、连续性与独立性肿块的形态及内部性质。PET/CT 作为一种全身显像技术,有助于早期发现原发灶,为患者个体化治疗决策的确定提供有力参考。本例患者以眼部症状就诊,PET/CT 明确了肺部为原发病灶,可使患者采取更为有效的针对性治疗,从而改善预后。

眼及眼眶鳞癌

【简要病史】

　　患者男性,71 岁,右眼眶有进行性增大的肿物半年。

【实验室检查】

　　(1) 血常规:白细胞计数 $8.3×10^9$/L;中性粒细胞比例 70.0%;红细胞计数 $4.79×10^{12}$/L;血红蛋白 146 g/L;血小板计数 $246×10^9$/L。

　　(2) EBV‐DNA 低于检测值下限。

【其他影像学检查】

　　无。

【PET/CT 图像表现】

　　右侧眼眶不规则软组织肿块影(见图 2‐7,箭头所示),侵犯右侧上颌窦、筛窦、右侧鼻腔、右侧部分颞肌及右侧颧骨,范围约为 6.3 cm×5.1 cm,^{18}F‐FDG 代谢异常增高,SUV_{max}＝21.3。

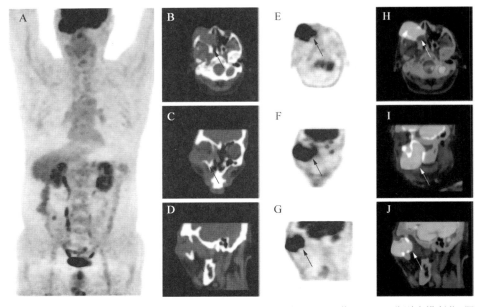

A—全身 PET MIP 图像；B～D—分别为横断位、冠状位、矢状位的 CT 图像；E～G—分别为横断位、冠状位、矢状位的 PET 图像；H～J—分别为横断位、冠状位、矢状位的 PET/CT 融合图像。

图 2‑7　眼及眼眶鳞癌的 PET/CT 图像

【组织病理学】

　　本院行右眼眶肿物切除术，组织病理学结果：（右眼眶）浸润性鳞状细胞癌。

　　免疫组化结果：34BE12（＋），CK10/13（部分＋），CK14（部分＋），CK5/6（＋），EGFR（部分＋），P16（＋），P40（＋），P63（＋）。

【点评】

　　眼眶肿瘤发病率较低，但肿瘤类型繁多，其发病率差异较大。鳞癌的发病可能与紫外线暴露、免疫抑制、辐射损伤、高脂饮食、化学刺激（如烃类和砷）、病毒感染（如 HPV）等有关。CT、MRI 等可较好地显示肿瘤与邻近结构的关系，但炎性假瘤在眼眶肿瘤中也有一定的发病率，从临床表现、影像学上有时较难进行鉴别。^{18}F‑FDG PET/CT 显像在炎性假瘤中亦可表现为 ^{18}F‑FDG 高代谢，故假阳性率较高，对原发灶的诊断仍存在一定困难。但其作为一种全身显像技术，有利于全身转移病灶的探查，可为临床治疗决策的确定提供参考。

耳鳞癌

【简要病史】

患者女性,78 岁,发现左耳郭肿块 1 个月。

【实验室检查】

无。

【其他影像学检查】

无。

【PET/CT 图像表现】

左外耳郭下缘软组织结节(见图 2 - 8,箭头所示),大小约为 1.6 cm×0.9 cm,^{18}F - FDG 代谢异常增高,SUV_{max}=5.6。

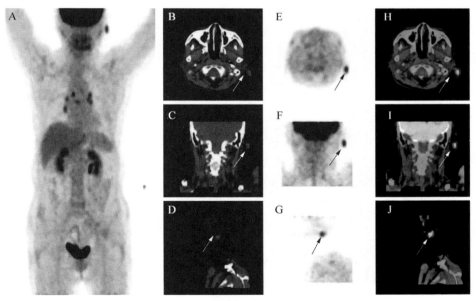

A—全身 PET MIP 图像;B~D—分别为横断位、冠状位、矢状位的 CT 图像;E~G—分别为横断位、冠状位、矢状位的 PET 图像;H~J—分别为横断位、冠状位、矢状位的 PET/CT 融合图像。

图 2 - 8　耳鳞癌的 PET/CT 图像

【组织病理学】

左耳郭肿物活检,组织病理学结果:高分化鳞癌。

【点评】

　　外耳皮肤鳞状细胞癌(cutaneous squamous cell carcinoma,cSCC)是一种起源于耳郭或外耳道的表皮或皮肤附属器的恶性肿瘤。由于外耳的解剖学和组织学结构特殊,因此外耳 cSCC 的临床病理特点与其他部位的 cSCC 存在较大差异。cSCC 预后总体较好,但外耳 cSCC 则不然,约 10% 的患者可合并淋巴结转移,5% 伴远处转移。肿瘤直径大、浸润软骨、累及颅底、分期较晚和切缘阳性等均是其预后不良的指标。

　　基于较高的局部和远处转移风险,治疗前正确分期评估将对外耳 cSCC 治疗决策的确定产生重要影响。常规的 CT、MRI 可较好地显示原发灶和局部受累情况,但较难探寻远处转移灶。^{18}F - FDG PET/CT 显像有望在对原发灶和局部淋巴结转移正确评估的基础上,进行远处转移灶的探寻,并可提供代谢信息,提高分期和预后判断的准确性,为精准化治疗提供参考。

牙龈鳞癌

【简要病史】

　　患者男性,70 岁,发现左颊肿物 4 年,进行性增大 2 个月。

【实验室检查】

　　(1) 血常规:白细胞计数 10.1×10^9/L;中性粒细胞比例 72.0%;红细胞计数 3.87×10^{12}/L;血红蛋白 112 g/L;血小板计数 166×10^9/L。

　　(2) EBV - DNA 低于检测值下限。

【其他影像学检查】

　　增强 MRI:左上牙槽局部不对称增厚伴强化,边界不清;左侧颈部见多发肿大淋巴结影伴强化,部分融合。

【PET/CT 图像表现】

　　左侧上牙槽局灶性^{18}F - FDG 代谢增高(见图 2 - 9,箭头所示),SUV$_{max}$ = 10.4,周围软组织增厚;左侧颈部(Ⅱ及Ⅲ区淋巴结肿大),^{18}F - FDG 代谢异常增高,SUV$_{max}$ = 12.3。

【组织病理学】

　　左颊肿物活检,组织病理学结果:左颊黏膜鳞状细胞癌Ⅰ~Ⅱ级,伴重度感染。

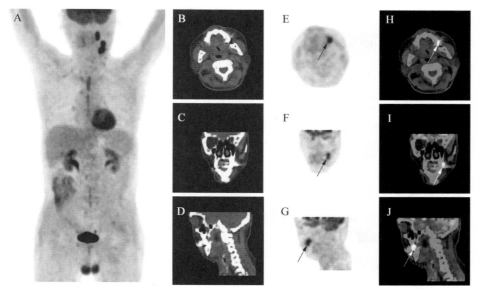

A—全身 PET MIP 图像；B～D—分别为横断位、冠状位、矢状位的 CT 图像；E～G—分别为横断位、冠状位、矢状位的 PET 图像；H～J—分别为横断位、冠状位、矢状位的 PET/CT 融合图像。

图 2-9 牙龈鳞癌的 PET/CT 图像

【点评】

牙龈鳞状细胞癌是最常见的口腔恶性肿瘤，在口腔癌中占 10%～25%。下颌牙龈厚度一般为 2 mm，前方越过前庭沟，紧邻唇、颊黏膜，舌侧邻近口底黏膜，范围窄小，故其在早期即可破坏颌骨。肿瘤侵犯骨质可有"虫蚀样"不规则吸收的恶性肿瘤骨质破坏基本特征，病理学范围一般大于影像学检查结果。

术前对骨破坏的正确评价有助于确定手术切除范围及选择切除方式。CT 上肿瘤可表现为等或稍低密度不规则肿块，内部密度不均，边界模糊，呈浸润性生长，邻近颌骨有不同程度溶骨性骨质破坏；增强后明显不均匀强化，可清楚显示其大小、范围、部位及与邻近组织关系。但 CT 较难发现早期的下颌骨侵犯情况，故有时病变范围将小于实际大小。^{99m}Tc - MDP 可显示骨代谢和血流情况，通常可比 X 线、MRI 等提早 3～6 个月发现病变。有研究报道，^{99m}Tc - MDP SPECT/CT 显像较常规 CT 显像更有助于颌骨病灶范围的评估。^{18}F - FDG PET 显像对牙龈鳞癌暂未见大样本的研究报道，但鉴于其为全身显像，或将有助于远处转移灶的寻找，有望更好地进行疾病分期和疗效预测。此外，随着 PET/MRI 的兴起，基于 MRI 的优良软组织分辨率，PET/MRI 或将进一步提高对原发灶受累范围的判断，为临床医师提供更多代谢、解剖的双重信息，用于更好地确定治疗决策。

腮腺多形性腺瘤恶变

【简要病史】

患者男性,37 岁,扪及右耳前肿块半月余。

本院超声提示：右侧耳前腮腺占位。

【实验室检查】

无殊。

【其他影像学检查】

增强 MRI：右侧腮腺占位,恶性肿瘤待排。

【PET/CT 图像表现】

右侧耳前腮腺区结节,大小约为 2.5 cm×1.5 cm,内见钙化灶,^{18}F - FDG 代谢增高,$SUV_{max}=5.5$(见图 2 - 10,箭头所示)。

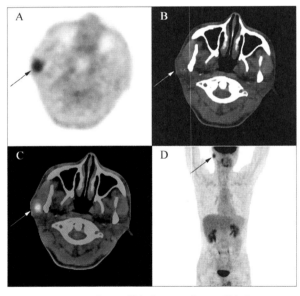

A—横断位 PET 图像；B—横断位 CT 图像；C—横断位 PET/CT 融合图像；D—全身 PET MIP 图像。

图 2 - 10　腮腺多形性腺瘤恶变的 PET/CT 图像

【组织病理学】

组织病理学结果：(右腮腺)多形性腺瘤恶变,部分区域有包膜,部分区域呈侵袭性,恶性成分为腺肌上皮细胞。

【点评】

腮腺多形性腺瘤,又称混合瘤,是腮腺最常见的良性肿瘤。一般无自觉症状,多为缓慢生长的无痛性肿块,好发于浅叶,病程一般为数月至数十年。治疗以手术切除为主,具有复发和恶变倾向。

PET/CT 如显示肿瘤边界不清、发生远处转移、^{18}F - FDG 明显增高等,则提示肿瘤恶变的可能。

腮腺淋巴上皮样癌

【简要病史】

患者男性,54 岁,扪及右侧腮腺无痛性肿块 1 年余。

【实验室检查】

(1) 血常规:白细胞计数 6.7×10^9/L;中性粒细胞计数 4.3×10^9/L;红细胞计数 5.3×10^{12}/L;血红蛋白 169 g/L;血小板计数 157×10^9/L。

(2) 生化指标:碱性磷酸酶 63.1 U/L;谷丙转氨酶 27.5 U/L;乳酸脱氢酶 224 U/L;EBV - DNA(—)。

【其他影像学检查】

(1) 外院 CT:右腮腺结节,腺样淋巴瘤可能。

(2) 增强 MRI:右腮腺占位,炎性肌纤维母细胞瘤可能大。

【PET/CT 图像表现】

右侧腮腺占位,直径约为 1.7 cm,^{18}F - FDG 代谢增高,$SUV_{max} = 3.6$,图 2 - 11 中可见 ^{18}F - FDG 代谢增高的右侧腮腺区结节(箭头所示)。

【组织病理学】

组织病理学结果:(右腮腺)淋巴上皮病,部分区域瘤细胞核染色质呈空泡状,核仁明显,并偶见核分裂象,可符合淋巴上皮样癌。

免疫组化结果:AE1/AE3(＋),EBER(＋),CKH(＋),Ki - 67(＋,5％)。

【点评】

淋巴上皮样癌(lymphoepithelioma-like carcinoma)是一种临床上少见的恶性上皮性肿瘤,组织学特点如下:主要由未分化的癌细胞或浸润性低分化癌和淋巴细胞间质构成,多发生于鼻咽、涎腺、肺、胃等部位。PET/CT 检查可

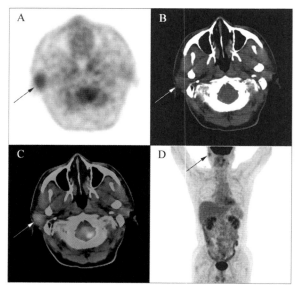

A—横断位 PET 图像;B—横断位 CT 图像;C—横断位 PET/CT 融合图像;D—全身 PET MIP 图像。

图 2-11　腮腺淋巴上皮样癌的 PET/CT 图像

明确淋巴上皮样癌的原发部位以及转移灶,并可提供病灶的糖代谢信息,淋巴上皮样癌多表现为^{18}F-FDG 高代谢。发生于腮腺的淋巴上皮样癌尚需与腮腺癌、腮腺炎症、淋巴瘤等病相鉴别。

　　本例患者临床症状主要为右侧腮腺无痛性肿块,时间较长,PET/CT 显示右侧腮腺占位,^{18}F-FDG 代谢增高,可排除腮腺炎症及恶性程度较高的腮腺癌,确诊还需组织病理学检查及免疫组化结果。

腮腺鳞癌

【简要病史】

　　患者男性,34 岁,扪及右耳下肿块 1 月余。

【实验室检查】

　　(1) 血常规:白细胞计数 6.1×10^9/L;中性粒细胞计数 4.0×10^9/L;红细胞计数 4.89×10^{12}/L;血红蛋白 152 g/L;血小板计数 195×10^9/L。

　　(2) 生化指标:碱性磷酸酶 76.4 U/L;谷丙转氨酶 8.1 U/L;乳酸脱氢酶 153 U/L;EBV-IgA(—)。

【其他影像学检查】

（1）超声：右侧腮腺下极的后方实质不均质占位。

（2）增强 CT：右侧腮腺区占位伴钙化。

（3）增强 MRI：右腮腺结节伴强化。

【PET/CT 图像表现】

右侧腮腺区肿块，大小约为 2.1 cm×2.7 cm，^{18}F - FDG 代谢异常增高，$SUV_{max}=12.2$，图 2 - 12 中可见^{18}F - FDG 代谢异常增高的右侧腮腺区肿块（箭头所示）。

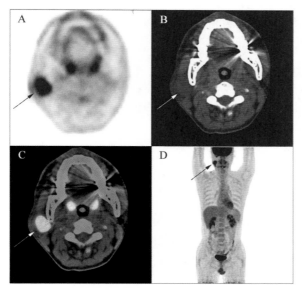

A—横断位 PET 图像；B—横断位 CT 图像；C—横断位 PET/CT 融合图像；D—全身 PET MIP 图像。

图 2 - 12 腮腺鳞癌的 PET/CT 图像

【组织病理学】

组织病理学结果：（右腮腺）浸润性癌，倾向鳞状细胞癌，大小约为 3.5 cm×2.5 cm×2.5 cm。

【点评】

唾液腺原发性鳞状细胞癌临床罕见，不足唾液腺肿瘤的 1%，约 80% 发生在腮腺，其次是颌下腺，几乎不发生于舌下腺。临床表现为耳前或下颌角周围迅速增大的肿块，常伴颈部淋巴结增大，面神经受累。治疗主要以手术为主，预后较差。本病需排除转移性病变方可确诊。

PET/CT 检查可鉴别原发性及转移性病变,鳞癌多表现为^{18}F－FDG 高代谢,诊断价值高。本例患者 PET/CT 检查仅发现右侧腮腺区的肿块,^{18}F－FDG 代谢异常增高,提示腮腺原发性的恶性肿瘤。

腮腺导管癌

【简要病史】

患者女性,67 岁,扪及左侧腮腺肿块 2 月余。本院左侧腮腺肿块穿刺,病理提示:见成团及散在恶性肿瘤细胞,倾向癌。

【实验室检查】

(1)血常规:白细胞计数 $9.8×10^9$/L;中性粒细胞计数 $7.3×10^9$/L;红细胞计数 $4.77×10^{12}$/L;血红蛋白 136 g/L;血小板计数 $230×10^9$/L。

(2)生化指标:碱性磷酸酶 50.4 U/L;谷丙转氨酶 27.7 U/L;乳酸脱氢酶 173 U/L。

【其他影像学检查】

无。

【PET/CT 图像表现】

左侧腮腺肿块伴钙化,大小约为 2.1 cm×1.6 cm,^{18}F－FDG 代谢增高,SUV_{max}＝4.4,图 2-13 中可见^{18}F－FDG 代谢增高的左侧腮腺肿块(箭头所示)。

【组织病理学】

组织病理学结果:(左侧腮腺)低分化癌,符合高级别涎腺导管癌,肿块呈多结节状,相互融合,范围为 3.5 cm×3 cm×3 cm,累及神经,脉管内见癌栓。

免疫组化结果:AR(＋),HER－2(3＋),CK7(＋),GCDPF15(＋),P40(－),P63(－),S－100(－),Vimentin(－),GATA3(－),Ki－67(＋)。

【点评】

唾液腺导管癌是一类好发于腮腺的高度恶性肿瘤,较少见,约占腮腺原发肿瘤的 1%。此病好发于老年男性,多表现为腮腺区无痛性肿块,生长迅速;其转移侵袭能力强,预后较差。PET/CT 可提示肿瘤周围侵犯情况、远处转移情况以及病灶糖代谢信息,为进一步治疗提供依据。

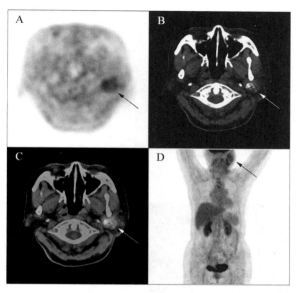

A—横断位 PET 图像；B—横断位 CT 图像；C—横断位 PET/
CT 融合图像；D—全身 PET MIP 图像。

图 2-13 腮腺导管癌的 PET/CT 图像

腮腺腺样囊性癌

【简要病史】

患者男性，59 岁，扪及右侧腮腺肿块 1 年余。

【实验室检查】

（1）血常规：白细胞计数 $4.5 \times 10^9 / L$；中性粒细胞计数 $2.8 \times 10^9 / L$；红细胞计数 $4.5 \times 10^{12} / L$；血红蛋白 144 g/L；血小板计数 $140 \times 10^9 / L$。

（2）生化指标：碱性磷酸酶 53.0 U/L；谷丙转氨酶 16.5 U/L；乳酸脱氢酶 344 U/L。

（3）肿瘤标志物：SCCA、CYFRA21-1、NSE 均为阴性。

【其他影像学检查】

增强 CT：右侧腮腺肿块，明显不均匀强化。

【PET/CT 图像表现】

右侧腮腺深叶结节，大小约为 2.7 cm×2.0 cm，^{18}F-FDG 代谢异常增高，$SUV_{max}=9.8$；右肺多枚大小不等结节，较大者约为 1.7 cm×1.3 cm，^{18}F-

FDG 代谢异常增高,$SUV_{max}=9.2$,可见^{18}F‐FDG 代谢异常增高的右侧腮腺结节(见图 2‐14,箭头所示)。

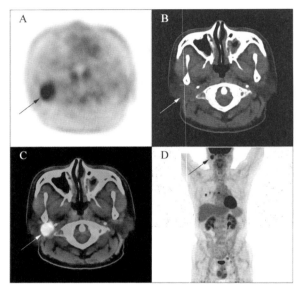

A—横断位 PET 图像;B—横断位 CT 图像;C—横断位 PET/
CT 融合图像;D—全身 PET MIP 图像。

图 2‐14 腮腺腺样囊性癌的 PET/CT 图像

【组织病理学】

右侧腮腺肿块穿刺细胞病理学结果:倾向低分化腺样囊性癌。

【点评】

腮腺腺样囊性癌(parotid adenoid cyst carcinoma,pACC),又称为腮腺圆柱瘤,是成人腮腺内第二常见的恶性肿瘤,占腮腺肿瘤的 2%~5%。肿瘤具有生长缓慢、侵袭广泛、可沿神经扩散转移至其他部位以及易复发等特点,预后较差。

肿瘤在 PET/CT 上多表现为^{18}F‐FDG 高代谢的病灶,边界不清,多伴有周围组织的侵犯。本例患者同时有右肺转移性病变,预后较差。

腮腺沃辛瘤

【简要病史】

患者男性,75 岁,扪及左侧腮腺肿块半年余。

体格检查：左侧腮腺区可及大小约为 2.5 cm×2.0 cm 的肿块，边界清晰，活动度可。

【实验室检查】

无殊。

【其他影像学检查】

无。

【PET/CT 图像表现】

左侧腮腺内见高密度肿块，边缘光整，大小约为 2.6 cm×2.3 cm，^{18}F - FDG 代谢异常增高，SUV_{max}＝12.0；右侧腮腺内部见一枚小结节，直径约为 0.4 cm，^{18}F - FDG 代谢增高，SUV_{max}＝6.4，可见 ^{18}F - FDG 代谢增高的左侧腮腺肿块和右侧腮腺结节（见图 2 - 15，箭头所示）。

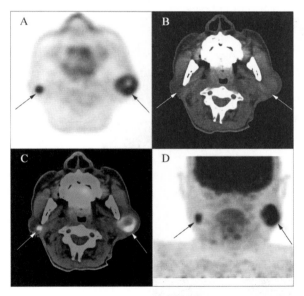

A—横断位 PET 图像；B—横断位 CT 图像；C—横断位 PET/CT 融合图像；D—全身 PET MIP 图像。

图 2 - 15　腮腺沃辛瘤的 PET/CT 图像

【组织病理学】

左侧腮腺肿物穿刺细胞病理学结果：倾向淋巴乳头状囊腺瘤（沃辛瘤）。

【点评】

腮腺沃辛瘤（Warthin tumor）又称腺淋巴瘤、乳头状淋巴囊腺瘤或囊性乳头状腺瘤,是一种良性上皮来源的肿瘤,占腮腺疾病的 $5\% \sim 10\%$,好发于老年男性,多无特异性的临床表现。PET/CT 多表现为腮腺区^{18}F - FDG 高代谢的单发病灶,大部分位于浅叶,病变与邻近组织分界清晰。

舌癌

【简要病史】

患者男性,54 岁,自觉舌部右侧溃疡 1 月余。

【实验室检查】

无殊。

【其他影像学检查】

增强 CT: 舌部恶性占位可能,右侧颈部Ⅰb、双颈Ⅱ区淋巴结强化。

【PET/CT 图像表现】

舌部右侧片状低密度影,范围约为 4.3 cm×2.3 cm,^{18}F - FDG 代谢异常增高,$SUV_{max}=21.0$;右颌下、两侧上颈部数枚小淋巴结,^{18}F - FDG 代谢增高,$SUV_{max}=4.2$,可见^{18}F - FDG 代谢异常增高的舌部肿块(见图 2 - 16,箭头所示)。

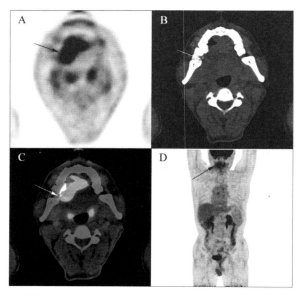

A—横断位 PET 图像;B—横断位 CT 图像;C—横断位 PET/CT 融合图像;D—全身 PET MIP 图像。

图 2‐16 舌癌的 PET/CT 图像

【组织病理学】

组织病理学结果：（右舌）黏膜鳞状上皮增生及癌样增生，中-重度异常增生，小灶癌变。

【点评】

舌癌（carcinoma of tongue）为口腔最常见的恶性肿瘤，绝大部分为鳞癌；临床症状以舌部疼痛、溃疡迁延不愈等为多见；影像学表现为溃疡型、外生型及浸润型；治疗以手术为主，辅以放疗或化疗。PET/CT 可提示原发灶浸润范围以及糖代谢情况，对颈部淋巴结的定性诊断有重要意义，可指导颈部淋巴结清扫范围。

本例患者舌部溃疡 1 月余，PET/CT 表现为舌部低密度占位，^{18}F-FDG 代谢异常增高，舌癌诊断明确；同时，该患者颈部可见小淋巴结，^{18}F-FDG 代谢增高，提示转移性病变。

腭垂癌

【简要病史】

患者男性，66 岁，自觉咽喉部异物感 1 月余。外院就诊发现腭垂结节。

【实验室检查】

无殊。

【其他影像学检查】

外院增强 MRI：腭垂形态饱满伴增强。

【PET/CT 图像表现】

腭垂形态饱满，^{18}F-FDG 代谢异常增高，$SUV_{max}=6.7$，可见^{18}F-FDG 代谢增高的腭垂病灶（见图 2-17，箭头所示）。

【组织病理学】

组织病理学结果：（腭垂）鳞状细胞癌，高分化。

【点评】

腭垂癌（uvula carcinoma）是原发于腭垂的恶性肿瘤，以鳞癌为主，发病率极低，多见于男性，发病高峰是 60～70 岁。早期症状主要为咽部不适，不易引起重视，病情进一步发展会出现溃疡、疼痛、张口受限等症状。治疗主要以手术、放疗为主，预后较好。PET/CT 在小灶性鳞癌病变的诊断中具有较高价值。

本例患者解剖影像学仅表现为腭垂形态饱满，易漏诊，而在 PET/CT 中

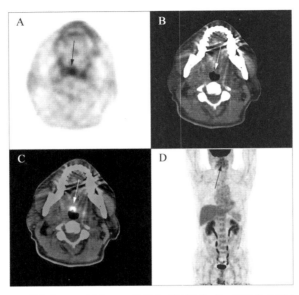

A—横断位 PET 图像；B—横断位 CT 图像；C—横断位 PET/CT 融合图像；D—全身 PET MIP 图像。

图 2 - 17 腭垂癌的 PET/CT 图像

表现为 ^{18}F - FDG 高代谢，提示恶性病变。

扁桃体癌

【简要病史】

患者男性，47 岁，扪及右颈肿块 1 周余，自觉听力下降，偶发耳鸣，无涕血。

外院 CT 提示：右侧颈动脉区占位性病变。外院鼻咽镜提示：鼻咽部少许黏涕，未见明显新生物，舌扁桃体肥大。外院行右颈部肿物切除术，病理：（右颈）转移性差分化鳞状细胞癌。为寻找原发灶行 PET/CT 检查。

【实验室检查】

（1）血常规：白细胞计数 6.1×10^9/L；中性粒细胞计数 2.9×10^9/L；红细胞计数 5.63×10^{12}/L；血红蛋白 163 g/L；血小板计数 339×10^9/L。

（2）生化指标：碱性磷酸酶 76.3 U/L；谷丙转氨酶 15.5 U/L；乳酸脱氢酶 159 U/L；EBV - IgA（—）。

【其他影像学检查】

增强 CT：右侧上颈部转移性鳞癌术后，术区软组织略致密，术后改变可能;双侧扁桃体稍肿大。请结合 MRI 检查。

增强 MRI:右颈部间隙稍增厚强化,术后改变可能;两侧扁桃体强化明显。请结合临床及其他检查。

【PET/CT 图像表现】

右侧上颈部转移性鳞癌切除术后,术区软组织略致密,^{18}F - FDG 代谢轻度增高,$SUV_{max}=3.3$;口咽两侧壁略厚,^{18}F - FDG 代谢异常增高,$SUV_{max}=7.7$ (右)、6.5(左),可见两侧扁桃体对称性^{18}F - FDG 代谢增高(见图 2 - 18,箭头所示)。

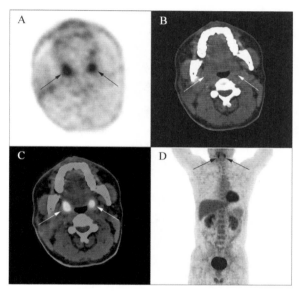

A—横断位 PET 图像;B—横断位 CT 图像;C—横断位 PET/CT 融合图像;D—全身 PET MIP 图像。

图 2 - 18　扁桃体癌的 PET/CT 图像

【组织病理学】

组织病理学结果:(右侧扁桃体)结合免疫组化结果,可符合低分化鳞癌;(左侧扁桃体)慢性炎,表面鳞状上皮增生。

免疫组化结果:AE1/AE3(+),P16(+),P40(+),EBER(—)。

【点评】

扁桃体癌(tonsillar carcinoma)是腭扁桃体常见的恶性肿瘤,起源于腺体或扁桃体窝黏膜,多表现为肿块或溃疡,以低分化鳞癌为多见。早期症状不明显,只有咽部不适、异物感或轻微疼痛。晚期可有明显咽痛,吞咽时加剧,并可放射到同侧耳面部,常伴有口臭、出血及张口困难。病理活检可确诊。由于淋巴组织通常表现为基础高代谢状态,^{18}F-FDG PET/CT 检查易产生假阳性结果,因此 PET/CT 在诊断原发性扁桃体鳞癌中灵敏度较低。

本例患者以右颈肿块为首发症状,穿刺活检证实为转移性鳞癌,^{18}F-FDG PET/CT 检查并无鼻咽、喉咽、甲状腺等部位的阳性发现,而双侧扁桃体区黏膜增厚,^{18}F-FDG 代谢呈不对称性的增高,因此,有必要进一步检查。随后的组织病理学分析证实为右侧扁桃体鳞癌。

喉癌

【简要病史】

患者男性,56 岁。患者于 2 个月前在无明显诱因下出现咽痛,伴声音嘶哑,无咳嗽、咳痰,无饮水呛咳。

外院喉镜检查提示:右侧梨状窝占位。活检病理显示:鳞癌。

【实验室检查】

(1)血常规:白细胞计数 7.2×10^9/L;中性粒细胞计数 4.3×10^9/L;红细胞计数 4.17×10^{12}/L;血红蛋白 131 g/L;血小板计数 199×10^9/L。

(2)生化指标:碱性磷酸酶 72.8 U/L;谷丙转氨酶 21.7 U/L;乳酸脱氢酶 143 U/L;EBV-IgA(+)。

【其他影像学检查】

增强 MRI:右侧梨状窝恶性肿瘤伴右侧颈部淋巴结转移可能。

【PET/CT 图像表现】

右侧梨状窝软组织增厚,^{18}F-FDG 代谢异常增高,SUV_{max}=19.1;右侧上颈部(Ⅱ区)肿大淋巴结,^{18}F-FDG 代谢异常增高,SUV_{max}=9.6,可见^{18}F-FDG 高代谢的右侧梨状窝肿块(见图 2-19,箭头所示)。

【组织病理学】

组织病理学结果:(右侧梨状窝)角化型鳞状细胞癌,中分化,浸润至周围肌肉组织,肿瘤大小为 4 cm×3 cm×1.5 cm,脉管(+),上切缘、下切缘、左切缘、右切缘均为阴性。右颈淋巴结(1/32)见鳞癌转移,其中,右颏下(0/2),右颈三角(0/7),上颈淋巴结(1/6),中颈淋巴结(0/6),下颈淋巴结(0/11)。

免疫组化结果:EGFR(+),P53(-),CyclinD1(+),HER-2(-),VEGF(+),β-Cat(膜+)。

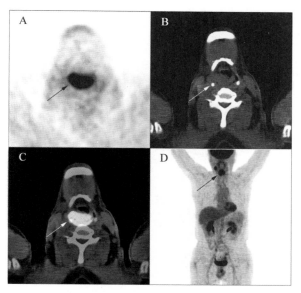

A—横断位 PET 图像;B—横断位 CT 图像;C—横断位 PET/CT 融合图像;D—全身 PET MIP 图像。

图 2 - 19 喉癌的 PET/CT 图像

【点评】

喉癌(laryngeal cancer)是头颈部常见的恶性肿瘤,原发部位以声门区居多,其次是声门上区,声门下区少见;病理类型以鳞癌最多见,约占 95%,其余的可为腺癌、纤维肉瘤或软骨肉瘤等;淋巴结转移是喉癌最常见的转移方式;临床症状因肿瘤部位不同而表现各异,多表现为喉部异物感、声音嘶哑、呼吸困难等;治疗主要以手术或放疗为主。

喉恶性肿瘤无论鳞癌、腺癌和肉瘤都表现为[18]F - FDG 高代谢,代谢高低与组织细胞的恶性程度相关。本例患者出现咽痛、声音嘶哑,PET/CT 表现为右侧梨状窝占位伴[18]F - FDG 高代谢,符合喉癌的诊断。

甲状腺乳头状癌

【简要病史】

患者女性,33 岁,潮热、多汗 1 周余。

【实验室检查】

无殊。

【其他影像学检查】

外院超声：甲状腺双侧叶结节伴钙化（TI-RADS 4B），余甲状腺双侧叶结节（TI-RADS 3）。

【PET/CT 图像表现】

甲状腺两叶结节，大者约为 0.8 cm×0.4 cm，仅右叶结节 ^{18}F-FDG 代谢异常增高，SUV_{max}＝12.1（见图 2-20，箭头所示）。

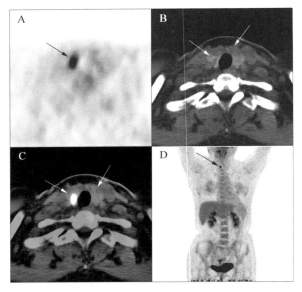

A—横断位 PET 图像；B—横断位 CT 图像；C—横断位 PET/CT 融合图像；D—全身 PET MIP 图像。

图 2-20　甲状腺乳头状癌的 PET/CT 图像

【组织病理学】

组织病理学结果：（甲状腺右叶下极结节）涂片内见大量甲状腺滤泡上皮细胞，细胞排列拥挤，可见毛玻璃样核、核沟及核内包涵体，符合甲状腺乳头状癌；（甲状腺左叶结节）涂片内见大量红细胞，少量甲状腺滤泡上皮细胞，可见核沟及核内包涵体，考虑为甲状腺乳头状癌。

【点评】

甲状腺乳头状癌（papillary carcinoma of thyroid）为分化型甲状腺癌（differential thyroid cancer, DTC）中最常见的一个病理类型，约占 85％，分化好，恶性程度低，通过手术和碘治疗后预后良好。

影像学检查首选 B 超,确诊有赖于穿刺病理活检。PET/CT 在高侵袭性分化型甲状腺癌的术前分期、甲状腺球蛋白升高但[131]I 全身显像阴性的分化型甲状腺癌患者的随访、评估甲状腺癌患者的全身情况、监测复发转移中具有重要价值。

本例患者双侧甲状腺结节,PET/CT 表现为一侧甲状腺结节[18]F - FDG 高代谢,而细胞病理结果证实双侧甲状腺乳头状癌,可能与肿瘤细胞葡萄糖转运蛋白 1(GLUT - 1)表达差异有关。

甲状腺滤泡状癌

【简要病史】

患者女性,33 岁,体检发现右侧甲状腺结节 4 年余。

【实验室检查】

甲状腺功能:甲状腺球蛋白>500.00 ng/mL;甲状腺球蛋白抗体 4.47 IU/mL;FT_3、FT_4、TSH、抗甲状腺过氧化物酶和降钙素均为正常水平。

【其他影像学检查】

超声:右侧甲状腺实质占位(TI - RADS 5)。

增强 CT:甲状腺右叶占位,考虑恶性肿瘤。

【PET/CT 图像表现】

甲状腺右叶肿块,大小约为 5.0 cm×3.4 cm,[18]F - FDG 代谢异常增高,SUV_{max}=5.6,[18]F - FDG 代谢增高的甲状腺右叶肿块(见图 2 - 21,箭头所示)。

【组织病理学】

组织病理学结果:(甲状腺右叶)滤泡性肿瘤,伴广泛被膜外侵犯及脉管癌栓,符合滤泡状癌。

【点评】

甲状腺滤泡状癌(follicular carcinoma of thyroid)为分化型甲状腺癌中较少见的一个病理类型,约占 15%,早期易通过血行转移至肺和骨骼,预后相对较差。

B 超为首选影像学检查手段,确诊依靠穿刺病理活检。PET/CT 在高侵袭性分化型甲状腺癌的术前分期、甲状腺球蛋白升高但[131]I 全身显像阴性的分化型甲状腺癌患者的随访、评估全身情况、监测复发转移方面具有重要价值。

本例患者病程较长,血清甲状腺球蛋白和甲状腺球蛋白抗体指标均升高,PET/CT 表现为甲状腺右叶弥漫性的肿块,向周围软组织浸润,同时[18]F - FDG 代谢增高,治疗后需警惕远处转移的发生。

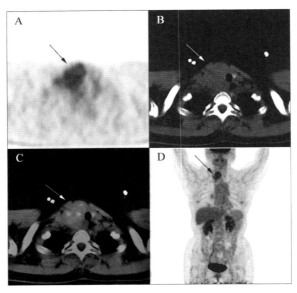

A—横断位 PET 图像；B—横断位 CT 图像；C—横断位 PET/CT 融合图像；D—全身 PET MIP 图像。

图 2 - 21　甲状腺滤泡状癌的 PET/CT 图像

甲状腺髓样癌

【简要病史】

患者女性，33 岁，扪及甲状腺结节 1 年余。

【实验室检查】

（1）肿瘤标志物：癌胚抗原(CEA)855.60 ng/mL。

（2）甲状腺功能：甲状腺球蛋白 85.80 ng/mL；降钙素＞20 000.00 pg/mL；FT_3、FT_4、TSH 均为正常水平。

【其他影像学检查】

外院超声：双侧甲状腺占位，TI - RADS 5，双侧颈部多发淋巴结肿大，转移可能。

增强 CT：甲状腺两叶及峡部多发结节，恶性肿瘤可能；两侧颈部IV区及VI区多发肿大、强化淋巴结，转移可能。

【PET/CT 图像表现】

甲状腺两叶、峡部不规则低密度占位，大者约为 2.4 cm×1.4 cm，^{18}F -

FDG 代谢异常增高,$SUV_{max} = 12.3$;双侧下颈部(IV、VI区)多发肿大淋巴结,大者约为 1.6 cm×1.4 cm,$^{18}F - FDG$ 代谢异常增高,$SUV_{max} = 5.9$,可见 $^{18}F - FDG$ 代谢增高的甲状腺肿块(见图 2-22,箭头所示)。

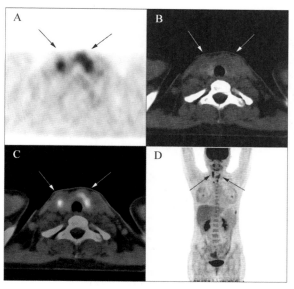

A—横断位 PET 图像;B—横断位 CT 图像;C—横断位 PET/CT 融合图像;D—全身 PET MIP 图像。

图 2-22　甲状腺髓样癌的 PET/CT 图像

【组织病理学】

结合甲状腺肿块穿刺涂片及免疫组化结果,诊断为癌,倾向髓样癌。

免疫组化结果:AE1/AE3(+),CAM5.2(+),TTF-1(+),TG(−),Cal(+),Syn(+),CgA(+),CD56(+),Ki-67(+,约 1%),PAX8(−),PTH(−),GATA-3(−)。

【点评】

甲状腺髓样癌(medullary thyroid cancer,MTC)是一类起源于甲状腺滤泡旁细胞的神经内分泌肿瘤,占甲状腺恶性肿瘤的 2%～3%,其恶性程度较分化型甲状腺癌高,极易发生转移;手术切除为首选治疗手段,对放、化疗及碘治疗均不敏感,预后不佳。PET/CT 可用于甲状腺髓样癌患者术前全身情况的评估以及术后监测复发转移。

甲状腺未分化癌

【简要病史】

患者女性,33 岁,扪及左颈前肿块 1 年余,近期明显增大。

【实验室检查】

(1)血常规:白细胞计数 $43.2×10^9/L$;中性粒细胞计数 $39.3×10^9/L$;红细胞计数 $4.39×10^{12}/L$;血红蛋白 116 g/L;血小板计数 $287×10^9/L$。

(2)生化指标:碱性磷酸酶 202 U/L;谷丙转氨酶 80.9 U/L;乳酸脱氢酶 186 U/L。

【其他影像学检查】

MRI:左侧甲状腺恶性肿瘤可能。

【PET/CT 图像表现】

甲状腺左叶肿块,大小约为 7.1 cm×5.8 cm×5.9 cm,内见点状钙化,$^{18}F-FDG$ 代谢弥漫性异常增高,$SUV_{max}=26.4$;左侧颈部多枚肿大淋巴结,大者约为 1.9 cm×1.5 cm,$^{18}F-FDG$ 代谢异常增高,$SUV_{max}=23.8$,可见 $^{18}F-FDG$ 高代谢的甲状腺左叶肿块(见图 2-23,箭头所示)。

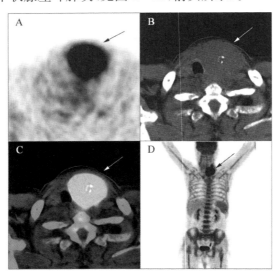

A—横断位 PET 图像;B—横断位 CT 图像;C—横断位 PET/CT 融合图像;D—全身 PET MIP 图像。

图 2-23 甲状腺未分化癌的 PET/CT 图像

【组织病理学】

左颈肿物穿刺细胞病理学结果：结合形态及细胞学检测结果，倾向为未分化癌。

【点评】

甲状腺未分化癌（anaplastic thyroid cancer，ATC）是恶性程度最高的甲状腺肿瘤，侵袭性强，进展迅速，确诊时多伴有其他部位转移，预后极差，中位生存时间仅 5 个月左右，病死率约占所有甲状腺癌的 1/3。PET/CT 可用于甲状腺未分化癌患者全身情况的评估。

甲状腺 CASTLE 病

【简要病史】

患者女性，57 岁，扪及甲状腺结节 1 年余。

【实验室检查】

甲状腺功能：甲状腺球蛋白 2.66 ng/mL；甲状腺球蛋白抗体＞1 000.00 IU/mL；抗甲状腺过氧化物酶 268.48 IU/mL；FT3、FT4、TSH 和降钙素均为正常水平。

【其他影像学检查】

超声：左侧甲状腺实质占位伴钙化（TI - RADS 4B）；右侧甲状腺实质占位（TI - RADS 4A）。

增强 CT：双侧甲状腺结节，恶性肿瘤可能。

【PET/CT 图像表现】

甲状腺两叶明显增大，内见多发稍低密度影结节，伴粗大钙化灶，左叶下极明显，大小约为 3.1 cm×3.5 cm，^{18}F - FDG 代谢异常增高，SUV_{max}＝10.1，可见左侧甲状腺 ^{18}F - FDG 代谢异常增高的结节（见图 2 - 24，箭头所示）。

【组织病理学】

组织病理学结果：（甲状腺左叶）浸润性癌，肿瘤大小为 3.5 cm×3.0 cm×2.3 cm，结合形态及免疫表型，符合伴有胸腺分化的异位胸腺癌（carcinoma showing thymus-like differentiation，CASTLE），未见肯定脉管侵犯；（甲状腺右叶）慢性淋巴细胞性甲状腺炎，伴结节性甲状腺肿，另见纤维胶原化伴钙化结节，大小为 3 cm×2.5 cm×1.2 cm。

免疫组化结果：CK19（＋），CK5/6（＋），P63（＋），CD5（＋/－，部分细胞

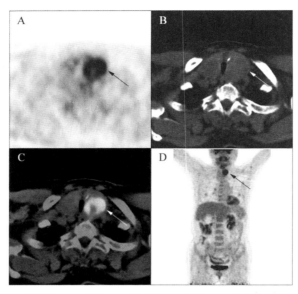

A—横断位 PET 图像;B—横断位 CT 图像;C—横断位 PET/
CT 融合图像;D—全身 PET MIP 图像。

图 2-24 甲状腺 CASTLE 病的 PET/CT 图像

阳性),CD117(＋),TTF1(－),PAX8(－),SYN(－),CgA(－),calcitonin
(－),NUT(灶＋),Ki-67(＋,5%～10%)。

【点评】

CASTLE 是一种罕见的低度恶性肿瘤,占甲状腺恶性肿瘤的 0.08%～
0.15%。该病与原发性鳞癌或淋巴上皮瘤相似,具有胸腺样分化的特征;因缺
乏特异性表现,临床上极易误诊;确诊需依据免疫组化结果。PET/CT 检查可
以提示肿瘤的部位、周围浸润的情况和糖代谢信息。

第3章

乳 腺

刘　成　潘玲玲　王春梅　李永霞　苏春蕾

Luminal A 型乳腺癌

【简要病史】

患者女性,50岁,1周前发现左乳外上肿块伴隐痛,大小约为 5 cm×5 cm,无红肿疼痛,乳头无溢血、溢液。

【实验室检查】

肿瘤标志物:CA19-9、CA12-5、CA15-3、AFP、CEA 均为阴性。

【其他影像学检查】

(1) 超声:双乳小叶增生伴左乳外侧及左乳头上方多发实质占位(BI-RADS 4C,癌可能)。

(2) MRI:左乳多发结节及肿块,考虑恶性肿瘤,呈多中心、多灶性分布,伴乳头内陷,BI-RADS 5。

【PET/CT 图像表现】

左乳外上象限多发结节(见图 3-1,箭头所示),边界不清,^{18}F-FDG 代谢增高,SUV_{max}=4.7。

【组织病理学】

空心针穿刺活检病理学结果:(左乳)浸润性癌。

免疫组化结果:ER(+,100%),PR(+,100%),HER-2(-),Ki-67(+,<5%)。

【点评】

Luminal A 型是临床上最常见的乳腺癌分子亚型,通常是早期乳腺癌,复

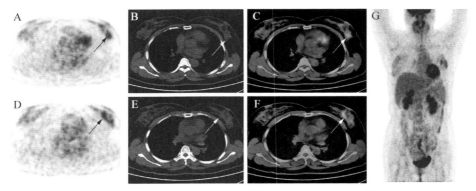

A～F—^{18}F‑FDG PET/CT,左乳多发结节(见箭头),^{18}F‑FDG 代谢增高;G—^{18}F‑FDG MIP 图像。

图 3‑1   Luminal A 型乳腺癌的^{18}F‑FDG PET/CT 图像

发风险较低。其对内分泌治疗敏感,对化疗反应较差,因此往往首选内分泌治疗,预后较好。非 Luminal A 型的乳腺癌往往需要化疗,因此,区分 Luminal A 型和非 Luminal A 型乳腺癌,对治疗方案的选择十分重要。

^{18}F‑FDG PET/CT 对区分 Luminal A 型与非 Luminal A 型乳腺癌有一定的价值。研究报道,在所有乳腺癌亚型中,Luminal A 型乳腺癌的^{18}F‑FDG 代谢程度最低,通过 SUV_{max} 可以很好地区分 Luminal A 型与非 Luminal A 型乳腺癌,平均值分别为 3.41±2.07(1.18～14.30)、6.08±3.83(1.15～19.01)[1]。

Luminal B 型(HER‑2 阴性)乳腺癌

【简要病史】

患者女性,58 岁,发现左乳肿块 3 周,无乏力、乳房疼痛,乳头无异常溢乳、溢液。

【实验室检查】

肿瘤标志物:CA15‑3 25.69 U/mL;CA12‑5 328.00 U/mL;CA19‑9、AFP、CEA 均为阴性。

【其他影像学检查】

(1)钼靶:左乳外上椭圆形略高密度肿块,边界模糊不清,考虑为恶性肿瘤,BI‑RADS 5;左侧腋下多发淋巴结肿大。

(2)超声:左乳外上实质占位(BI‑RADS 4B,恶性肿瘤可能);左侧腋下实质占位(淋巴结可能,转移可能)。

（3）MRI：左乳外上肿块及肿块下方非肿块强化，伴左腋下肿大淋巴结，符合恶性肿瘤表现，BI‐RADS 6。

【PET/CT 图像表现】

左乳外上象限结节（见图 3‐2 D～F，箭头所示），直径约为 1.2 cm，^{18}F‐FDG 代谢异常增高，$SUV_{max}=7.0$；左腋窝多发肿大淋巴结（见图 3‐2 A～C，箭头所示），^{18}F‐FDG 代谢异常增高，$SUV_{max}=7.3$。

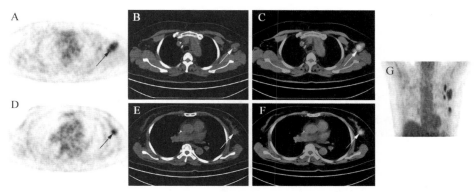

A～F—^{18}F‐FDG PET/CT，左腋下肿大淋巴结（见箭头），左乳结节（见箭头）；G—^{18}F‐FDG MIP 图像。

图 3‐2　Luminal B 型（HER‐2 阴性）乳腺癌的^{18}F‐FDG PET/CT 图像

【组织病理学】

（1）左乳空心针穿刺病理结果：（左乳）浸润性导管癌，Ⅲ级。

免疫组化结果：ER（＋，30％，弱），PR（－），HER‐2（－），Ki‐67（＋，80％），FISH（－）。

（2）左腋下空心针穿刺活检病理学结果：（左腋下）浸润性/转移性癌。

免疫组化结果：ER（＋，30％，弱），PR（－），HER‐2（－），Ki‐67（＋，70％），FISH（－）。

【点评】

Luminal B 型乳腺癌是一类异质性疾病，分为 HER‐2 阳性和 HER‐2 阴性两个亚型，由于研究方法、地域以及人群种属的不同，各分子亚型构成比例不尽相同。国外文献报道，约 20％的 Luminal B 型乳腺癌为 HER‐2 阳性，Luminal B 型乳腺癌的生物学行为和预后差于 Luminal A 型，临床上部分病例与 HER‐2 过表达型和三阴型接近。有文献报道，Luminal B 型（HER‐2 阴性）与 Luminal B 型（HER‐2 阳性）的^{18}F‐FDG 代谢程度之间并没有关系，平均 SUV_{max} 分别为 5.17±3.52（1.35～19.01）与 6.57±3.84（1.42～

15.58)，但 Luminal B 型(HER‐2 阴性)平均 SUV_{max} 与 HER‐2 过表达型 [7.55±3.63(2.30～13.60)]及三阴性[6.97±4.17(1.15～16.06)]具有一定的差异[1]。

Luminal B 型(HER‐2 阳性)乳腺癌

【简要病史】

患者女性，55 岁，发现左乳肿块 2 月余，大小约为 5 cm，无疼痛及其他不适，无乳头凹陷及溢液。

【实验室检查】

肿瘤标志物：CA15‐3、CA12‐5、CA19‐9、AFP、CEA 均为阴性。

【其他影像学检查】

(1) 钼靶：左乳外上肿块伴钙化，右侧腋下淋巴结肿大，考虑恶性可能，BI‐RADS 4C；右乳外上腺体较致密，考虑良性可能，BI‐RADS 3，请随访；双乳良性钙化，BI‐RADS 2；两侧乳头影凹陷，请结合临床。

(2) MRI：左乳外侧恶性肿瘤伴左腋下淋巴结肿大，BI‐RADS 5。

【PET/CT 图像表现】

左乳外侧不规则肿块(见图 3‐3 A～C，箭头所示)，大小约为 3.6 cm×5.7 cm，18F‐FDG 代谢异常增高，SUV_{max}=9.6；左腋下多发肿大淋巴结(见图 3‐3 D～F，箭头所示)，18F‐FDG 代谢异常增高，SUV_{max}=9.2。

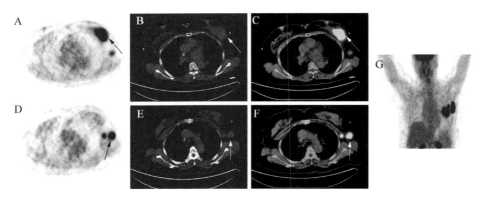

A～F—18F‐FDG PET/CT，左乳肿块(见 A～C 中箭头)，左腋下肿大淋巴结(见 D～F 中箭头)，18F‐FDG 代谢均异常增高；G—18F‐FDG MIP 图像。

图 3‐3 Luminal B 型(HER‐2 阳性)乳腺癌的18F‐FDG PET/CT 图像

【组织病理学】

（1）左乳空心针穿刺活检病理学结果：（左乳）浸润性癌。

免疫组化结果：ER（＋，40％，强），PR（－），HER－2（2＋），FISH（＋），Ki－67（＋，25％）。

（2）左腋下肿块穿刺活检病理学结果：见腺癌细胞。

【点评】

Luminal B 型（HER－2 阳性）约占 Luminal B 型乳腺癌的 20％，患者的生物学行为独特，其既是激素受体阳性，亦是 HER－2 过表达型，目前对于这一类乳腺癌患者的优化管理仍存在不确定性。

激素受体、HER－2 表达水平对内分泌治疗、靶向治疗效果均有影响。当 ER 表达水平低于 50％时，Luminal B 型（HER－2 阳性）乳腺癌的生物学特性倾向于 HER－2 过表达型乳腺癌；对于该类型乳腺癌，可选择化疗联合抗 HER－2 治疗或内分泌治疗联合抗 HER－2 治疗，其中抗 HER－2 治疗是该类型乳腺癌治疗的骨架。当 ER 表达水平高于 50％时，Luminal B 型（HER－2 阳性）乳腺癌的生物学特性倾向于 Luminal B 型（HER－2 阴性）乳腺癌；该类乳腺癌治疗主要以内分泌治疗或化疗为主，抗 HER－2 治疗获益不明显。

目前 ^{18}F－FDG PET 在区分 Luminal B 型乳腺癌方面没有诊断价值。

HER－2 阳性、ER 和 PR 阴性乳腺癌

【简要病史】

患者女性，53 岁，扪及左乳肿块 1 月余，大小约为 8 cm×8 cm，伴局部疼痛，无乳头溢液，无发热。

【实验室检查】

肿瘤标志物：CA15－3、CA12－5、CA19－9、AFP、CEA 均为阴性。

【其他影像学检查】

（1）超声：双乳小叶增生伴左乳上方及外上不均质团块（BI－RADS 6，符合癌）；右乳上方结节（BI－RADS 3）；左腋下肿大淋巴结。

（2）CT：左乳多发占位伴左腋下淋巴结肿大，恶性肿瘤可能。

（3）MRI：左乳恶性肿瘤伴左腋下淋巴结肿大，BI－RADS 6。

【PET/CT 图像表现】

左乳外上象限形态不规则软组织肿块（见图 3－4 D～F，箭头所示），^{18}F－

FDG 代谢增高,$SUV_{max}=6.0$;左腋下多枚淋巴结(见图 3 - 4 A～C,箭头所示),$^{18}F-FDG$ 代谢轻度增高,$SUV_{max}=3.8$。

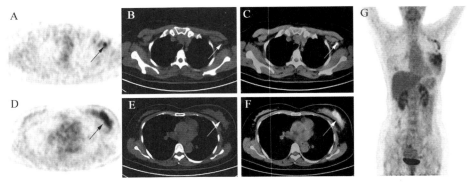

A～F—$^{18}F-FDG$ PET/CT,左腋下淋巴结(见 A～C 中箭头),左乳肿块(见 D～F 中箭头),$^{18}F-FDG$ 代谢均增高;G—$^{18}F-FDG$ MIP 图像。

图 3 - 4　HER - 2 阳性、ER 和 PR 阴性乳腺癌的$^{18}F-FDG$ PET/CT 图像

【组织病理学】

左乳肿块穿刺活检病理学结果:(左乳)浸润性癌。

免疫组化结果:ER(−),PR(−),HER - 2(3+),FISH(+),Ki - 67(+,约 40%)。

新辅助化疗后,左乳癌改良根治术后病理:肿块或瘤床不明显,淋巴结(1/14)转移。

【点评】

约 20% 的乳腺癌存在人表皮生长因子受体- 2(human epidermal growth factor receptor 2,HER - 2)基因的扩增或过表达,HER - 2 阳性早期乳腺癌患者术后易发生复发和转移,生存期较短,联合靶向治疗(曲妥珠单抗联合帕妥珠单抗)可极大地提高 HER - 2 阳性乳腺癌的治疗效果。

研究发现,HER - 2 的表达与 SUV_{max} 具有一定的相关性,一般认为 HER - 2 过表达型乳腺癌患者的 SUV_{max} 偏高。研究报道,HER - 2 阳性乳腺癌平均 SUV_{max} 为 $7.55\pm3.63(2.30～13.60)$,非 HER - 2 阳性乳腺癌平均 SUV_{max} 为 $5.12\pm3.57(1.15～19.01)$,两者具有统计学差异;以 SUV_{max} 6.75 为界限区分 HER - 2 阳性乳腺癌与非 HER - 2 阳性乳腺癌,其敏感性为 65.4%(95%,CI=47.1%～83.7%),特异性为 75.2%(95%,CI=70.1%～80.2%),准确性可以达到 74.4 %(95%,CI=69.5%～79.2%)[1]。

三阴性乳腺癌

【简要病史】

患者女性,43岁,无意间扪及左乳肿块近1个月。左乳外上肿块,大小约为5.5 cm×5 cm,质地硬,边界不清,皮肤粘连;左侧腋下淋巴结,大小约为2.5 cm×2.5 cm,质地韧。

【实验室检查】

肿瘤标志物:CA15-3 38.19 U/mL;CA12-5 132.50 U/mL;CA19-9、AFP、CEA均为阴性。

【其他影像学检查】

(1)超声:双乳小叶增生,左乳外上实质不均质占位(BI-RADS 6,符合癌);左腋下多发淋巴结(符合转移)。

(2)钼靶:左乳外上肿块局灶性非对称致密腺体纠集及钙化,符合恶性肿瘤表现,BI-RADS 6。

(3)MRI:左乳外上后带肿块,累及部分外下腺体,符合恶性肿瘤表现,侵犯左侧胸壁肌肉可能,BI-RADS 6;左乳内上局灶性非肿块强化,建议一并切除;左侧腋下多发淋巴结肿大,左侧内乳取可疑强化小淋巴结。

【PET/CT图像表现】

左乳外上象限肿块(见图3-5 A~C,箭头所示),局部可见钙化,大小约

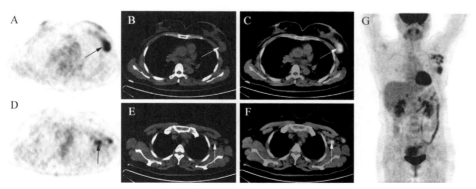

A~F—¹⁸F-FDG PET/CT,左乳结节(见A~C中箭头),左腋下淋巴结(见D~F中箭头),¹⁸F-FDG代谢均异常增高;G—¹⁸F-FDG MIP图像。

图3-5 三阴性乳腺癌的¹⁸F-FDG PET/CT图像

为 3.8 cm×1.9 cm，^{18}F-FDG 代谢异常增高，$SUV_{max}=6.7$；左侧腋下多发淋巴结（见图 3-5 D～F，箭头所示），部分肿大，较大者为 2.1 cm×1.6 cm，^{18}F-FDG 代谢增高，$SUV_{max}=5.6$。

【组织病理学】

（1）左乳肿块空心针穿刺活检病理学结果：（左乳）浸润性癌。

免疫组化结果：ER（－），PR（－），HER-2（＋），Ki-67（＋，约 50%），AR（－）；HER-2 基因状态（－），无扩增。

（2）左腋下淋巴结穿刺活检病理学结果：转移性腺癌。

【点评】

三阴性乳腺癌（triple negative breast cancer，TNBC）是一组高度异质性的乳腺癌，被定义为雌激素受体（ER）、孕激素受体（PR）、人表皮生长因子受体 2（HER-2）均缺失的一种乳腺癌表型。三阴性乳腺癌占侵袭性乳腺癌的 10%～20%。TNBC 的主要特点如下：多见于年轻女性（＜50 岁）；对化疗具有很高的敏感性，但易出现耐药；肿瘤大小与淋巴结转移之间的相关性较差；易发生脑和内脏转移，侵袭性较高，早期转移率较高且总生存率较低；预后较差；复发转移后可选择的治疗方案少，且治疗反应缺乏耐久性。

与其他类型的乳腺癌相比，TNBC 恶性度高且缺乏有效的治疗方法，这也是乳腺癌研究的难点和热点。研究报道，三阴性乳腺癌平均 SUV_{max} 为 6.97 ± 4.17（1.15～16.06），非三阴性乳腺癌平均 SUV_{max} 为 4.98 ± 3.42（1.18～19.01），两者具有统计学差异；以 $SUV_{max}=5.45$ 为界限诊断三阴性乳腺癌，其敏感性为 64.1%（95%，CI=51.2%～72.8%），特异性为 67.1%（95%，CI=61.3%～72.8%），准确性为 66.6%（95%，CI=61.3%～71.8%）[1]。

乳腺恶性叶状肿瘤

【简要病史】

患者女性，37 岁，3 个月前自检发现右侧乳腺肿物，约鸡蛋大小，伴隐痛不适，无乳头溢液。2 个月前明显长大，现已基本占据整个乳房，伴胀痛不适。

【实验室检查】

（1）肿瘤标志物：无。

（2）血常规：无异常。

（3）肝、肾功能：乳酸脱氢酶 459 U/L；余无殊。

【其他影像学检查】

（1）超声：右乳内巨大囊实性占位（BI－RADS 4B）；双乳小叶增生伴余双乳多发实质结节（BI－RADS 3，乳腺病伴纤维腺瘤可能）；右侧腋下实质结节（淋巴结可能，请结合临床）。

（2）MRI：右乳巨大不规则囊实性肿块影伴皮肤、胸壁受侵，考虑恶性病变，BI－RADS 5；右腋下多枚淋巴结肿大伴强化，转移可能，请结合临床；左乳数枚小肿块及短线样强化，良性可能，建议随访，BI－RADS 3。

【PET/CT 图像表现】

右乳巨大囊实性肿块（见图 3－6 D～F，箭头所示），局部钙化，累及同侧皮肤及胸壁，最大截面约为 12.1 cm×11.9 cm，实性成分不均匀，^{18}F－FDG 代谢异常增高，SUV_{max}＝26.3；右侧腋窝数枚淋巴结（见图 3－6 A～C，箭头所示），部分肿大，^{18}F－FDG 代谢轻度增高，SUV_{max}＝3.5。

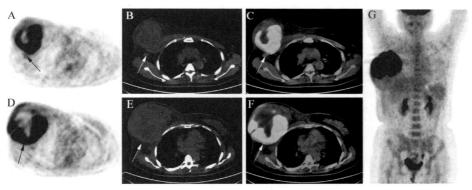

A～F—^{18}F－FDG PET/CT，右腋下小淋巴结（见 A～C 中箭头），^{18}F－FDG 代谢轻度增高；左乳巨大囊实性肿块（见 D～F 中箭头），环形^{18}F－FDG 代谢异常增高；G—^{18}F－FDG MIP 图像。

图 3－6　乳腺恶性分叶状肿瘤的^{18}F－FDG PET/CT 图像

【组织病理学】

（1）右乳肿块空心针穿刺活检病理学结果：（右乳）梭形细胞增生性病变。

免疫组化结果：Vimentin（＋），AE1/AE3（－），P63（－），SMA（＋），CK5/6（－），Ki－67（＋，约 50%），提示间质来源细胞增生。

（2）右乳腺改良根治术后标本病理学结果：肿瘤所在位置为乳腺四个象限；肿瘤大小为 20 cm×13 cm×8 cm；组织学类型为恶性肿瘤，伴多量破骨巨细胞样多核巨细胞，结合形态及免疫表型，符合恶性叶状肿瘤；右腋窝淋巴结（0/35）未见转移；右侧胸大肌见肿瘤累及。

免疫组化结果：AE1/AE3(—),CK5/6(—),P63(—),ER(—),PR(—),SMA(+),desmin(少量+),CD34(—),S100(少量+);组织细胞 KP1(+)。

【点评】

乳腺叶状肿瘤(phyllodes tumor of the breast，PTB)是一种非常罕见的纤维上皮性肿瘤,旧称为叶状囊肉瘤(cystosarcoma of the breast，CTB),占所有女性乳腺肿瘤的 0.3%～0.5%,发病率为每 100 万个女性中有 2.1 个。PTB 在组织学上分为良性、交界性和恶性。PTB 病因尚不清楚,可发生于任何年龄,高发于 35～55 岁的女性,中位年龄为 40～45 岁。本例患者为 37 岁,主要临床表现为乳房无痛性包块,短期内快速增大是本病一个较为特殊的表现。

乳腺 MRI 是目前推荐诊断叶状肿瘤的影像学方法。叶状肿瘤的 MRI 表现如下:乳房内较大的叶状或卵圆形肿块,边界较清晰,T1WI 稍低或等信号,T2WI 以高信号为主,内部信号常不均匀,可见斑片或小囊状短 T1、长 T1 或长 T2 信号区,提示病灶内出血、囊变。目前关于^{18}F - FDG PET/CT 在原发乳腺叶状肿瘤中的应用鲜有报道。

乳腺专用 PET 显像

【简要病史】

患者女性,56 岁,1 个月前发现右乳肿块,无疼痛,无乳头溢液等,未予重视及治疗。

【实验室检查】

无。

【其他影像学检查】

(1)超声:右乳实性低回声团伴钙化(BI - RADS 4A)。

(2)钼靶:右乳肿块伴钙化(BI - RADS 4)。

(3)乳腺 MRI:右乳晕后区肿块伴内侧段样强化,考虑恶性,BI - RADS 5。

【乳腺专用 PET 图像表现】

右侧乳房内上象限距乳头 2.5 cm 处有^{18}F - FDG 代谢异常增高灶(见图 3 - 7),范围约为 1.7 cm×1.5 cm，SUV_{max}=26.1。

【组织病理学】

本院行右乳单纯切除术,组织病理学结果:浸润性导管癌,周围见少量高级别导管原位癌;腋窝淋巴结(0/1)未见癌转移。

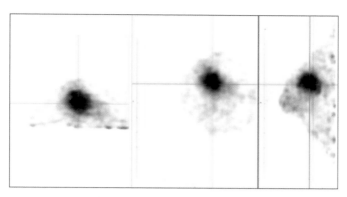

图 3 - 7 乳腺专用 PET 图像

【点评】

乳腺 PET 是在 PET/CT 的基础上,对乳腺局部进行检测的一种医疗设备,具有灵敏度更高、分辨率更高、定位更准确的特点,固定分辨率能达到 1.4 mm,可以更清楚地发现乳腺癌的早期微小病灶,并对良、恶性的准确判断提供有力的证据。

第 4 章

肺及纵隔病变

李 楠 施 伟 刘秋芳 张建平 张勇平 张 骥 姚之丰

肺腺癌

【简要病史】

患者男性,57 岁,1 个多月前在无明显诱因下出现咳嗽、咳痰,无发热、咯血、胸痛等不适,就诊于外院,行胸部 CT 提示左上肺占位,遂就诊于复旦大学附属肿瘤医院(以下简称"本院")。病程中,患者精神、食欲可,两便如常,最近半年体重无明显变化。

【实验室检查】

肿瘤标志物:CYFRA21 - 1 3.87 ng/mL;SCCA、CA19 - 9、CA12 - 5、CA15 - 3、CEA 和 NSE 均为阴性。

【其他影像学检查】

CT:左肺上叶可见不规则肿块影,大小约为 3.6 cm×3.5 cm,边缘分叶伴毛刺;两下肺可见模糊斑片影,右下肺支气管扩张伴周围致密影;左肺门致密。

【PET/CT 图像表现】

左肺上叶前段软组织肿块(见图 4 - 1,黑色及白色箭头所示),大小约为 3.3 cm×3.2 cm,内见空洞,边缘毛刺,牵拉胸膜,累及肺门淋巴结,^{18}F - FDG 代谢异常增高,$SUV_{max}=21.7$;双下肺淡斑片影,^{18}F - FDG 代谢轻度增高,$SUV_{max}=2.0$;主肺动脉窗、左肺门肿大淋巴结(见图 4 - 1,红色箭头所示),大者直径约为 1.1 cm,^{18}F - FDG 代谢异常增高,$SUV_{max}=10.7$。左肺上叶肿块横断位 CT、PET/CT 融合连续层面图像如图 4 - 2 所示。

【组织病理学】

本院行肺叶切除术,术中见肿瘤位于左肺上叶,大小约为 4 cm×3 cm,侵

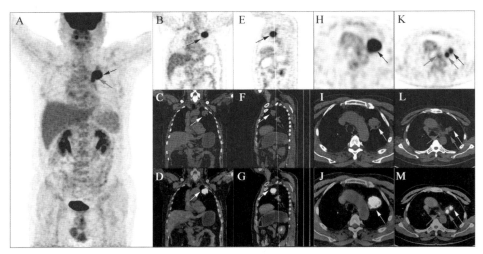

A—全身 PET MIP 图像；B~M—左肺上叶肿块（黑色及白色箭头所示）及纵隔、左肺门淋巴结（红色箭头所示）横断位、冠状位及矢状位 CT、PET 和 PET/CT 融合图像。

图 4-1　左肺腺癌的 PET/CT 图像

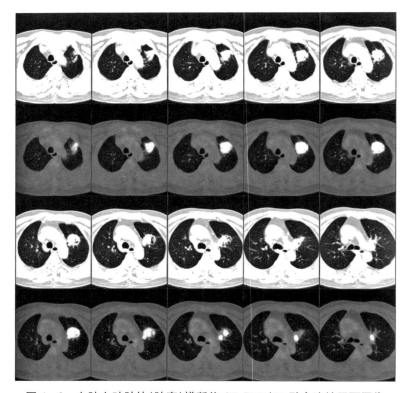

图 4-2　左肺上叶肿块（肺窗）横断位 CT、PET/CT 融合连续层面图像

犯左上肺后升支动脉。

术后病理：左肺上叶周围型单发腺癌，其中，腺泡型 70%、乳头型 20%、微乳头型 10%。

免疫组化结果：STAS（－），P63（－），CK7（部分＋，部分－），TTF-1（－），CK5/6（部分＋），P40（－），BRAF（－），HER-2（－），NapsinA（部分＋），CK20（－），CDX2－88（－），ROS1（－），Ki-67（＋，50%），INSM1（－），ALK（Ventana）（－），PD-L1 22C3（肿瘤细胞 TPS 5%），EBER（－），ALK-Neg-Control（－）。

纵隔淋巴结（1/24）见癌转移，其中，第 4 组（0/3），第 5、6 组（0/1），第 7、8 组（0/7），第 9 组（0/4），第 10 组（0/1），第 11 组（1/8）。

【点评】

肺癌是最常见的恶性肿瘤之一，其发病率及病死率较高，严重危害人类健康。肺腺癌的发病率已高于鳞癌，成为最常见的肺癌类型。肺腺癌占肺癌的 40%～60%，主要起源于周围细支气管。

肺腺癌多数位于肺周围，在 CT 图像上可见分叶征、空泡征、毛刺征、支气管气相、血管集束征及胸膜凹陷征等。肿块的分叶征是由肿瘤边缘部分的肿瘤生长速率不一致以及瘤内纤维组织增生收缩所致。肿瘤对周围肺实质的浸润可形成短毛刺。血管集束征是由于肿瘤内肺泡塌陷及结缔组织增生收缩，使得周围肺血管向肿块聚集。胸膜凹陷征表现为瘤周纤维反应增生致胸膜收缩使脏、壁层胸膜间形成一个液性死腔，而很少伴有肿瘤浸润，从而表现出了胸膜凹陷征。在 CT 图像上，肺腺癌常表现为密度均匀肿块，病理为实体性肿瘤，不均匀肿块中心为实体肿瘤生长，部分或周边肿瘤细胞沿肺泡壁生长，肺泡壁增厚，同时有残存含气肺泡组织。在 CT 图像上，肺腺癌亦常表现为磨玻璃样占位（ground-glass opacity，GGO），其定义为肺密度云雾样增高，但病变中的血管仍然清晰可见。其病理基础是肿瘤细胞沿肺泡壁生长，有残留的含气肺泡。在 CT 图像上，血管影清晰可见，这是由于肿瘤区血管（稍高密度）与其周边的含气肺泡（低密度）形成对比。

肺鳞状细胞癌

【简要病史】

患者男性，54 岁，因咳嗽、咳痰伴胸闷数月至外院行 CT 检查，发现右肺结节,行消炎治疗 10 天后至本院进一步诊疗。

【实验室检查】

肿瘤标志物:SCCA 2.96 ng/mL;CA19 - 9、CA12 - 5、CA15 - 3、CEA、CYFRA21 - 1 和 NSE 均为阴性。

【其他影像学检查】

CT:右肺上叶近肺门旁结节影,大小约为 2.2 cm×1.7 cm,远端见少许斑片影,两肺下叶支气管稍扩张伴少许小斑片影,右肺门饱满,纵隔内淋巴结稍大。

【PET/CT 图像表现】

右肺上叶占位(见图 4 - 3,黑色及白色箭头所示),大小约为 2.2 cm×1.8 cm,^{18}F - FDG 代谢异常增高,$SUV_{max}=16.5$;其远端肺组织呈絮状结节影,^{18}F - FDG 代谢轻度增高,$SUV_{max}=2.9$;左肺下叶絮状影,^{18}F - FDG 代谢轻度增高,$SUV_{max}=1.1$。气管前腔静脉后、隆突下、右主支气管旁及两侧肺门稍大淋巴结(见图 4 - 3,红色箭头所示),大者约为 1.1 cm×0.9 cm,^{18}F - FDG 代谢异常增高,$SUV_{max}=7.0$。右肺上叶肿块横断位 CT、PET/CT 融合连续层面图像如图 4 - 4 所示。

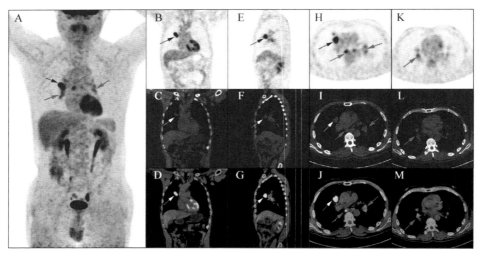

A—全身 PET MIP 图像;B~D—右肺上叶肿块冠状位 PET 图像、CT 图像和 PET/CT 融合图像;E~G—右肺上叶肿块矢状位 PET 图像、CT 图像和 PET/CT 融合图像;H~J—右肺上叶肿块(黑色及白色箭头所示)、纵隔及左肺门淋巴结(红色箭头所示)横断位 PET 图像、CT 图像和 PET/CT 融合图像;K~M—右肺门淋巴结横断位 PET 图像、CT 图像和 PET/CT 融合图像。

图 4 - 3 右肺鳞癌的 PET/CT 图像

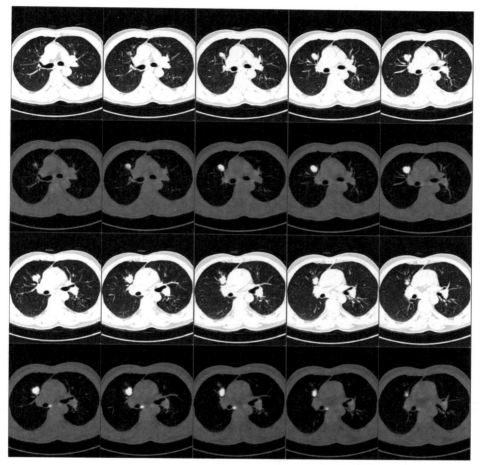

图4-4 右肺上叶肿块(肺窗)横断位CT、PET/CT融合连续层面图像

【组织病理学】

术中探查见右肺上叶肿块,直径约为2.2 cm,无明显外侵。

术后病理:右肺上叶高-中分化鳞状细胞癌。

免疫组化结果:P63(部分+),CK7(部分-),TTF-1(-),CK5/6(-/+),P40(+),BRAF(-),HER-2(部分+),NapsinA(-),CK20(-),CDX2-88(-),ROS1(-),Ki-67(+,50%),INSM1(-),ALK(Ventana)(-),PD-L1 22C3(肿瘤细胞TPS 10%),EBER(-),ALK-Neg-Control(-)。

纵隔淋巴结(0/49)未见癌转移。

【点评】

肺鳞状细胞癌(squamous cell lung cancer,SqCLC)是一种常见肺癌,简

称肺鳞癌。25%～30%的肺癌属于鳞癌。肺鳞癌经常位于大气道(支气管)与气管(主气管)的交界处。肺鳞癌早期常引发支气管狭窄或阻塞性肺炎。肺鳞癌生长缓慢,转移晚,手术切除机会较多,5年生存率较高,肺鳞癌对放疗、化疗不如小细胞未分化癌敏感。鳞癌右肺发病率高于左肺,中央型多于周围型,病灶偏大,男性发病率显著多于女性,发病高峰年龄偏大。

肺鳞癌病变形态特点主要包括以下几方面:① 鳞癌以包绕中心支气管及局限实性肿块为主,病灶致密,形态连续、完整。肿块的密实程度较腺癌突出。② 灶状坏死是鳞癌的特征表现,表现为强化后与瘤组织有明显边界的低密度灶。③ 边缘分叶、毛刺征、界面清为鳞癌的表现特点,内部钙化、空洞较其他类型肺癌更常见;与腺癌相比,棘突征、毛刺征的出现率较低。④ 出现支气管腔内肿物及支气管阻断,包绕支气管壁肿物可向腔内凸入并呈息肉样改变;向腔外发展,可突破管壁形成肺门区肿块。⑤ 肺鳞癌扩展侵袭性较强,以侵犯胸膜、胸壁较多,周围型肺癌侵犯胸壁者90%为鳞癌。

小细胞肺癌

【简要病史】

患者男性,69岁,因胸闷伴右侧胸痛1个月入院。

【实验室检查】

肿瘤标志物:NSE 45.50 ng/mL;CEA 14.50 ng/mL;PROGRP 1 003.00 pg/mL;余无殊。

【其他影像学检查】

CT:右肺多发高密度结节,右侧胸膜增厚多发肿块,右侧胸腔积液,左肺、胸膜多发小结节;两侧腋窝、肺门及纵隔、横膈前、腹膜后多发淋巴结,部分肿大。

【PET/CT图像表现】

右肺多发结节,直径为0.5～1.5 cm,部分^{18}F-FDG代谢轻度增高,SUV_{max}=4.4;左肺上叶、左肺下叶外侧基底段及叶间裂小结节,未见^{18}F-FDG代谢增高;右侧胸膜多发增厚伴结节、肿块形成(见图4-5,黑色及白色箭头所示),部分累及邻近肋骨(右第7肋腋侧为甚),^{18}F-FDG代谢增高,SUV_{max}=8.6,右侧胸腔少量积液;大血管前方、气管前腔静脉后、后纵隔、右肺门及右腋窝多发淋巴结(见图4-5,红色箭头所示),直径约为1.7 cm,^{18}F-FDG代谢增高,SUV_{max}=8.7;右侧心膈角、右横膈前组、胰腺后方及腹主动脉

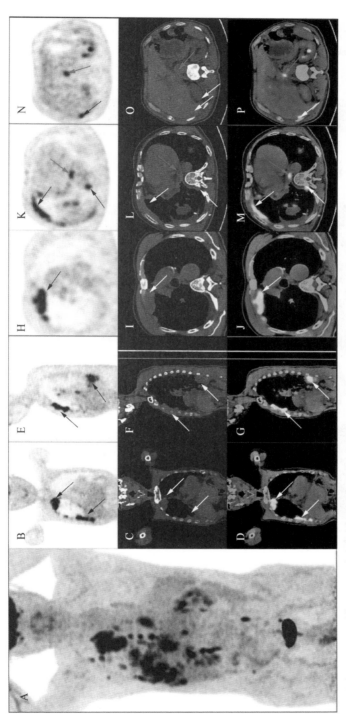

图 4 - 5　小细胞肺癌的 PET/CT 图像

A—全身 PET MIP 图像；B~D—右肺及右侧胸膜主要病变冠状位 PET 图像，CT 图像和 PET/CT 融合图像；E~G—右肺及右侧胸膜主要病变矢状位 PET 图像，CT 图像和 PET/CT 融合图像；H~J—右侧胸膜横断位 PET 图像，CT 图像和 PET/CT 融合图像；K~M—右侧胸膜及淋巴结横断位 PET 图像，CT 图像和 PET/CT 融合图像；N~P—肝及淋巴结横断位 PET 图像和 PET/CT 融合图像。

右旁(L1 椎体水平)数枚肿大淋巴结,最大者直径约为 1.6 cm,^{18}F - FDG 代谢增高,SUV$_{max}$＝4.7。主要病灶的横断位 CT、PET/CT 融合连续层面图像如图 4 - 6 所示。

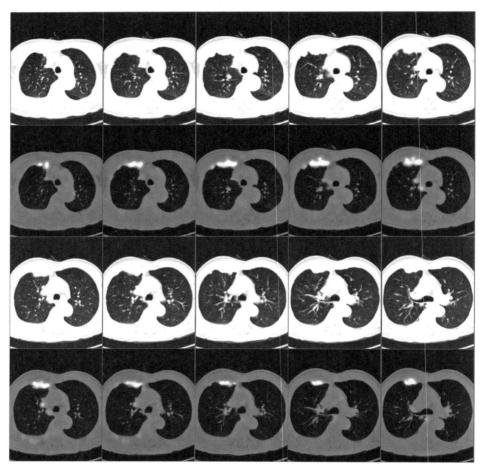

图 4 - 6 右肺及右侧胸膜主要病变及部分转移淋巴结(肺窗)
横断位 CT、PET/CT 融合连续层面图像

【组织病理学】

本院行胸膜活检结合免疫标记,符合差分化神经内分泌癌(小细胞癌)。

免疫组化结果:AE1/AE3(＋),Calretinin(－),CD56(＋),CgA(＋),CK5/6(－),D2-40(－),Ki - 67(＋,40%～50%),NapsinA(－),P40(－),PAX8(＋/－),Syn(＋),TTF-1(＋)。

【点评】

小细胞肺癌（small cell lung cancer，SCLC）主要被认为起源于支气管黏膜或腺上皮内的嗜银细胞，也有人认为其起源于支气管黏膜上皮中可向神经内分泌分化的干细胞。其占肺癌的 13%～20%，分化程度低，恶性程度高，转移早，预后差，如果不治疗，中位生存期为 3～4 个月。

小细胞肺癌在生物学上具有特征性，其特征性的表现决定了其在发生和生长过程中具有一定的特异性。小细胞肺癌的生物学特点如下：① 病灶不累及黏膜，在黏膜下生长，包绕单个支气管形成明显的肿块，支气管变形，管腔通畅；CT 表现为沿支气管分布的茄形或纺锤形肿块，受累支气管受压狭窄；② 病灶累及黏膜表面，支气管管腔被包绕，并向腔内形成结节状肿物，突向管腔内；CT 表现为肿块向管腔内突破，引起阻塞性肺炎和肺不张，但出现较晚。

中央型小细胞肺癌主要起源于 3 级以上支气管，分叶少，边界较光滑，不易发生空洞，肿块一般沿支气管长轴蔓延，包绕支气管，增强后呈中度强化。周围型小细胞肺癌的肿块多呈结节状或葡萄状，结节状病灶多为单结节型，形态较规整，边缘较光滑，无分叶或浅分叶，毛刺征及胸膜凹陷出现率低；葡萄状病灶表现为沿小支气管生长的串珠状、大小不等结节病灶，密度较均匀，少有空泡征、空气支气管征，增强后，出现轻-中度强化。病理上小细胞肺癌纤维成分少，肿块密实，血供相对丰富，肿块周围淋巴结、淋巴管受侵犯；CT 表现为自肿块向周围肺野放射状排列的线状阴影、间隔线、颗粒状阴影及胸腔积液。小细胞肺癌沿支气管壁生长的特点，加上其肿块周围的淋巴结、淋巴管弥漫受侵的特性，使得小细胞肺癌周围肺间质广泛受侵，间质增厚，其中的血管壁受侵甚至管腔内受侵，有癌栓形成，造成受侵血管呈"冰冻状"。对于中央型小细胞肺癌，肿块较大时，肿块与肺门、纵隔的肿大淋巴结融合，包绕邻近较大血管，形成"冰冻纵隔"。小细胞肺癌沿淋巴管扩散的特点，容易造成小叶间隔线增厚、凸起，当侵及胸膜时，可引起胸膜多发结节影或磨玻璃样影，伴有恶性胸腔积液。CT 表现为胸膜面不规则增厚、凹凸不整的细小结节影及胸腔积液；增强可见增厚的胸膜及结节影轻-中度强化表现。

不典型类癌

【简要病史】

患者男性，44 岁，1 个月前左眼视力进行性下降，近 1 周完全失明。

【实验室检查】

无殊。

【其他影像学检查】

（1）CT：左肺上叶见不规则肿块影，边缘毛糙，密度不均，增强后不均匀强化，范围约为 2.3 cm×2.4 cm；两肺见多发高密度小结节影，考虑左肺上叶恶性肿瘤伴两肺转移可能。

（2）MRI：左侧眼眶内球周不规则结节状增厚，T1WI 等信号，T2WI 稍高信号，增强后强化，转移可能；左侧扁桃体肿块，大小约为 2.5 cm×2.0 cm，明显强化，考虑左侧扁桃体占位，恶性肿瘤可能，左眼球周转移可能。

【PET/CT 图像表现】

左上肺结节，大小约为 2.3 cm×1.6 cm，^{18}F - FDG 代谢异常增高，$SUV_{max}=7.7$；两肺另见多发结节，大者直径约为 0.7 cm，部分^{18}F - FDG 代谢略增高，$SUV_{max}=1.4$；左肺门淋巴结，^{18}F - FDG 代谢略增高，$SUV_{max}=4.6$；左眼球周不规则增厚，^{18}F - FDG 代谢异常增高，$SUV_{max}=6.6$；口咽左侧壁增厚，^{18}F - FDG 代谢异常增高，$SUV_{max}=12.1$（见图 4 - 7）。左肺上叶结节的横断位 CT、PET/CT 融合连续层面图像如图 4 - 8 所示。

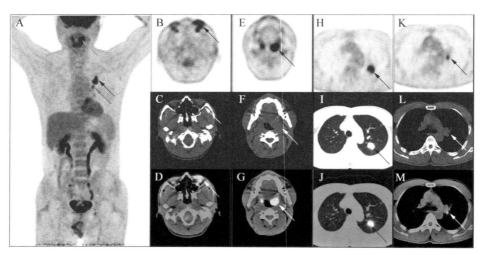

A—全身 PET MIP 图像，黑色箭头为左肺结节，红色箭头为左肺门淋巴结，蓝色箭头为左侧口咽壁占位；B～D—左眼球周占位横断位 CT、PET 和 PET/CT 融合图像；E～G—左口咽壁占位横断位 CT、PET 和 PET/CT 融合图像；H～J—左上肺结节横断位 CT、PET 和 PET/CT 融合图像；K～M—左侧肺门淋巴结横断位 CT、PET 和 PET/CT 融合图像。

图 4 - 7　肺不典型类癌的 PET/CT 图像

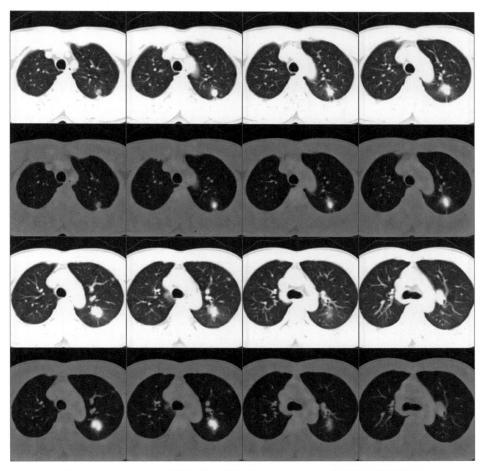

图 4-8　左肺上叶结节(肺窗)横断位 CT、PET/CT 融合连续层面图像

【组织病理学】

行肺部穿刺活检,病理学结果:(左肺,穿刺组织)结合免疫标记,符合神经内分泌癌,不典型类癌可能大。

免疫组化结果:CHGA(＋),Syn(＋),CD56(＋),Ki-67(＋,高处约10％),AE1/AE3(－),TTF-1(＋),P40(－)。

【点评】

肺类癌较少见,占全部类癌的 10.2％～11.5％,占肺原发肿瘤的 1％～7％。组织学上肺类癌分为典型和不典型(atypical carcinoid,AC),其中 AC 占 11.4％,因为它具有浸润性生长以及淋巴道与血行转移等特点,WHO 将它归入低度恶性肿瘤。AC 缺乏特异性症状,即使术前行痰细胞学、细针穿刺活检以及支气管镜下活检也不易诊断。肺 AC 属于神经内分泌肿瘤，起源于 Kultschizsky 细胞，发病多为中老年人，男女比例为 2∶1～3∶1。虽然 AC 的细胞质内含有神经内分泌颗粒，具有分泌功能，可以出现类癌综合征（表现为阵发性皮肤潮红、腹泻、哮喘及心动过速等）及异位 ACTH 综合征（表现为向心性肥胖、高血压、色素沉着及水肿等），但均少见。另外，少数患者尿中 5-羟吲哚醋酸含量升高，可达正常人的数十至 1 000 倍。因此，AC 的主要临床特征仍为呼吸道症状，主要为咳嗽、胸痛，少数病例可有咳血痰、低热及反复肺部感染。需注意的是，约近半数的 AC 无明显症状，仅于体检时偶然发现。

AC 多为周围型（大于 70%），影像表现常为肺内孤立的软组织肿块，密度均匀，一般呈圆形或类圆形，少数形态不规则，多数边界清晰，分叶常见，一般无毛刺、空洞、钙化及胸腔积液。肺门纵隔淋巴结转移率较高但是转移范围通常较局限，常为 N1 期或 N2 期，很少出现 N3 期淋巴结转移，而且远处转移也很少见。中央型 AC 常伴支气管壁增厚、管腔狭窄与阻塞等改变。肿瘤一般不在支气管腔内生长，导致肺不张的完全性支气管阻塞较少，但肿瘤可以沿支气管管壁及管周生长，常见因支气管管腔狭窄而继发的阻塞性肺炎及肺气肿。肺内发现边界清晰的单发圆形或类圆形肿块，有分叶，密度均匀，无空洞、钙化及毛刺，并且同时有下述情况时，应该作为诊断肺 AC 的参考依据：① 有吸烟史的中老年男性，出现咳嗽、胸痛及血痰，特别是伴有类癌综合征、异位 ACTH 综合征及尿中 5-羟吲哚醋酸含量明显升高者；② 肺内肿块经过较长时间随访观察，病灶大小进展缓慢者；③ 不伴肺不张、胸腔积液及远处转移者，或者虽有肺门纵隔淋巴结转移，但较局限者。不过，肺 AC 的临床症状及 CT 表现仍缺乏明显特征性，与肺内其他肿瘤有较多相同之处，确诊仍需依靠手术病理及免疫组化结果。

肺滑膜肉瘤

【简要病史】

患者女性，54 岁，无意发现右乳肿块 1 月余，穿刺活检病理学结果：右乳浸润性癌。

【实验室检查】

肿瘤标志物：CA19-9、CA12-5、CA15-3、AFP、CEA 均为阴性。

【其他影像学检查】

CT：右肺下叶肿块，内见粗点状钙化，边界清，大小约为 9.7 cm×8.0 cm，右肺上叶微小结节，右乳多发结节。

【PET/CT 图像表现】

右乳外下象限小结节影，^{18}F-FDG 代谢增高，SUV_{max}=4.4；右乳外上小结节（见图 4-9 A～I，箭头所示），直径约为 0.6 cm，^{18}F-FDG 代谢轻度增高，SUV_{max}=1.5；右侧腋下多发小淋巴结，其中一枚 ^{18}F-FDG 代谢增高，SUV_{max}=2.8；右肺下叶混杂密度肿块（见图 4-9 J～O，箭头所示），局部见钙化灶，最大截面约为 8.9 cm×8.3 cm，边缘尚清晰，实性成分 ^{18}F-FDG 代谢增高，SUV_{max}=8.7。右肺下叶肿块的横断位 CT、PET/CT 融合连续层面图像如图 4-10 所示。

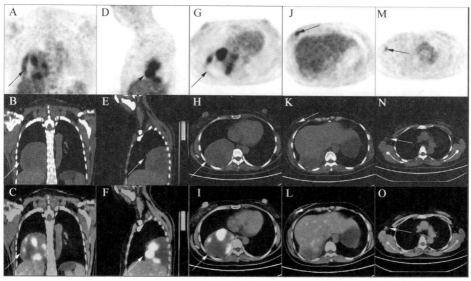

A～I—右肺下叶肿块横断位、冠状位及矢状位 CT、PET 和 PET/CT 融合图像；J～L—右乳外下象限癌横断位 CT、PET 和 PET/CT 融合图像；M～O—右侧腋窝淋巴结横断位 CT、PET 和 PET/CT 融合图像。

图 4-9 右肺滑膜肉瘤的 PET/CT 图像

【组织病理学】

本院行"肺叶切除术＋纵隔淋巴结清扫＋右乳癌新辅助治疗后改良根治术"。病理：右乳病灶大小为 2 cm×2 cm×1.1 cm，右乳浸润性导管癌，淋巴结（1/21）转移，ER（＋，80％，强），PR（－），HER-2（2＋），FISH（＋），Ki-67

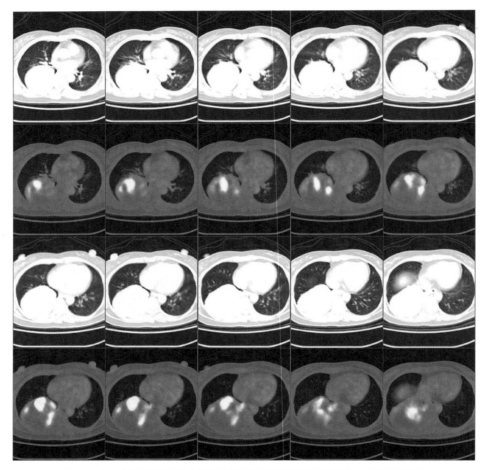

图 4 - 10　右肺下叶肿块（肺窗）横断面 CT、PET/CT 融合连续层面图像

（＋，10％）；（右下肺叶）梭形细胞肿瘤，结合形态、免疫组化结果及分子检测结果，可符合梭形细胞滑膜肉瘤。

免疫组化结果：AE1/AE3（－），CAM5.2（－），EMA（－），CD99（＋），BCL - 2（＋），SMA（－），Syn（＋，弱），S - 100（－），CD56（＋），STAT6（＋），CD34（－），Desmin（－），Myogenin（－），CgA（－），Ki - 67（＋，10％）。FISH 法检测 t(18q11.2)(SYT)：（＋），即有 SYT 基因相关易位，c - met -。

【点评】

滑膜肉瘤是结合其形态学、临床特点及基因学定义的一种软组织肿瘤，以染色体易位 t(X，18)(p11.2,q11.2)为特征，目前倾向于认为是一种间叶细胞瘤。滑膜肉瘤占所有软组织肉瘤的 5％～10％，约 80％发生于四肢大关节，也可发生于前臂、大腿、腰背部的肌膜和筋膜上。滑膜肉瘤的组织发生学仍不明确，可能起源于可向上皮分化的多能间叶细胞，因此滑膜肉瘤可发生于四肢以外无滑膜组织的任何部位，如肺、肾脏、盆腔等。但原发性肺滑膜肉瘤（primary pulmonary synovial sarcoma，PPSS）比较罕见，在肺部肉瘤中仅占 0.3%～1.3%，占肺原发性恶性肿瘤的 0.5%。

PPSS 的影像学表现分为中央型和周围型，中央型少见，主要位于肺门及叶支气管；周围型多见，表现为单发、边界清晰、较大类圆形或不规则形肿块，病灶大且以胸膜为基底，极易误诊为胸膜病变。PPSS 胸部 CT 特点较为典型，主要表现为肺内不均匀实性团块影，边界较清晰，内含液化坏死区域，形态为不规则形或圆形，肿块直径一般大于 5 cm，可有钙化；增强后肿块不均匀强化，肿块分叶不明显，病灶可侵犯胸膜，引起胸腔积液。肿瘤可位于肺内或主要位于胸膜，围绕肿块可有磨玻璃样硬化缘。

原发性肺滑膜肉瘤的 CT 影像学特征可归纳如下：肿块多为单发，体积较大，边界光滑，平扫密度较均匀，增强扫描多为轻度不均匀强化，一般不合并纵隔及肺门淋巴结肿大，肿块较大时内部可出现囊变坏死，肿瘤实性成分增强扫描呈中度或明显强化。对于具有上述 CT 表现特征的肺部病灶，需高度怀疑此疾病。原发性肺滑膜肉瘤的确诊需要依靠病理及免疫组化检查。

胸膜间皮瘤

【简要病史】

患者女性，67 岁，在无明显诱因下出现咳嗽、咳白色痰数月，无发热、胸闷及气短等不适，于本院就诊。

【实验室检查】

无殊。

【其他影像学检查】

（1）超声：左侧胸腔积液伴异常回声（9.7 cm×8.3 cm）。

（2）CT：左侧胸膜见多处局灶性增厚，较大者位于左下胸膜，范围约为 3.7 cm×1.5 cm，另降主动脉旁及心包左下方纵隔胸膜处见两处类圆形低密度影，大小分别约为 1.6 cm×2.1 cm 和 2.4 cm×2.8 cm，上述病变密度均匀，边界尚清晰，增强 CT 值约为 32 Hu。

【PET/CT 图像表现】

左侧肺底肿块(见图 4 - 11 B～D,箭头所示),最大横截面约为 7.4 cm×6.5 cm,^{18}F - FDG 代谢异常增高,SUV_{max}=11.4,与横膈有明显分界,突向肺内,表面光滑;其后下(肋膈沟内)见两处高代谢灶,SUV_{max}=9.4,突向肺内,伴胸腔积液,个别层面肿块间见增厚胸膜,左前第 3 肋深部见宽基底结节,突向肺野,伴高代谢(见图 4 - 11 K～M,箭头所示);主肺动脉窗小淋巴结,未见^{18}F - FDG 代谢增高。左侧肺底最大病灶的横断位 CT、PET/CT 融合连续层面图像如图 4 - 12 所示。

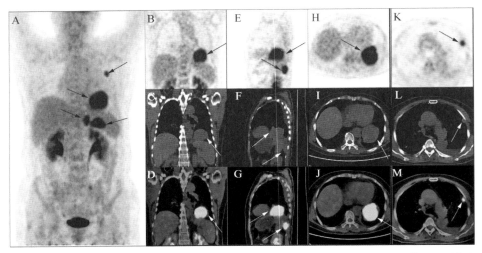

A—全身 PET MIP 图像,黑色箭头指示主要胸膜病灶;B～D—左肺肿块冠状位 PET 图像、CT 图像和PET/CT 融合图像;E～G—左肺肿块矢状位 PET 图像、CT 图像和 PET/CT 融合图像;H～J—左肺肿块横断位 PET 图像、CT 图像和 PET/CT 融合图像;K～M—宽基底结节横断位 PET 图像、CT 图像和PET/CT 融合图像。

图 4 - 11　胸膜间皮瘤的 PET/CT 图像

【组织病理学】

本院行左肺占位活检,见淋巴组织内少量散在分布的异型大细胞,结合免疫表型,符合恶性间皮瘤,倾向上皮样亚型。

免疫组化结果:AE1/AE3(+),calretinin(+),D2—40(+/−)(部分细胞阳性),WT1(+,弱),CK5/6(−),CEA(−),MOC31(−),TTF1(−),SOX10(−),desmin(−),SMA(−),ALK(D5F3)(−),CD20(−),PAX5(−),Oct - 2(−),BOB. 1(−),CD30(−),fascin(+),EBER(−),MUM1(−),CD3(−),Ki - 67(+,70%～80%)。

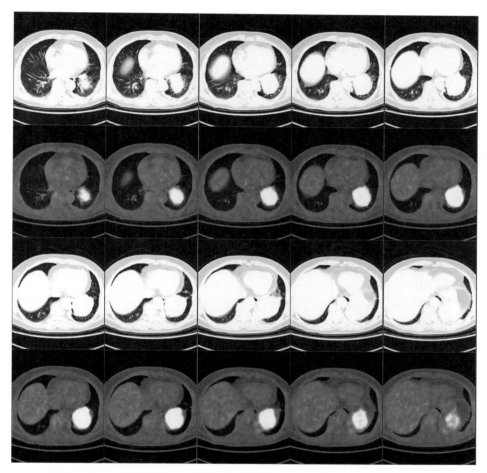

图 4‑12　左侧肺底最大病灶(肺窗)横断位 CT、PET/CT 融合连续层面图像

【点评】

　　胸膜间皮瘤是一种少见的起源于胸膜间皮细胞及纤维细胞的原发性肿瘤,发病率较低,约占胸膜肿瘤的 5%,作为一种职业病性肿瘤,不同国家的胸膜间皮瘤发病率存在着很大的差异。该肿瘤往往起病隐匿,常以胸痛、发现胸腔积液为主要就诊原因。胸痛在发病初期常为轻度,不易被重视,与其他胸膜疾病相比不具备特异性,在影像学及实验室检查上很难与肺腺癌胸膜转移和结核性胸膜炎相鉴别。

　　胸膜间皮瘤的影像特点如下:① 胸膜增厚为本病的基本特征。良性胸膜间皮瘤多为局限性胸膜增厚,恶性胸膜间皮瘤多为弥散性胸膜增厚。本病倾向于单侧侵犯,少数可为双侧侵犯。胸膜增厚可同时累及脏层和壁层胸膜,表现为椭圆形、驼峰状、结节状、波浪状和环状增厚。胸膜厚度≥1 cm 对本病的诊断有特征性意义。② 大多合并大量胸腔积液,严重者积液可占据整侧胸腔高达肺尖,部分病例可见叶间裂积液,少数患者可侵犯心包致心包积液。③ "冰冻"征,即肿瘤浸润纵隔致纵隔固定,患侧胸腔体积缩小,胸膜广泛增厚,肋间隙不因大量胸腔积液增宽,反而缩窄,常见于弥漫性胸膜增厚者。④ 其他表现:肿瘤浸润肋骨可见骨质破坏;有石棉接触史者可出现胸膜斑、胸膜钙化;淋巴转移可致纵隔及肺门淋巴结肿大。⑤ CT 增强特征:增厚的胸膜一般有明显强化,形成较大肿块时可出现囊变、坏死,增强扫描呈不均匀强化。

神经鞘瘤

【简要病史】

患者女性,60 岁,因"右下肢疼痛伴麻木烧灼感 3 个月,加重 20 余天"入院。患者 3 个月前出现右下肢疼痛不适,伴麻木感,未予重视。无偏瘫,无大小便失禁,无寒战发热。20 余天前患者上述症状加重。

【实验室检查】

无殊。

【其他影像学检查】

(1) MRI:T3 左侧椎旁见不规则强化,T1WI 稍低信号,T2WI 稍高信号,增强后明显强化,侵犯邻近 T3 骨质及邻近椎管,最大层面约为 4.6 cm×4.9 cm;T6、T7 左侧见不规则异常信号伴强化;T1、T2 椎体见斑片异常信号伴强化;T3 水平右侧肋骨信号异常伴强化。

(2) CT 平扫:多个椎体密度增高,T3 左侧椎体及附件骨质破坏伴软组织肿块,考虑占位。

(3) 骨显像检查:T3、T4 骨代谢异常增高灶,骨转移不能排除。

【PET/CT 图像表现】

T3、T4 左侧椎旁囊实性肿块(见图 4-13,箭头所示),沿椎间孔侵入椎管,累及 T3、T4 左半椎体及附件,^{18}F-FDG 代谢不均匀性增高,SUV_{max}=4.8;另见 T3 右侧椎旁、T7 左侧椎旁软组织略增厚,未见明显 ^{18}F-FDG 代谢增高;多个颈胸椎见灶性低密度影,未见 ^{18}F-FDG 代谢增高,左第 7 后肋骨骨密度增高,条状 ^{18}F-FDG 代谢略高,SUV_{max}=3.1。

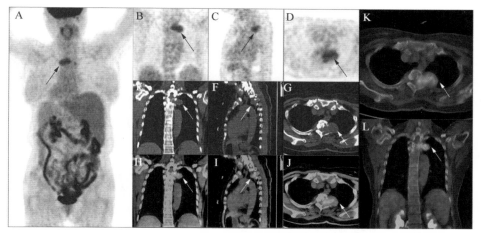

A—全身 PET MIP 图像；B～D—左侧椎旁囊实性肿块冠状位、矢状位、横断位 PET 图像；E～G—左侧椎旁囊实性肿块冠状位、矢状位、横断位 CT 图像；H～J—左侧椎旁囊实性肿块冠状位、矢状位、横断位 PET/CT 融合图像（纵隔窗）；K～L—左侧椎旁囊实性肿块横断位、冠状位 PET/CT 融合图像（骨窗）。

图 4-13　神经鞘瘤的 PET/CT 图像

【组织病理学】

胸椎肿瘤切除，病灶描述：可见灰白色肿瘤组织于 T3、T4 椎间孔之间长出，大小约为 4 cm×5 cm，血供一般，骨质破坏，椎间孔扩大，肿瘤与 T3 神经根关系密切。

术后病理：神经鞘瘤。

【点评】

神经源性肿瘤主要起源于肋间神经近脊椎段或椎体旁的交感神经，故多位于胸椎两侧的椎旁沟内，少数来源于副交感神经或膈神经，其位置相对靠前。来源于周围神经的良性肿瘤有神经纤维瘤、节细胞神经瘤、副神经节细胞瘤和神经鞘瘤，恶性肿瘤有神经纤维肉瘤。节细胞神经瘤为源于交感神经的良性肿瘤，节神经母细胞瘤和交感神经母细胞瘤为恶性；副神经节瘤（多无分泌功能）和嗜铬细胞瘤（多可分泌儿茶酚胺）源于副交感神经。神经鞘瘤形态多呈圆形或椭圆形，部分呈哑铃状，这是因为肿瘤部分位于椎管内，中间通过扩大的椎间孔相连，邻近骨质有吸收或破坏。

神经鞘瘤的 CT 表现为有包膜的圆形或椭圆形均匀低密度肿物，边界清晰，增强扫描均匀强化至明显不均匀强化，实性神经鞘瘤中心为高密度影，内可见钙化，周边呈环状低密度影。神经鞘瘤的 MRI 表现为 T1WI 上肿瘤通常表现为低信号，T2WI 上表现为不均匀高信号。

胸腺瘤

【简要病史】

患者 2 个月前在无明显诱因下出现前胸闷,未予重视。11 日前因腹泻于外院检查,CT 提示右侧前中纵隔巨大软组织肿块,提示纵隔肿瘤伴少量出血可能,遂至本院就诊。

【实验室检查】

肿瘤标志物:CYFRA21 - 1 4.33 ng/mL;SCCA、CA19 - 9、CA12 - 5、CA15 - 3、AFP、CEA 和 NSE 均为阴性。

【其他影像学检查】

CT:前上纵隔见不规则肿块,大小约为 12.0 cm×7.1 cm,与心包分界不清;左肺上叶及右肺下叶见微小结节,大者约为 0.4 cm,余肺野内未见明显异常密度阴影,所见各支气管腔通畅,两肺门及纵隔未见肿大淋巴结,胸膜无增厚,胸腔内无积液;胸廓诸骨未见明显骨质异常。

【PET/CT 图像表现】

右前纵隔不规则混杂密度肿块(见图 4 - 14,箭头所示),大小约为 11.1 cm×11.4 cm,边界尚清,内见囊变及出血,^{18}F - FDG 代谢不均匀性异常增高,SUV_{max} = 6.0;纵隔及两侧肺门淋巴结未见明显肿大及 ^{18}F - FDG 代谢异常增高;右肺下叶及左肺上叶小结节,直径约为 0.4 cm,未见 ^{18}F - FDG 代谢增高。

【组织病理学】

前纵隔穿刺,病理学结果:胸腺瘤,局灶侵犯包膜。

免疫组化结果:AE1/AE3(+),P63 - Red(+),P40(+),CK5/6(+),CK19(+),PAX8(+),Ki - 67 - Red(+),CD117(−),EMA(部分+),大部分 CD3(+),CD5(+),少数 CD20(+),CD1a(+),TdT(−)。

【点评】

胸腺瘤起源于胸腺上皮,由上皮细胞和淋巴细胞按不同比例组成。比较常见的组织类型为淋巴细胞型、上皮细胞型、淋巴-上皮细胞混合型及梭形细胞型。

胸腺瘤分型与 Masaoka 临床分期关系如下:A 型均包膜完整,无外侵;AB 型大部分包膜完整,仅少数局部侵及包膜;B3 型大部分侵及包膜、纵隔脂肪、邻近器官及心包播散;Ⅰ期常为非侵袭性胸腺瘤,Ⅱ期及以上为侵袭性胸腺瘤和胸腺癌。

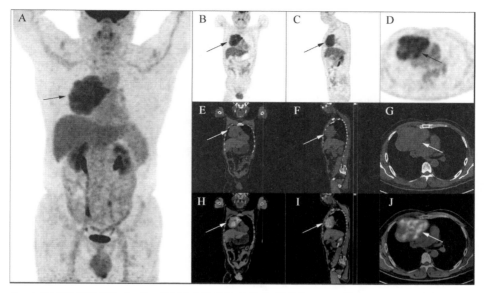

A—全身 PET MIP 图像；B～D—纵隔占位冠状位、矢状位、横断位 PET 图像；E～G—纵隔占位冠状位、
矢状位、横断位 CT 图像；H～J—纵隔占位冠状位、矢状位、横断位 PET/CT 融合图像。

图 4 - 14　胸腺瘤的 PET/CT 图像

非侵袭性胸腺瘤早期无明显症状，常为体检时发现，很少伴有重症肌无
力。非侵袭性胸腺瘤软组织肿块通常较小，形态较规则或见浅分叶，密度较均
匀，可见小囊变、中央分隔及边缘钙化，包膜多完整，周围脂肪间隙多清晰，肿
块较大时可压迫但不侵犯周围结构，CT 或 MRI 增强多呈轻-中度强化。

侵袭性胸腺瘤通常在肿瘤逐渐长大压迫或侵犯周围组织或结构时，易出
现呼吸困难、胸痛、咳嗽、吞咽困难等症状，30％～50％伴有重症肌无力症状。
侵袭性胸腺瘤通常肿块较大，形态多呈分叶状，边缘不规则，内部密度或信号
多数不均匀，常见瘤内斑点状钙化、囊变及坏死，周围脂肪间隙可部分变得狭
窄或消失，可伴有同侧胸膜种植转移及心包、大血管侵犯或推移；可出现胸腔
或心包积液、心膈角和腹腔侵犯。

纵隔畸胎瘤

【简要病史】

患者男性，27 岁，于 1 年前在无明显诱因下出现前胸口钝痛，程度轻，活动
后疼痛明显，可自行缓解，无明显胸闷、咳嗽等不适，近 1 年症状无明显加重。

患病以来,精神、食纳可,两便无殊,体重无明显减轻。

【实验室检查】

　　肿瘤标志物:AFP、CEA、β－HCG 均为阴性。

【其他影像学检查】

　　CT:前纵隔见不规则囊实性肿块影,边界不清,密度不均,增强后实性成分强化,大小约为 8.6 cm×6.8 cm;左侧胸腔积液。

【PET/CT 图像表现】

　　T4~T8 椎体水平左前纵隔囊实性占位(见图 4－15,箭头所示),实性部分^{18}F－FDG 代谢略高,$SUV_{max} = 3.3$,中央^{18}F－FDG 代谢缺损;左侧胸腔积液。

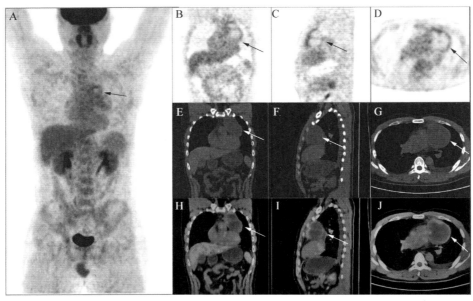

A—全身 PET MIP 图像;B~D—左前纵隔囊实性占位冠状位、矢状位、横断位 PET 图像;E~G—左前纵隔囊实性占位冠状位、矢状位、横断位 CT 图像;H~J—左前纵隔囊实性占位冠状位、矢状位、横断位 PET/CT 融合图像。

图 4－15　纵隔畸胎瘤的 PET/CT 图像

【组织病理学】

　　本院行前纵隔损害切除术(劈胸),探查见左前纵隔占位,囊实性,大小为 5 cm×5 cm×6 cm,与左无名静脉、左侧膈神经、左侧胸膜粘连紧密。

　　病理学结果:(前纵隔)成熟性畸胎瘤伴胸腺囊肿形成。

【点评】

畸胎瘤常见于卵巢、睾丸,近年来性腺外畸胎瘤发病率有明显增加趋势,前纵隔是最常见的部位,通常位于胸腺附近或胸腺实质内。按组织分化程度分为成熟型囊性畸胎瘤、实性畸胎瘤、未成熟型畸胎瘤(又称恶性畸胎瘤)三类。

成熟型囊性畸胎瘤表现为囊性或囊实性肿块,多为圆形或卵圆形,灰白色或淡黄色,直径为 2~30 cm。囊壁厚薄不一,可伴有钙化,内壁光滑或粗糙,可见单发或多发的生发结节,囊内为液体或糊状的油脂样物,其间混杂毛发、牙齿、骨、软骨等。肿瘤绝大多数位于前纵隔中上部,偶见于中、后纵隔,成熟型囊性畸胎瘤在 CT 上主体表现为囊性水样密度,CT 值接近于水,可含有脂肪或钙化,一般不含或仅含少许软组织成分。病灶可呈单囊或多囊。脂肪/钙化有助于畸胎瘤诊断。

肺硬化性血管瘤

【简要病史】

患者女性,47 岁,间断性咳嗽 2 年余,半月前出现痰中带血,无明显胸痛、胸闷等不适,无发热。

【实验室检查】

肿瘤标志物:SCCA 1. 97 ng/mL;CA19 - 9、CA12 - 5、CA15 - 3、AFP、CEA、CYFRA21 - 1 和 NSE 均为阴性。

【其他影像学检查】

(1) CT:左肺上叶肺门旁可见软组织块影,呈类圆形,边界尚清,大小约为 4. 5 cm×4. 3 cm,周围可见片状稍高密度影,左侧肺门见肿大淋巴结。

(2) 气管镜:气管、隆突及两肺各叶段支气管开口处未见明显异常。

【PET/CT 图像表现】

左上肺肺门旁类圆形软组织肿块(见图 4 - 16,箭头所示),大小约为 3. 8 cm×3. 5 cm,边界清晰光整,内部见多枚小钙化灶,^{18}F - FDG 代谢不均匀性异常增高,SUV_{max}=5. 9。左肺下叶肿块的横断位 CT、PET/CT 融合连续层面图像如图 4 - 17 所示。

【组织病理学】

本院行肺叶切除术和纵隔淋巴结清扫术,肿块位于左肺斜裂,累及左上肺舌段及左下肺,表面胸膜无明显凹陷,肿块大小约为 5 cm×4 cm,淋巴结无明

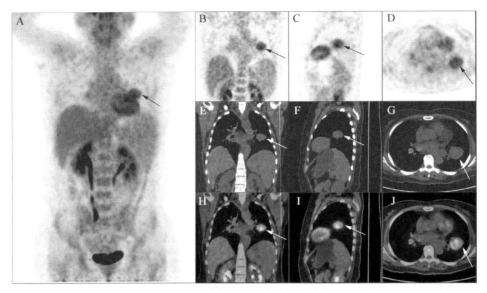

A—全身 PET MIP 图像；B～D—左肺下叶肿块冠状位、矢状位、横断位 PET 图像；E～G—左肺下叶肿块冠状位、矢状位、横断位 CT 图像；H～J—左肺下叶肿块冠状位、矢状位、横断位 PET/CT 融合图像。

图 4 - 16 肺硬化性血管瘤的 PET/CT 图像

显肿大。结合免疫组化结果，符合硬化性肺细胞瘤（肺硬化性血管瘤）。

免疫组化结果：TTF - 1(＋)，Vimentin(＋)，EMA(＋)，CK7(部分＋)，NapsinA(部分＋)，PR(部分＋)，SPA(部分＋)，β - catenin(膜＋)。

纵隔淋巴结(0/25)无转移。

【点评】

肺硬化性血管瘤(pulmonary sclerosing hemangioma，PSH)是肺部较为少见的肿瘤，于 1956 年首先被报道，至 1975 年才确定为真性肿瘤，WHO 在 1980 年将其命名为肺硬化性血管瘤。该肿瘤占肺肿瘤的 2％～3％，常发生于中青年妇女，多于 50 岁以前发病。CT 图像上常表现为肺内的孤立性结节，手术切除是唯一治疗措施，大多数 PSH 生长缓慢，通过楔形或肺叶手术切除可以治愈。其起源及发病机制目前尚不十分清楚，如间叶组织起源、内皮细胞分化以及血管起源、上皮起源、神经内分泌起源等，一般认为该病可能起源于肺泡上皮增生、特别是Ⅱ型肺泡细胞。

PSH 具有肺部良性肿瘤的一般影像学特征，常表现为肺内单发的结节或肿块，边界清晰，周围可有浅分叶，无毛刺征，少数可多发。CT 增强呈明显延迟强化，血管贴边征、空气新月征及尾征是 PSH 的特征性表现。血管贴边征

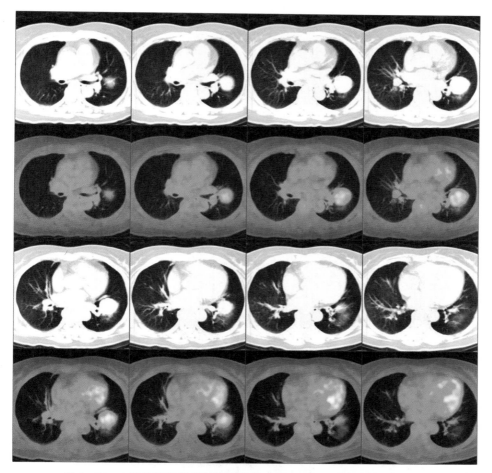

图 4 - 17　左肺下叶肿块 (肺窗) 横断位 CT、PET/CT 融合连续层面图像

表现为病灶表面多个结节状或弧形强化血管断面影;空气新月征表现为瘤体周围出现新月形的无肺纹理区;尾征表现为肿瘤边缘尾状突起,且多位于肿瘤近肺门侧。

肺炎性假瘤

【简要病史】

　　患者女性,56 岁,因体检胸片发现胸部肿块就诊,无特殊不适主诉。

【实验室检查】

　　肿瘤标志物:SCCA、CA19 - 9、CA12 - 5、CA15 - 3、AFP、CEA、

CYFRA21-1、NSE 均为阴性。

【其他影像学检查】

CT：左肺下叶见肿块影，大小约为 3.8 cm×3.3 cm，考虑为恶性肿瘤可能；两肺散在微小结节，随访，纵隔内及两侧下颈部皮下少量积气。

【PET/CT 图像表现】

左肺下叶基底段肿块（见图 4-18，箭头所示），大小约为 4.2 cm×3.6 cm，分叶征，^{18}F-FDG 代谢异常增高，$SUV_{max}=9.2$；右中肺微小结节，未见^{18}F-FDG 代谢增高。左肺下叶肿块的横断位 CT、PET/CT 融合连续层面图像如图 4-19 所示。

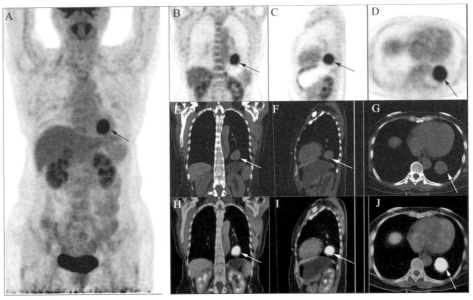

A—全身 PET MIP 图像；B～D—左肺下叶肿块冠状位、矢状位、横断位 PET 图像；E～G—左肺下叶肿块冠状位、矢状位、横断位 CT 图像；H～J—左肺下叶肿块 PET/CT 融合图像；I—左肺下叶肿块 PET/CT 矢状位融合图像；J—左肺下叶肿块冠状位、矢状位、横断位 PET/CT 融合图像。

图 4-18 肺炎性假瘤的 PET/CT 图像

【组织病理学】

本院行左肺部分切除术、左下肺肿块楔形切除和纵隔淋巴结活检。病理学结果：肺组织内见大量炎症细胞浸润，为炎性假瘤。淋巴结(0/22)未见阳性。

【点评】

肺炎性假瘤是一种慢性炎性增生性病变，发生率较低，约占所有部位炎性

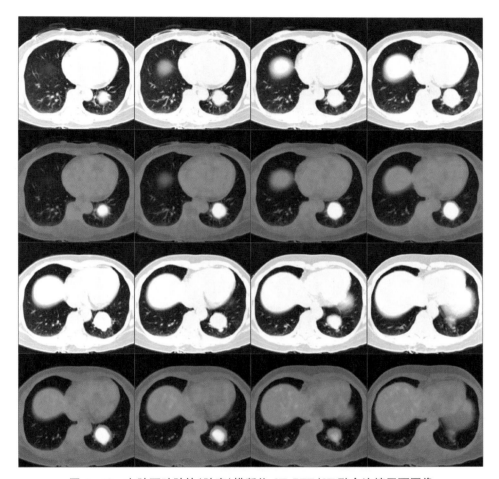

图 4‑19　左肺下叶肿块(肺窗)横断位 CT、PET/CT 融合连续层面图像

假瘤发生率的 1%。男性发病率高于女性,病程长短不一,从数天到数年不等。呼吸道症状是这类患者的主要症状表现,大部分患者有咳嗽、咳痰、痰中带血、咯血、胸痛等,但咯血量较少。由于炎症的被包围和局限化,以及延迟吸收,常形成假性肿瘤。炎性假瘤的本质是炎性肉芽肿和各种非特异性慢性纤维化,进而局限为瘤样肿块,临床称之为炎性假瘤。虽然该病属于良性病变,但仍然有向肉瘤转变的可能。

　　肺炎性假瘤的主要影像学表现如下:① 大多数病灶位于肺下叶边缘部。② 病灶多为单发,多表现为胸膜下的类圆形团块影,部分病灶可与胸膜相连。③ 病灶边界多不清晰,周围多有斑片状渗出灶,通常无分叶征象,少数可有浅分叶,可出现长毛刺,边缘可有特征性的"桃尖征",即肿块的边缘形似"桃尖"

样改变,其病理基础是病灶包膜与周围组织粘连或受邻近结缔组织牵引时形成的突起;该征象在 CT 诊断上具有一定的价值,但出现的概率并不高。④ 病灶密度多不均匀,部分病灶内可见空洞形成,其内可见气液平面,多数病灶内可见低密度区域,主要为坏死组织形成的脓肿或脓腔。⑤ 病灶内通常可见支气管充气征,亦可见肺动脉穿行于病灶内。⑥ 多数病灶邻近胸膜可见增厚、牵拉,可有胸腔积液。⑦ 增强扫描病灶多为边缘强化,其内低密度区不强化,边缘强化区域病理上提示为血供丰富的炎性肉芽组织。⑧ 肺炎性假瘤可合并纵隔淋巴结肿大。

结节病

【简要病史】

患者男性,51 岁,1 个月前在无明显诱因下出现胸痛,无咳嗽、咳痰,无头晕、头痛等不适。患者自发病来,神清,精神可,饮食可,睡眠可,二便无殊,体重未见明显变化。

患者既往从事水泥相关工作,有大量粉尘吸入史。

【实验室检查】

肿瘤标志物:SCCA、CA19 - 9、CA12 - 5、CEA、CYFRA21 - 1、NSE 均为阴性。

【其他影像学检查】

(1)超声:双侧锁骨上淋巴结肿大。

(2)CT:见两肺门及纵隔间多发肿大淋巴结,两肺多发粟粒状小结节。

【PET/CT 图像表现】

最上纵隔、右前上气管旁、气管前腔静脉后、主动脉弓旁、主肺动脉窗、隆突下、下段食管旁及两肺门多发淋巴结肿大,^{18}F - FDG 代谢增高,SUV_{max} = 4.9~16.4(见图 4 - 20,箭头所示),两上肺见可疑磨玻璃样小结节。

【组织病理学】

超声支气管镜(EBUS)淋巴结活检术,穿刺 7/4R 组淋巴结组织,病理学结果如下:

(1)(第 4R 组淋巴结穿刺)细胞块:见少量淋巴细胞、类上皮细胞、组织细胞,可疑肉芽肿性病变。

(2)(第 7 组淋巴结穿刺)细胞块:见少量淋巴细胞、类上皮细胞、组织细胞,可疑肉芽肿性病变,诊断为结节病。

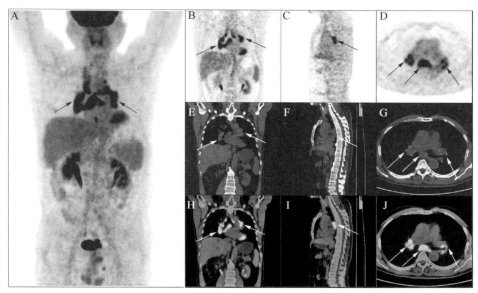

A—全身 PET MIP 图像；B～D—纵隔及两侧肺门多发淋巴结冠状位、矢状位、横断位 PET 图像；E～G—纵隔及两侧肺门多发淋巴结冠状位、矢状位、横断位 CT 图像；H～J—纵隔及两侧肺门多发淋巴结冠状位、矢状位、横断位 PET/CT 融合图像。

图 4-20　结节病的 PET/CT 图像

【点评】

　　结节病（sarcoidosis）是一种病因不明的系统性疾病，特征为非干酪样坏死性肉芽肿的形成。该病可发生于全身各器官，最常见于肺和淋巴系统，其次为眼和皮肤，少数累及肝、心脏、神经系统、泪腺、关节和肾脏。好发于女性，约70%患者为 25～45 岁的女性。结节病的临床表现差异较大，因病程、受累器官范围、疾病程度而异，50%的患者无明显症状。绝大多数患者起病隐匿，早期症状较轻，表现为轻微干咳、胸闷不适，偶有胸痛、咯血，可伴有发热、疲乏不适、体重减轻等全身症状。晚期由于肺纤维化，可表现为气急、气短及呼吸困难，部分患者可出现湿啰音及捻发音。肺动脉高压、气胸在晚期患者中也特别常见。

　　结节病在 CT 上的典型表现为双侧肺门对称性淋巴结肿大，边界清晰，密度均匀，部分患者以右侧肺门淋巴结肿大为主，可合并纵隔淋巴结肿大，常见于主动脉弓旁、隆突下、气管前腔静脉后间隙。肺门或纵隔淋巴结钙化也是肺结节病的典型征象。钙化倾向于双侧，而结核往往是单侧。因此，当双侧肺门及纵隔出现结节样钙化时，结节病的可能性大于结核。结节病累及肺内时，

CT上多表现为双肺弥漫性小结节影、片状实变影和斑片状磨玻璃影。磨玻璃影通常在弥漫性微小结节的基础上出现,以小叶分布为主,双肺各叶均可见,治疗后易吸收,若病情进展可发展成肺间质纤维化或蜂窝肺。"空气潴留"也是肺结节病的常见征象。此外,少数肺结节病患者可出现肺纤维化。

第 5 章
消化系统

李　楠　孙玉云　宋少莉　徐俊彦　马　光

胡四龙　郑营营　乔　莹　杨梓怡

食管癌

【简要病史】

患者男,69 岁,因进食梗阻就诊。

外院胃镜:食道距门齿 20 cm 处见环周 1/3 黏膜不规则增生、糜烂,组织脆,管腔狭窄,无法扩张通过;食管癌可能(距门齿 20 cm),鳞状上皮高级别上皮内瘤变(局灶区原位癌)。

【实验室检查】

无殊。

【其他影像学检查】

造影:食管上胸段管腔狭窄,见不规则充盈缺损影,范围约为 4.3 cm,表面不规则,黏膜破坏、中断,钡剂通过受阻。

【PET/CT 图像表现】

T4～T5 水平食管中上段管壁增厚(见图 5-1,黑色及白色箭头所示),^{18}F-FDG 代谢异常增高,$SUV_{max}=9.9$,浓聚灶约为 5.1 cm;右侧锁骨区、左侧气管食管沟淋巴结肿大(见图 5-1,红色箭头所示),^{18}F-FDG 代谢异常增高,$SUV_{max}=8.9$。主要病灶的横断位 CT、PET/CT 融合连续层面图像如图 5-2 所示。

【组织病理学】

本院病理科会诊:(距门齿 20 cm,活检)鳞状细胞癌。

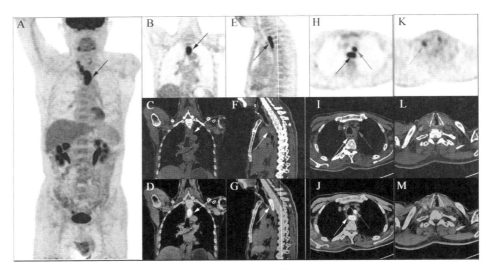

A—全身 PET MIP 图像；B～D—食管原发灶冠状位 PET 图像、CT 图像和 PET/CT 融合图像；E～G—食管原发灶矢状位 PET 图像、CT 图像和 PET/CT 融合图像；H～J—食管原发灶及左侧气管食管沟淋巴结（红色箭头所示）横断位 PET 图像、CT 图像和 PET/CT 融合图像；K～M—右侧锁骨区淋巴结（蓝色箭头所示）横断位 PET 图像、CT 图像和 PET/CT 融合图像。

图 5 - 1　食管癌及转移淋巴结的 PET/CT 图像

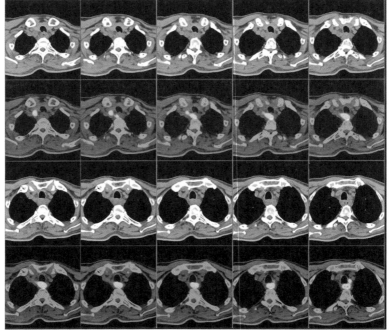

图 5 - 2　食管癌及转移淋巴结横断位 CT、PET/CT 融合连续层面图像

【点评】

食管癌(carcinoma of the esophagus)是原发于食管上皮的恶性肿瘤,临床上以进行性吞咽困难为典型症状。食管癌的发生与患者的生活条件、饮食习惯、食物中的致癌物及遗传易感性等有关。食管癌的病变部位以中段居多,下段次之,上段最少。我国 90％的食管癌为鳞状细胞癌,少数为腺癌,后者与巴雷特食管(Barrett esophagus)恶变有关。早期食管癌的临床症状不明显,易被忽略,中晚期症状通常为进行性吞咽困难、食管反流、咽下疼痛等。

胃镜检查是诊断食管癌的首选方法,诊断时需要与贲门失弛缓症、胃食管反流病、食管良性狭窄等疾病相鉴别。本例患者胃镜及病理学检查结果明确,同时根据病史及 PET/CT 检查,最终诊断为食管癌。

胃癌

【简要病史】

患者男性,55 岁,上腹部不适,加重 2 个月。外院胃镜提示胃窦胃角占位,活检病理提示胃窦胃角腺癌。

【实验室检查】

(1) 肿瘤标志物:CA19 - 9 481.00 U/mL;CA12 - 5 296.00 U/mL;CA72 - 4 31.80 U/mL;CA50 222.20 IU/mL;CA24 - 2 ＞200.00 U/mL;AFP、CEA、CA15 - 3 均为阴性。

(2) 血常规及肝、肾功能正常。

【其他影像学检查】

外院 CT 提示胃窦部胃壁不规则增厚,考虑为恶性肿瘤,周围多发肿大淋巴结。

【PET/CT 图像表现】

胃体及胃窦部胃壁增厚(见图 5 - 3,箭头所示),^{18}F - FDG 代谢异常增高,$SUV_{max}=7.8$;左锁骨上、右侧横膈前组、肝胃间隙、胃周、肝门、胰头区、胰腺后方、腹主动脉旁多发淋巴结肿大,^{18}F - FDG 代谢异常增高,$SUV_{max}=11.8$;肝包膜、大网膜、肠系膜增厚伴结节,大者位于大网膜,直径约为 2.9 cm,^{18}F - FDG 代谢增高,$SUV_{max}=8.8$。两肺多发小结节影,大者直径 0.7 cm,^{18}F - FDG 代谢略增高,$SUV_{max}=3.0$。

【组织病理学】

胃窦胃角部腺癌,Lauren 分型:混合型。

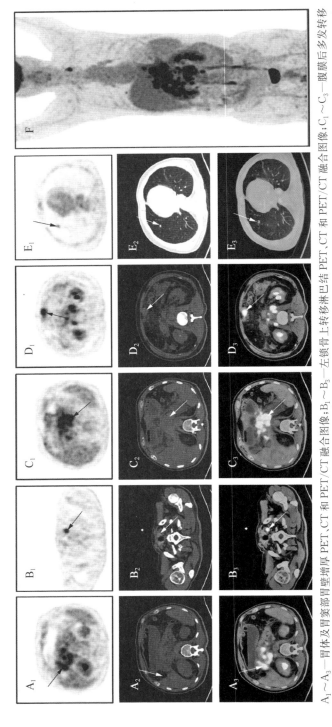

图 5-3 胃癌及其全身转移的 PET/CT 图像

A₁～A₃—胃体及胃窦部胃壁增厚 PET、CT 和 PET/CT 融合图像；B₁～B₃—左锁骨上移淋巴结 PET、CT 和 PET/CT 融合图像；C₁～C₃—腹膜后多发转移 PET、CT 和 PET/CT 融合图像；D₁～D₃—肝包膜、肠系膜及大网膜转移 PET、CT 和 PET/CT 融合图像；E₁～E₃—两肺多发小结节 PET、CT 和 PET/CT 融合图像；F—全身 PET MIP 图像。

【点评】

胃癌多发生于胃窦部,较少发生于胃底及胃体。典型影像学表现为局部肿块、局限性胃壁增厚、腔内溃疡、邻近胃黏膜走行紊乱,增强扫描胃壁不均匀强化,密度不均;发生于胃窦部者常导致梗阻性胃腔扩张,沿胃壁弥漫生长的浸润性胃癌则使胃腔狭窄,胃癌直接侵犯周围组织的可能性较大。

在^{18}F-FDG PET/CT 显像中,胃部低分化腺癌及印戒细胞癌病灶^{18}F-FDG 代谢较低,部分与正常胃壁相仿,但局部胃壁大部分有局限性增厚,且低张充盈后扩张度差,形态未见明显改变,肝、胃间隙及网膜囊常可见肿大淋巴结,肾门下淋巴结肿大较胃淋巴瘤少见;若合并淋巴结转移或远处转移,转移灶^{18}F-FDG 代谢可较原发灶高,对极早期黏膜下胃癌,^{18}F-FDG PET/CT 可能漏诊,应结合胃镜检查。

胃肠道间质瘤

【简要病史】

患者女性,55 岁,腹部不适 10 月余。

【实验室检查】

(1) 肿瘤标志物:CA19-9、CA72-4、CA50、CA24-2、AFP、CEA 均为阴性。

(2) 血常规及肝、肾功能未见明显异常。

【其他影像学检查】

(1) 超声内镜:食管、胃底无静脉曲张;胃体上部前壁膨隆,表面黏膜光滑;胃窦轻度充血。

(2) 超声探查:肝、胃间隙可探及一类圆形低回声占位,大小约为 9.5 cm×9.7 cm,内部回声不均匀,血流信号不丰富,病变边界清晰,包膜完整,与胃壁分界清晰;弹性成像质地硬,SR=68.66。综合考虑肝、胃间隙占位,间叶肿瘤可能。

(3) CT:肝、胃、胰间隙肿块影,边界清,增强后不均匀强化,大小约为 9.8 cm×9.4 cm,与胰腺及胃分界欠清。首先考虑胃来源间质瘤可能,胰腺来源实性假乳头状瘤待排。

【PET/CT 图像表现】

肝、胃间隙软组织肿块(见图 5-4,箭头所示),大小约为 8.2 cm×7.2 cm×

7.8 cm,与小弯胃壁分界不清,^{18}F - FDG 代谢不均匀性增高,SUV_{max} = 2.7。

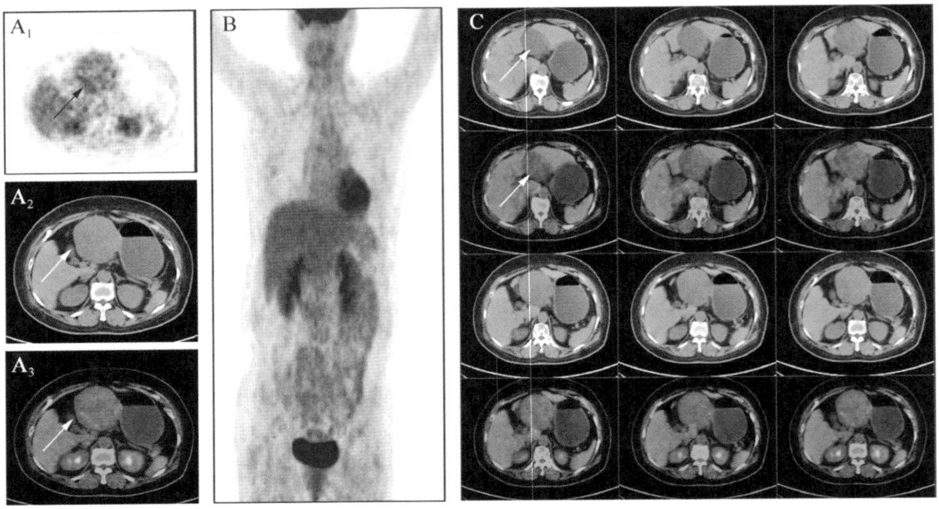

$A_1 \sim A_3$—胃肠道间质瘤 PET、CT 和 PET/CT 融合图像;B—全身 PET MIP 图像;C—胃肠道间质瘤连续层面图像(第 1 和第 3 排 CT 图像,第 2 和第 4 排 PET/CT 融合图像)。

图 5 - 4 胃肠道间质瘤的 PET/CT 图像

【组织病理学】

空心针穿刺活检病理学结果:胃肠道间质瘤(gastrointestinal stromal tumor,GIST)。

免疫组化结果:CD117(+),CD34(+),DOG - 1(+),SDHB(+),Ki - 67(+,5%)。

【点评】

胃肠道间质瘤(GIST)是最常见的胃肠道间叶性肿瘤,约占全部胃肠道间叶性肿瘤的 80%,发生于胃肠道固有肌层,该病的特点是免疫组化 CD117(KIT)染色阳性,具有腔外生长的倾向。该病可分为良性、潜在恶性和恶性。良性病灶一般表现为胃边界清晰、密度均匀,与邻近脏器界限清晰,^{18}F - FDG PET/CT 显像一般无 ^{18}F - FDG 代谢增高。潜在恶性病灶一般大小不等,密度不均,可见坏死、囊变区,不均匀性 ^{18}F - FDG 代谢增高。恶性病灶一般大小不等,密度不均,可见坏死、囊变、出血,与周围脏器分界不清,或可直接侵犯邻近脏器,^{18}F - FDG 代谢均匀或不均匀性增高。胃肠道间质瘤转移以血行转移多见,肝脏和腹膜是 GIST 的常见转移部位。

胃神经内分泌癌

【简要病史】

患者男性,64 岁,中上腹疼痛伴黑便 1 月余。

【实验室检查】

肿瘤标志物: CEA 5.37 U/mL;AFP、CA19 - 9、CA12 - 5、PSA、FERR 均为阴性。

【其他影像学检查】

无。

【PET/CT 图像表现】

贲门、胃底壁明显增厚(见图 5 - 5,箭头所示),^{18}F - FDG 代谢异常增高,$SUV_{max}=8.0$;肝脏多发囊性低密度灶(肝囊肿);腹膜后、两侧髂血管旁及腹股沟未见淋巴结肿大及 ^{18}F - FDG 代谢增高灶。

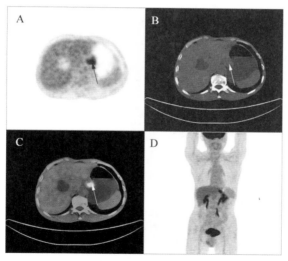

A—横断位 PET 图像;B—横断位 CT 图像;C—横断位 PET/CT 融合图像;D—全身 PET MIP 图像。

图 5 - 5　胃神经内分泌癌的 PET/CT 图像

【组织病理学】

全胃切除,肿瘤位于贲门,结合 HE 形态及免疫组化结果,考虑为小细胞神经内分泌癌。

免疫组化结果：AE1/AE3(部分＋),CD56(＋),Syn(＋),CgA(－),LCA(－),Ki-67(＋,70％)。

【点评】

神经内分泌肿瘤(neuroendocrine neoplasm，NEN)是一类起源于干细胞且具有神经内分泌标志物、能够产生生物活性胺和(或)多肽激素的肿瘤。胃神经内分泌癌是比较少见的胃肠道恶性肿瘤，占胃肠道恶性肿瘤的$0.4\%\sim0.5\%$,起源于消化道鞍前体脱羧系统细胞肠嗜铬细胞,具有分泌生物活性多肽类激素和神经介质的功能。临床表现包括肿块、内分泌表现和恶性肿瘤转移征象三个方面。对于分化好的 NEN 生长抑素受体,显像敏感性较高,低分化的 NEN(NET G3 或 NEC)[18]F-FDG PET/CT 显像较敏感,常表现为[18]F-FDG 高代谢。

同时性多原发大肠癌

【简要病史】

患者男性,68 岁。中下腹痛半年,无排便习惯改变和大便性状变化,无腹胀、恶心、呕吐及便血。未予处理。1 个月前中下腹疼痛加重至外院就诊。

肠镜提示：结肠占位及多发息肉。病理提示：① 升结肠：中分化腺癌。② 脾曲：管状腺瘤。③ 距肛缘 30 cm、10 cm：高级别上皮内瘤变Ⅲ级。④ 距肛缘 25 cm：黏膜内乳头状腺癌。否认肿瘤家族史。

【实验室检查】

肿瘤标志物：CA19-9 52.40 U/mL；CEA 16.40 ng/mL；CA12-5、CA72-4、CA50、CA24-2、AFP 均为阴性。

【其他影像学检查】

腹部 CT：肝内多发低密度病变。

【PET/CT 图像表现】

升结肠近肝曲肠壁增厚伴肠腔狭窄,肠周脂肪间隙模糊,[18]F-FDG 代谢异常增高,$SUV_{max}=14.8$;升结肠系膜内见多发小淋巴结,未见[18]F-FDG 代谢异常(见图 5-6,箭头所示);乙状结肠及直肠肠腔内多发软组织结节影,[18]F-FDG 代谢异常增高(见图 5-7,箭头所示),$SUV_{max}=43.9$,肠周脂肪间隙清晰,未见明显肿大淋巴结;肝左叶内侧段稍低密度占位,大小约为 3.7 cm×3.0 cm,[18]F-FDG 代谢异常增高,$SUV_{max}=14.2$。

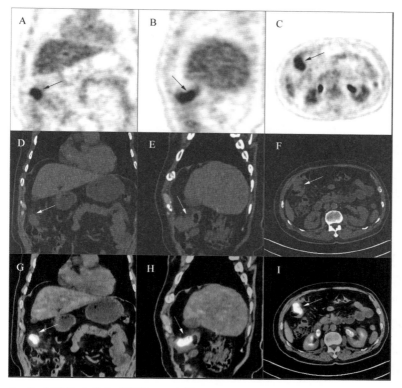

A～C—冠状位、矢状位、横断位 PET 图像；D～F—冠状位、矢状位、横断位 CT 图像；
G～I—冠状位、矢状位、横断位 PET/CT 图像。

图 5-6　同时性多原发大肠癌的腹部 PET/CT 图像

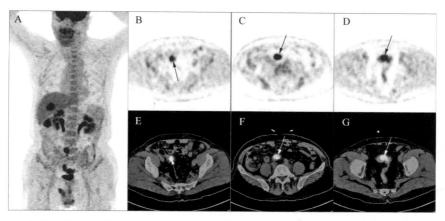

A—全身 PET MIP 图像；B～D—横断位 PET 图像，示结肠多发 ^{18}F-FDG 代谢增高灶（箭头）；
E～G—横断位 PET/CT 融合图像。

图 5-7　同时性多原发大肠癌的骨盆处 PET/CT 图像

【组织病理学】

本院行大肠次全切除术和肝脏部分切除术,结肠病灶位于肝曲,大小为5 cm×5 cm,溃疡型,侵犯浆膜外,系膜内有散在肿大淋巴结。降乙结肠交界处病灶大小为2 cm×2 cm,隆起溃疡型,该病灶以下至直肠腹膜反折下1 cm处见5枚1.5~2 cm隆起型病灶。

病理学结果:①(升结肠)溃疡型腺癌,4.5 cm×2.9 cm×1.8 cm,中-低分化,浸润至浆膜下层,淋巴结(1/22)转移。②(乙状结肠)息肉隆起型腺癌(发生于管状绒毛状腺瘤基础上),1.3 cm×1.3 cm×0.5 cm,高分化,浸润至黏膜下层,未见淋巴结(0/8)转移。③肝中叶腺癌,HE形态可符合肠癌转移,肿瘤大小为3.2 cm×2.5 cm×2 cm。石蜡组织中未检测到结直肠癌相关重点基因 KRAS、NRAS、BRAF 基因突变,微卫星稳定。检测到 PIK3CA、TP53、APC 突变。

【点评】

多原发大肠癌(multiple primary colorectal carcinoma,MPCC)的发病率呈逐年上升趋势,国内外大多报道 MPCC 占散发性结直肠癌的 1.5%~10%,其中同时性多原发肠癌发生率为 0.4%~8.0%。MPCC 好发于老年男性,可发生在结直肠的任何部位。一项 Meta 分析(荟萃分析)表明,同时性多原发大肠癌的发生部位最常见于直肠,约为 30.9%,其次分别为乙状结肠(19.9%)、升结肠(11.8%)和横结肠(9.1%)等[2]。MPCC 的发病机理与结直肠腺瘤之间有密切关系,约 1/2 由结直肠腺瘤发展而来,同时性多原发大肠癌往往与错配修复基因(mismatch repair,MMR)突变有关。MPCC 与单原发大肠癌的治疗方式和预后不同,同时性多原发大肠癌的治疗以手术为主,术前明确病灶部位对确定手术范围有重要的意义,这也是 PET/CT 的价值所在。部分同时性多原发大肠癌患者在治疗前接受肠镜检查时,因近端肿瘤较大,而肠腔狭窄,无法继续进镜,难以判断远端结肠是否还存在肿瘤。此时 PET/CT 的介入有助于帮助判断受累的肠段,决定手术切除范围,降低初诊漏诊率,因此具有重要的临床意义。

结肠腺神经内分泌癌

【简要病史】

患者女性,54 岁。2 个月前在无明显诱因下出现右下腹隐痛,无恶心、呕吐及胃寒、高热,无黑便及血便。未经治疗及检查,后症状反复发作。肠镜提示横结肠肿块,病理示腺癌。

【实验室检查】

（1）血常规：白细胞计数 $3.2\times10^9/L$；淋巴细胞比例 34.8%；中性粒细胞比例 56.5%；红细胞计数 $4.17\times10^{12}/L$；血红蛋白 117 g/L；血小板计数 $208\times10^9/L$。

（2）肿瘤标志物：CA19 - 9、CA12 - 5、CA72 - 4、CA50、CA24 - 2、AFP、CEA 均为阴性。

【其他影像学检查】

上腹部增强 MRI：升结肠占位伴肠套叠可能；肝脏多发囊性小结节，囊肿可能；胆囊结石；附见右肺多发小结节，请结合胸部 CT 检查。

【PET/CT 图像表现】

结肠肝曲局部软组织密度肿块，^{18}F - FDG 代谢异常增高，$SUV_{max}=7.9$，邻近肠壁环形增宽，呈轮辐样改变，肠周数枚结节，大者直径约为 1.8 cm，^{18}F - FDG 代谢略增高，$SUV_{max}=2.6$（见图 5 - 8，箭头所示）；两肺多发大小不等结

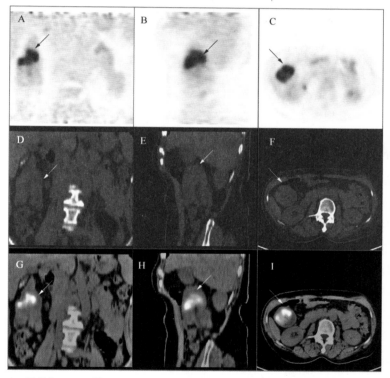

A—冠状位 PET 图像；B—矢状位 PET 图像；C—横断位 PET 图像；D—冠状位 CT 图像；E—矢状位 CT 图像；F—横断位 CT 图像；G—冠状位 PET/CT 融合图像；H—矢状位 PET/CT 融合图像；I—横断位 PET/CT 融合图像。

图 5 - 8　结肠腺神经内分泌癌的 PET/CT 图像

节,大者直径约为 1.0 cm,^{18}F - FDG 代谢轻度增高,$SUV_{max}=0.6\sim1.0$(见图 5 - 9,箭头所示)。

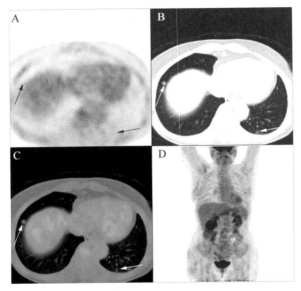

A—横断位 PET 图像;B—横断位 CT 图像,可见肺转移结节(箭头所示);C—横断位 PET/CT 融合图像;D—全身 PET MIP 图像。

图 5 - 9　结肠腺神经内分泌癌肺转移的 PET/CT 图像

【组织病理学】

手术所见:肿瘤位于结肠肝曲,大小约为 5 cm×4 cm,隆起型,浸润至浆膜外。

病理学结果:(升结肠)混合性腺神经内分泌癌,高-中分化(腺癌成分),低分化(神经内分泌癌,G3),浸润肠壁全层;淋巴结(0/19)未见癌转移。

免疫组化结果:

(1) 内分泌癌成分:Syn(+),CgA(+),CD56(−),AE1/AE3(−),EMA(−),CAM5.2(−),CD3(−),C - Myc(+),CD43(−),MPO(−),VS38C(+),CD138(−),CD38(−),CD79α(−),TTF - 1(−),Vimentin(−),Ki - 67(+,90%)。

(2) 腺癌成分:CDX2(+),CK20(+),P21(+),P53(+),CD44(+),HER - 2(−),COX2(+),E - Cad(+),Ki - 67(+,70%),hMLH1(3+),hMSH6(3+),PMS2(3+),EGFR(+/−),Bcl2(−),MDR(−),TOPO(+),

GST（＋），hMSH2（3＋）。

【临床随访】

术后 mFOLFOX6 方案（5－FU＋亚叶酸钙＋奥沙利铂）化疗。半年后复查，CT 提示两肺多发结节较前增大、增多；因病灶进展，证实两肺病灶为肺转移。

【点评】

神经内分泌肿瘤是起源于肽能神经元和神经内分泌细胞的异质性肿瘤，最常见于胃、肠、胰。根据 2010 年版 WHO 的分类标准，NET 可分为神经内分泌瘤、神经内分泌癌、混合性腺神经内分泌癌（mixed adenoneuroendocrine carcinoma，MANEC）。MANEC 定义为同时具有腺管形成的经典型腺癌和神经内分泌肿瘤形态特点的上皮性肿瘤，且两种成分各占 30％ 以上。MANEC 非常罕见，结直肠 MANEC 的发病率低，仅占所有结直肠肿瘤的 3％～9.6％，病理上需要结合免疫组化 Syn 和 CgA 方能确诊。大多数 MANEC 属于无功能性，少数病例会因出现生长抑素、促肾上腺皮质激素、血管活性肠肽等激素的异常分泌而出现相应的激素症状。MANEC 临床表现不特异，与普通腺癌有类似的临床症状，但就诊时多为晚期，将近半数患者已出现区域或远处淋巴结转移，转移灶多表现为神经内分泌成分，出现于淋巴结或肝组织中。

从本例病例来看，其腺癌成分分化较好，而神经内分泌癌成分为低分化，故后者更容易发生淋巴结及远处转移，而其 PET/CT 表现同样缺乏特异性，与普通腺癌有类似的影像学表现，^{18}F－FDG 均为高代谢。由于该病例伴有神经内分泌肿瘤成分，生长抑素类似物 PET/CT 显像有助于鉴别肿瘤成分以及转移灶来源，并确定生长抑素受体的表达情况，以指导生长抑素的应用。目前有效的治疗主要是手术，联合放、化疗可提高患者的生存率。

直肠癌新辅助放、化疗

【简要病史】

患者男性，43 岁。大便带血 2 周，无排便困难、腹胀等不适，外院肠镜提示距肛门 8 cm 肿块影，大小为 2 cm×2.1 cm，表面不平，病理提示（直肠）管状腺癌。本院给予同步放、化疗，放疗靶区为直肠病灶、盆腔淋巴引流区和腹膜后淋巴结转移区，剂量为 50 Gy/25 Fx，同期 XELIRI 化疗 3 程（伊立替康＋卡培他滨）。

【实验室检查】

无。

【其他影像学检查】

（1）治疗前盆腔增强 MRI：腹膜返折下距肛门约 5.8 cm 处直肠恶性肿瘤，请结合临床及肠镜。T(3b)，N(2b)，MRF(＋)，EMVI(＋)。右侧髂血管旁肿大淋巴结。

（2）治疗后盆腔增强 MRI：腹膜返折下距肛门约 5.8 cm 处直肠恶性肿瘤，较前退缩，请结合临床及肠镜。T(3a)，N(2a)，MRF(－)，EMVI(＋)。右侧髂血管旁肿大淋巴结，较前略缩小。盆腔少量积液。

【PET/CT 图像表现】

直肠上段肠壁增厚，较治疗前明显好转，^{18}F - FDG 代谢基本趋于正常，SUV_{max}＝2.5（治疗前为 10.9）；肠周脂肪间隙较前清晰，淋巴结较前缩小，^{18}F - FDG 代谢分布趋于正常；骶前、两侧髂血管旁淋巴结较前缩小，最大者约为 2.3 cm×1.4 cm（治疗前为 2.8 cm×1.3 cm），^{18}F - FDG 代谢较前降低，SUV_{max}＝4.3（原为 11.4），肿瘤活性受抑（见图 5 - 10，箭头所示）。

【组织病理学】

手术所见：肿瘤位于腹膜返折下 2 cm 水平，呈放疗后退缩浅瘢痕，大小为 1 cm×1 cm，未浸润至浆膜外，肠周可见数枚可疑肿大淋巴结，右侧髂血管旁可见两枚肿大淋巴结，呈放、化疗后退缩表现；腹腔广泛粘连，腹腔镜下松解粘连后探查肝脏表面，未见明显转移灶，腹盆腔未见明显转移种植结节，腹水阴性。遂行腹腔镜下低位直肠前切除术、横结肠造瘘术、腹主动脉旁淋巴结清扫术和双侧盆腔淋巴结清扫术。

病理学结果：（直肠）肿块不明显，病灶位于黏膜下层，肌层及浆膜下见少量腺癌，符合治疗后改变，高分化，浸润至浆膜下层。肿瘤退缩分级（tumor regression grade，TRG）：1 分。脉管内癌栓：（＋）；神经侵犯：（－）。淋巴结（7/20）见癌转移。

【点评】

术前新辅助放、化疗目前已成为局部进展期直肠癌（locally advanced rectal cancer，LARC）的标准治疗方案，不仅有助于肿瘤体积缩小及降期，增加手术切除率，还可降低局部复发的风险。接受该治疗后，约有 20％的患者可获得病理完全缓解（pCR），这部分患者具有更好的局部控制率和更长的无病生存期。

准确预测肿瘤的 pCR，尤其是治疗过程中的早期评价，有助于优化手术方案，修改放、化疗方案以及预测预后。PET/CT 是 LARC 新辅助放、化疗后疗效及预后的重要预测因子。目前，鉴别新辅助放、化疗是否有效的金标准是通

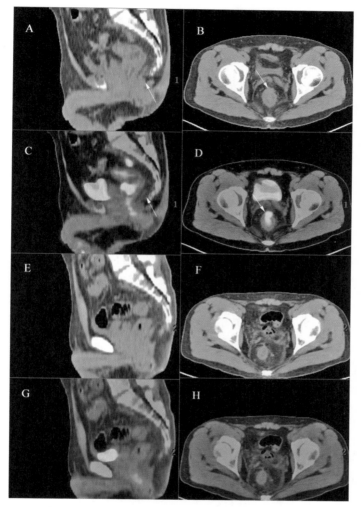

A～D—直肠癌新辅助放、化疗前 CT 和 PET/CT 融合图像;E～H—直肠癌
新辅助放、化疗后 CT 和 PET/CT 融合图像。

图 5-10 直肠癌新辅助放、化疗前后的 PET/CT 图像

过术后组织病理学测量残留肿瘤细胞的多少,即肿瘤退缩分级。肿瘤滞留指
数(retention index,RI),即 SUV_{max} 降低的比例,是判断肿瘤缓解与否的早期
预测指标,平均诊断灵敏度及特异性分别为 82% 和 85%。本院开展前瞻性研
究,纳入各项代谢参数,最终结果显示新辅助放化疗后 4～6 周与基线 PET/
CT 的 ΔMTV(肿瘤代谢体积)和 ΔTLG(病灶糖酵解总量)对判别肿瘤病理缓
解与否具有最高的诊断准确性,并且认为这两种参数所反映的是整体的肿瘤

负荷,相比于 RI 更为可靠。应选择放疗开始 2 周内或放疗结束 2 周后进行 PET/CT 显像,以避免肠炎对疗效判断的干扰。

在个体化治疗的时代,PET/CT 可以早期评价新辅助放、化疗的疗效,提前发现疗效不佳的患者,修改其治疗方案,以期在降低副反应发生的前提下,达到最佳的肿瘤治疗效果。

胃肠道间质瘤复发

【简要病史】

患者男性,68 岁,13 年前行腹会阴联合切除术,病理提示直肠间质瘤。术后未行辅助治疗。3 个月前因前列腺增生行经尿道前列腺切除术(TURP),后因乙状结肠穿孔行横结肠造瘘术。目前骶尾部疼痛伴阴茎水肿。

【实验室检查】

血常规:白细胞计数 $4.0×10^9/L$;淋巴细胞比例 27.9%;中性粒细胞比例 60.5%;红细胞计数 $4.41×10^{12}/L$;血红蛋白 142 g/L;血小板计数 $87×10^9/L$。

【其他影像学检查】

(1) 盆腔增强 MRI:直肠术后,骶前软组织影增厚,右侧盆底囊性灶,无明显强化;左下腹壁切口疝;L5 椎体多发异常信号结节,骶骨信号不均,请结合专项检查。

(2) 上腹部增强 MRI:双肾囊肿。

【PET/CT 图像表现】

骶前软组织肿块(见图 5 - 11,箭头所示),约为 7.8 cm×6.0 cm,与邻近肠壁、右盆壁及会阴分界不清,^{18}F - FDG 代谢异常增高,$SUV_{max}=14.6$,左侧输尿管扩张、积水;左下腹造瘘口及余肠道各段见少量生理性 ^{18}F - FDG 代谢。

【组织病理学】

病理学结果:(骶前占位,穿刺)胃肠道间质瘤(GIST)。

免疫组化结果:CD117(+),DOG - 1 - OPT(+)。

分子病理:① KIT EXON11 突变类型:c.1679T>A;② 氨基酸改变:p.V560D。结论:KIT 基因第 11 外显子呈突变型。

【点评】

胃肠道间质瘤(GIST)常见于胃和小肠,直肠是第三常见的部位。直肠 GIST 好发于直肠下段,通常起源于黏膜下层或肌层,常向腔外膨胀性生长。多个临床研究发现,直肠 GIST 更容易发生局部复发。病理上,免疫组化

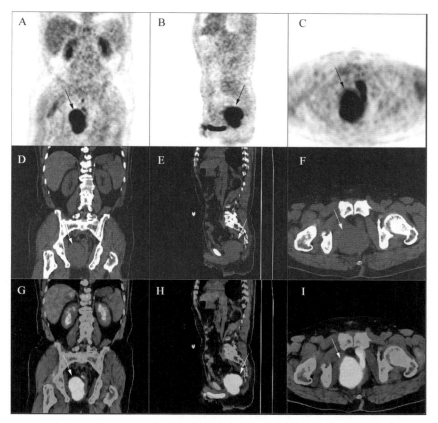

A—冠状位 PET 图像；B—矢状位 PET 图像；C—横断位 PET 图像；D—冠状位 CT 图像；E—矢状位 CT 图像；F—横断位 CT 图像；G—冠状位 PET/CT 融合图像；H—矢状位 PET/CT 融合图像；I—横断位 PET/CT 融合图像。

图 5 - 11　直肠 GIST 复发的 PET/CT 图像

CD117、DOG - 1 强阳性是 GIST 的特征性表现。直肠 GIST 以 KIT 外显子 11 突变为常见，外显子 9 突变和 KIT/PDGFRA 野生型均可见于直肠 GIST，但 PDGFRA 突变极少发生于直肠 GIST。2017 年一项日本的报道显示，直肠 GIST 高危比例为 45%，且高危患者术后局部复发率高达 30.4%，即使低危患者复发率也有 25%[3]。

　　直肠 GIST 术后根据肿瘤恶性危险程度决定是否进行术后伊马替尼靶向治疗。由于伊马替尼治疗与化疗不同，在治疗有效情况下，病灶体积可能不发生明显缩小，有些反而有增大伴囊变，故常规影像学检查在评估疗效上有一定困难。而 PET/CT 在早期评估伊马替尼疗效方面已得到广泛的认可。由于 GIST 常伴有囊变出血，当 CT 对瘤内成分难以鉴别时，PET/CT 可帮助判别，瘤内出血或囊变表现为无^{18}F－FDG 代谢。在复发病例中，PET/CT 的价值在于对局部病灶的定性，以及判别是否存在远处转移灶，不但有助于进一步治疗策略的确定，还能指导活性部位进行穿刺定性。

肛管腺癌

【简要病史】

患者男性，62 岁，肛痛 1 个月，伴尿频、尿急、尿痛，无发热，无便血、黑便及排便习惯改变。

【实验室检查】

肿瘤标志物：CA72－4＞300.00 U/mL；CEA 39.28 ng/mL；TPSA、FPSA、CA19－9、CA12－5、CA50、CA24－2、AFP 均为阴性。

【其他影像学检查】

（1）盆腔增强 MRI：前列腺占位，考虑恶性病变伴右侧精囊腺及右侧盆壁受侵，盆腔及右侧腹股沟多发淋巴结转移。

（2）上腹部增强 MRI：肝脏多发转移可能；胰头部异常信号灶，十二指肠憩室，考虑良性可能；双肾多发囊肿。

【PET/CT 图像分析】

肛管管壁增厚，前缘^{18}F－FDG 代谢异常增高，$SUV_{max}=12.0$（见图 5－12，箭头所示）；盆腔右侧壁不规则混杂密度肿块影，与前列腺、右侧精囊腺分界不清，内见点状钙化灶，^{18}F－FDG 代谢异常增高，$SUV_{max}=9.6$；直肠系膜、右侧髂血管旁、腹股沟多发肿大淋巴结，部分融合，^{18}F－FDG 代谢异常增高，$SUV_{max}=10.4$；腹膜后、左侧髂血管旁及腹股沟未见明显肿大淋巴结；肝脏多个大小不等低密度影，大者约为 10.1 cm×8.8 cm，呈环状^{18}F－FDG 代谢异常增高，$SUV_{max}=10.8$，中央^{18}F－FDG 代谢缺损（见图 5－13，箭头所示）。

【组织病理学】

肠镜：直肠距肛门 3 cm 至肛管见 1/4 周不规则新生物伴溃疡；直肠距肛门 5 cm 见 1.5 cm 黏膜下隆起结节；（肛门，活检）低分化癌，结合 HE 形态及免疫组化结果，符合肠型腺癌，部分癌细胞表达神经内分泌相关标志物。

免疫组化结果：AE1/AE3（＋），CK20（＋），CDX2（部分＋），Syn（少＋），CgA（－），CK7（－），ERG（－），GCDFP15（－），HMB45（－），P40（－），p504s（－），P63（－），PSA（－）。

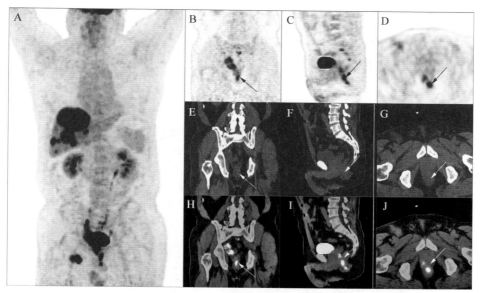

A—全身 PET MIP 图像；B—冠状位 PET 图像；C—矢状位 PET 图像；D—横断位 PET 图像；E—冠状位 CT 图像；F—矢状位 CT 图像；G—横断位 CT 图像；H—冠状位 PET/CT 融合图像；I—矢状位 PET/CT 融合图像；J—横断位 PET/CT 融合图像。

图 5 - 12　肛管腺癌的 PET/CT 图像

【点评】

肛管癌仅占所有结直肠癌的 1%～2%，大约 75% 为鳞癌，仅 20% 为腺癌。肛管腺癌非常罕见，起源于肛管上皮，包括黏膜表面、肛门腺和瘘管，预后比肛管鳞癌差。对于肛管腺癌的文献报道，大部分为病例报道，其余则是回顾性的观察性研究，缺乏随机对照研究来规范肛管腺癌的治疗方案，目前最优化的治疗方案为根治性切除联合新辅助或辅助放、化疗。

从诊断方面来说，若肛管局部组织欠光滑，触之质脆、易出血，则要考虑到恶性肿瘤的可能性。此例患者无便血，却以肛周疼痛以及泌尿系统症状而就诊，且 MRI 提示为前列腺来源肿瘤可能，极易在临床上产生误诊。前列腺腺泡腺癌大多伴有血清 PSA 水平的升高，但患者 TPSA 及 FPSA 值均在正常范围内。此时 PET/CT 体现出其重要的价值，除了同样看到前列腺、盆壁的病灶以及肝多发转移灶外，还发现了肛管局部[18]F - FDG 代谢异常增高，结合其血清 CEA 水平的增高，强烈提示肠道来源肿瘤的可能，最终也经活检病理证实为肛管腺癌。故对于此类发生多发远处转移病灶、需要寻找原发灶的病例中，我们不能忽视常见的肛管部位，应根据转移灶分布情况，想到肛管癌的可能性。

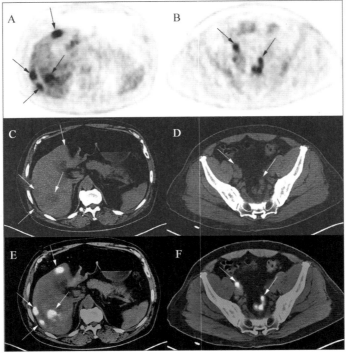

A、B—横断位 PET 图像;C、D—横断位 CT 图像;E、F—横断位 PET/CT 融合图像。

图 5-13　肛管腺癌肝脏及淋巴结转移的 PET/CT 图像

阑尾低级别黏液性肿瘤

【简要病史】

患者女性,63 岁,1 个月前体检发现腹水,无腹痛、腹胀,无阴道流血、流液。已绝经,既往月经规律。

【实验室检查】

(1) 血常规:白细胞计数 7.9×10^9/L;淋巴细胞比例 30.5%;中心粒细胞比例 59.5%;红细胞计数 4.48×10^{12}/L;血红蛋白 129 g/L;血小板计数 384×10^9/L。

(2) 肿瘤标志物:SCCA、CA19-9、AFP、CEA、HE4、CA12-5、NSE、HCG-B 均为阴性。

【其他影像学检查】

腹盆腔增强 CT:腹膜增厚模糊,盆腔积液,转移可能;宫体未见明确显示;腹腔积液,腹膜增厚浑浊;双肾小囊肿;右下腹囊性灶。

【PET/CT 图像表现】

右下腹类圆形囊性占位(见图 5-14,箭头所示),囊壁纤薄,约为 8.0 cm×7.4 cm,未见明显^{18}F-FDG 代谢;大网膜、肠系膜、两侧结肠旁沟、盆腔及脐孔部腹膜浑浊、增厚,^{18}F-FDG 代谢轻度增高,$SUV_{max}=3.0$(见图 5-15,箭头所示);肝脾包膜下、腹盆腔多发液性密度区,未见明显^{18}F-FDG 代谢增高。

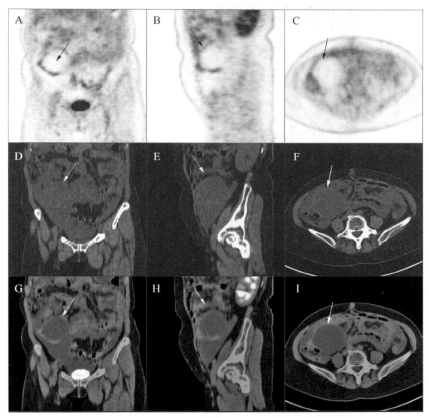

A—冠状位 PET 图像;B—矢状位 PET 图像;C—横断位 PET 图像;D—冠状位 CT 图像;E—矢状位 CT 图像;F—横断位 CT 图像;G—冠状位 PET/CT 融合图像;H—矢状位 PET/CT 融合图像;I—横断位 PET/CT 融合图像。

图 5-14 阑尾低级别黏液性肿瘤的 PET/CT 图像

【组织病理学】

手术所见:肝脾表面及肝肾隐窝均见大量胶冻样肿瘤附着,右侧膈面见结节状小肿瘤种植,大网膜、肠管表面、腹膜面均见黄色胶冻样肿瘤;阑尾回盲

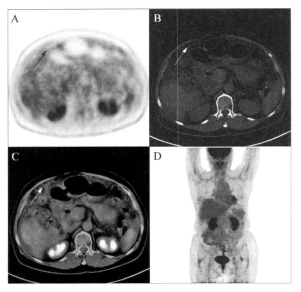

A—横断位 PET 图像；B—横断位 CT 图像，大网膜转移（箭头所示）；
C—横断位 PET/CT 融合图像；D—全身 PET MIP 图像。

图 5－15　阑尾低级别黏液性肿瘤大网膜转移的 PET/CT 图像

部明显增大、增粗，直径约为 8 cm，可见一小破口，内充满黄色胶冻样液体。

病理：回盲部低级别黏液上皮性肿瘤，大小为 9 cm×9 cm×8 cm；标本上、下切缘未见肿瘤累及；大网膜、脐孔、肝肾隐窝结节见肿瘤累及。

【点评】

阑尾黏液性肿瘤（mucinous appendiceal neoplasm，MAN）相对罕见，却占阑尾原发上皮性肿瘤的 70%，好发于中老年人，临床上一般无症状，部分患者伴有非特异性症状如腹痛、腹胀。2016 年，腹膜表面肿瘤国际协作组联盟（Peritoneal Surface Oncology Group International，PSOGI）将 MAN 分为低级别阑尾黏液性肿瘤（low-grade appendiceal mucinous neoplasm，LAMN）、高级别阑尾黏液性肿瘤（high-grade appendiceal mucinous neoplasm，HAMN）及阑尾黏液性癌（appendiceal mucinous adenocarcinoma）[4]。

影像诊断对于 MANs 的重要性在于基线评估肿瘤范围，指导手术。对于存在腹膜假黏液瘤（pseudomyxoma peritonei，PMP）的患者，明确原发肿瘤部位尤为重要，MAN 是 PMP 最常见的来源，此外，卵巢、结肠、脐尿管和胰腺的肿瘤亦可导致 PMP，因此，需要在影像诊断及手术时仔细探查肿瘤来源。PMP 在 CT 上可表现为单纯囊性的病灶，也可有分隔或伴有弧形或不规则的钙化,饼状大网膜是最常见的受侵部位,部分可转移至胸膜,但很少转移至淋巴结。肿瘤细胞减灭术及腹腔热灌注化疗(HIPEC)是阑尾黏液性肿瘤合并腹膜转移或 PMP 的主要治疗手段。

PET/CT 作为全身显像对术前评估肿瘤范围具有重要价值,有研究认为 PET/CT 联合增强 CT 有助于提高术前评估的准确性[5]。类似于此例存在广泛腹膜病灶者,根据[18]F - FDG 代谢易于鉴别结核与肿瘤,结核活动期往往为高代谢表现,而黏液性肿瘤细胞内有大量黏液成分以及分化较好,通常代谢不高或者轻度升高。但在肿瘤来源上诊断相对困难,需仔细观察鉴别原发肿瘤部位,如阑尾、卵巢、胰腺等,此例患者由于血清 CEA 增高,也提示诊断医生可能起源于肠道。

结肠结核

【简要病史】

患者男性,60 岁。8 个月前在无明显诱因下出现腹胀、腹痛,以右腹部为主,呈隐痛不适,持续数十分钟可自行缓解,每周 2~3 次;伴大便次数增多,每天 6~7 次,无便血、黑便,无黏液脓血便、里急后重等。体重减轻 5 kg。

肠镜检查发现距离肛门 70 cm 处肿块,肠腔狭窄伴不规则增生、溃疡及坏死(活检止血),边缘结节状增生,无法扩张通过;乙状结肠及直肠见多发广基息肉,0.3~0.6 cm。

病理:(距肛门 70 cm 处,活检)黏膜慢性炎伴急性炎,溃疡形成,局部可见肉芽肿样结构。

【实验室检查】

(1) 血常规:白细胞计数 11.4×10^9/L;淋巴细胞比例 20.5%;中性粒细胞比例 72.5%;红细胞计数 5.38×10^{12}/L;血红蛋白 151 g/L;血小板计数 284×10^9/L。

(2) 肿瘤标志物:CA19 - 9、CA12 - 5、CA72 - 4、CA50、CA24 - 2、AFP、CEA 均为阴性。

【其他影像学检查】

(1) 上腹部增强 CT:升结肠不规则增厚伴浆膜外侵改变,恶性肿瘤待排,邻近腹膜增厚,病变肠周多发增大淋巴结,请结合临床及其他检查;肝、双肾囊肿。

(2) 盆腔增强 MRI:升结肠肠壁增厚,请结合专项检查;余盆腔 MRI 扫描目前未见异常,请结合临床。

【PET/CT 图像表现】

升结肠肠壁增厚、肠腔狭窄(见图 5 - 16,箭头所示),^{18}F - FDG 代谢异常增高,SUV_{max}＝12.8,肠道其余各段见少量生理性^{18}F - FDG 代谢;肠周系膜浑浊伴小结节,右下腹肠系膜亦见多发小结节,大者为 1.6 cm×1.0 cm,部分^{18}F - FDG 代谢增高,SUV_{max}＝4.4。

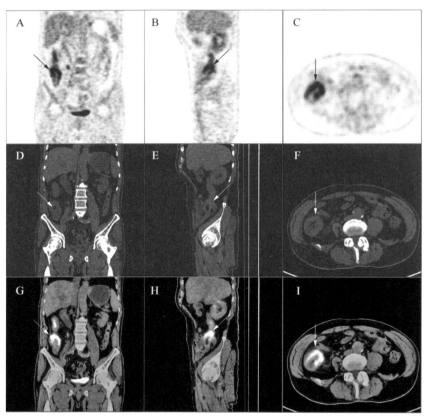

A—冠状位 PET 图像;B—矢状位 PET 图像;C—横断位 PET 图像;D—冠状位 CT 图像;E—矢状位 CT 图像;F—横断位 CT 图像;G—冠状位 PET/CT 融合图像;H—矢状位 PET/CT 融合图像;I—横断位 PET/CT 融合图像。

图 5 - 16　结肠结核的 PET/CT 图像

【组织病理学】

手术所见:肿瘤位于回盲部,大小约为 5 cm×5 cm,浸润至浆膜外,结肠主干动脉旁见多枚肿大淋巴结,行右半结肠切除术。

病理学结果：右半结肠溃疡形成，黏膜下至浆膜下层见多灶凝固性坏死伴炎症细胞浸润，大量多核巨细胞聚集及类上皮细胞反应，首先考虑感染性肉芽肿性炎（如结核）；淋巴结（6/18）累及；标本切缘未见病变累及；阑尾未见特殊。

【点评】

结核病由结核杆菌引起，好发于青年，绝大部分发生在肺部，全身其他部位亦可继发感染。结核菌素试验结果呈强阳性是诊断活动性结核的依据。临床表现多样，全身症状可表现为乏力、低热、夜间盗汗等。

近年来，随着结核病逐渐增多，胃肠道结核的发病率也有所提高。肠结核病好发于回盲部，多数起病缓慢且病程长，有腹泻或便秘、腹痛、腹部包块等症状，也可只表现为右下腹以及脐周的压痛。

CT 多表现为肠壁环形增厚，边缘模糊，少数可见盲肠内侧偏心性增厚、回盲瓣增厚，可呈肠道造影跳跃征，增强后肠壁明显强化。PET 显像中多节段增厚肠管可见弥漫性^{18}F－FDG 代谢异常；以溃疡为形态学基础的肠壁环形增厚则表现为代谢增高范围小于增厚肠壁；以增生为主的肠壁偏心性增厚，与恶性肿瘤^{18}F－FDG 代谢异常增高的方式相似，表现为肠壁结节样^{18}F－FDG 代谢异常。本例患者不仅有升结肠肠壁的增厚，还伴有系膜淋巴结肿大，进一步加大了诊断的难度。结核病是全身性的疾病，分布广泛，可累及多发脏器，影像学表现复杂。在 PET/CT 上，肠结核的 SUV_{max} 与肠癌有重合，延迟显像亦有增加，缺乏特异性表现，而且目前结核患者的症状多不典型，相关的肿瘤标志物也可有升高，容易误诊为恶性肿瘤。故在临床上需要仔细判读图像，并结合临床病史与实验室检查，降低误诊率。

腹膜间皮瘤

【简要病史】

患者女性，45 岁，半年前行腹腔镜双侧输卵管切除和双侧卵巢楔形切除术，并行腹膜活检，病理提示（腹膜）高分化乳头状间皮瘤，右卵巢系膜囊肿。腹水查见大量增生退变的间皮细胞，不除外间皮瘤可能。术后行 TP 方案（紫杉醇＋顺铂）化疗 2 程，因患者无法耐受而停药。

【实验室检查】

（1）血常规：白细胞计数 10.1×10^9/L；淋巴细胞比例 11.4％；中性粒细胞比例 80.5％；红细胞计数 2.66×10^{12}/L；血红蛋白 76 g/L；血小板计数

$637 \times 10^9 / L$。

（2）肿瘤标志物：CA12-5 50.39 U/mL；CA19-9、AFP、CEA 均为阴性。

【PET/CT 图像表现】

肝、脾包膜，大网膜，肠系膜，两侧结肠旁沟及盆底腹膜广泛增厚，部分呈结节改变（见图 5-17，箭头所示），^{18}F-FDG 代谢异常增高，$SUV_{max}=12.5$；腹盆腔大量积液；右下腹壁结节，^{18}F-FDG 代谢均不同程度增高，$SUV_{max}=7.6$；两侧横膈前组、气管右侧及前方、胸骨后、左内乳及隆突下多发淋巴结肿大，^{18}F-FDG 代谢异常增高，$SUV_{max}=7.2$。

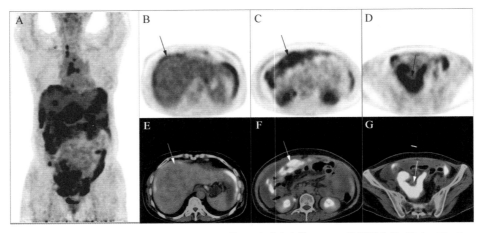

A—全身 PET MIP 图像；B~D—横断位 PET 图像，示腹膜多发^{18}F-FDG 代谢增高灶（箭头）；E~G—横断位 PET/CT 融合图像。

图 5-17　腹膜间皮瘤的 PET/CT 图像

【组织病理学】

右下腹壁穿刺病理提示符合恶性间皮瘤，乳头状型。

【临床随访】

临床给予培美曲塞联合洛铂化疗。

【点评】

恶性腹膜间皮瘤（malignant peritoneal mesothelioma，MPM）是一种起源于腹膜间皮细胞的高侵袭性肿瘤，恶性程度高、进展快、预后差，临床上较为罕见，主要发生于 50~70 岁的成年人。我国 MPM 男女比例为 1：2，发病与石棉暴露等职业因素有关，其他致病因素包括接触氟、结核性瘢痕、辐射照射、慢性炎症等。

该病临床表现常为腹痛、腹胀、体重减轻等，无特异性。CT表现为腹膜局限性或弥漫性增厚，可并发大小不等的结节。有文献报道，90％的患者伴有腹水，量多，常为血性，容易与结核性腹膜炎和腹膜转移性癌混淆。有研究指出，结核性腹膜炎患者的壁层腹膜大多是均匀增厚的，而恶性腹膜间皮瘤患者的壁层腹膜大多表现出结节性增厚[6]。结核性腹膜炎与腹膜恶性肿瘤在PET/CT上^{18}F-FDG代谢类似，诊断缺乏特异性，需要结合临床及实验室检查。病理活检免疫组化有助于鉴别诊断，对MPM特异性最高的抗体是Calretinin、CK5/6。PET/CT的主要优势在于对于腹膜转移性癌的患者有助于确定其原发部位，诊断灵敏度超过90％。

对于此病例，患者为中年女性，且伴有CA12-5升高，需要与卵巢来源的腹膜转移相鉴别。然而PET/CT并未发现双侧附件存在肿瘤，可排除卵巢原发肿瘤。目前MPM的标准治疗方案为肿瘤细胞减灭术与腹腔热灌注化疗。

促结缔组织增生性小圆细胞肿瘤

【简要病史】

患者男性，28岁。1个月前，患者在无明显诱因下出现腹胀，呈进行性加重，伴有食欲缺乏及稀便，无血便，无呕吐，偶感恶心。食欲缺乏，2个月来体重下降4 kg，小便正常。肠镜提示（距肛20 cm以下）结直肠黏膜慢性炎。

【实验室检查】

肿瘤标志物：CA12-5 168.40 U/mL；CA19-9、CA72-4、CA50、CA24-2、AFP、CEA均为阴性。

【其他影像学检查】

腹部增强CT：肝内多发低密度灶，降结肠肠管增粗，周围多发结节灶，胰腺尾占位侵犯脾门及脾静脉，腹盆腔多发结节，一元化考虑恶性肿瘤伴肝、腹腔及腹膜后转移；原发灶来自降结肠或胰尾均可能。

【PET/CT图像表现】

肝脾包膜、大网膜、肠系膜及盆底腹膜广泛增厚伴结节、团块影形成，两侧结肠旁沟结节及肿块，^{18}F-FDG代谢均异常增高，SUV$_{max}$=8.7，部分病灶与周围脏器（胰腺、降结肠）分界欠清（见图5-18，箭头所示）；双侧膈脚后、胰周、腹主动脉左旁、后纵隔及左锁骨上肿大淋巴结，^{18}F-FDG代谢异常增高，SUV$_{max}$=8.3；肝左叶巨大略低密度灶，大小约为10.1 cm×9.1 cm，环形^{18}F-

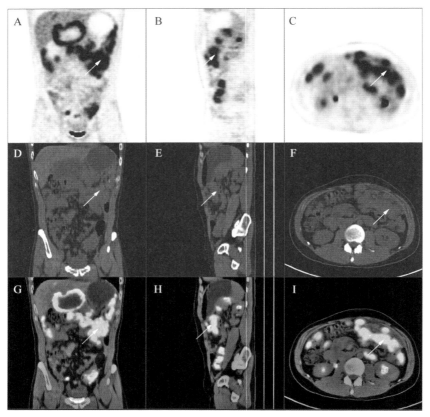

A~C—冠状位、矢状位、横断位 PET 图像,腹腔[18]F-FDG 代谢增高;B—矢状位 PET 图像;
C—横断位 PET 图像;D—冠状位 CT 图像;E—矢状位 CT 图像;D~F—横断位 CT 图像;G—
冠状位 PET/CT 融合图像;H—矢状位 PET/CT 融合图像;I—横断位 PET/CT 融合图像。

图 5-18 促结缔组织增生性小圆细胞肿瘤的 PET/CT 图像

FDG 代谢异常增高,$SUV_{max}=10.8$,中央坏死区[18]F-FDG 代谢缺损(见图 5-19,箭头所示)。

【组织病理学】

腹腔镜探查见肝左外叶巨大肿瘤,大小约为 15 cm×15 cm,侵犯肝包膜。腹壁腹膜、肠系膜见散在分布粟粒样肿瘤结节,大网膜见大小不等肿瘤结节。遂行大网膜部分切除活检。病理学结果:(大网膜结节)促结缔组织增生性小圆细胞肿瘤(DSRCT)。送检结节直径为 0.9~3.5 cm。

免疫组化结果:AE1/AE3(部分+),CAM5.2(部分+),EMA(部分+),Desmin(+),CD99(弱+),NSE(−),Syn(−),CD56(−),Hepa-1(−),Vimentin(−),WT1(−),AFP(−),Ki-67(+,40%)。

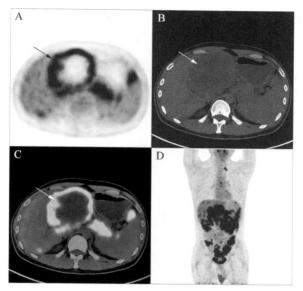

A~C—横断位、矢状位、冠状位 PET 图像;B—横断位 CT 图像,可见肝转移
(箭头);C—横断位 PET/CT 融合图像;D—全身 PET MIP 图像。

图 5‑19 促结缔组织增生性小圆细胞肿瘤肝转移的 PET/CT 图像

分子检测结果:FISH 法检测 t(22q12)(EWSR1)阳性,即有 EWSR1 基因
相关易位。

【点评】

促结缔组织增生性小圆细胞肿瘤(desmoplastic small round cell tumor,
DSRCT)是一种高度侵袭性的恶性肿瘤,好发于青少年男性,非常罕见,在软
组织肿瘤中仅占 1%。约 95% 的 DSRCT 发生于腹盆腔,主要累及腹膜。病理
上,典型的 DSRCT 由边界清晰、大小不一、形态不规则的小圆细胞巢组成,周
围有明显的硬化性间质,巢内肿瘤细胞排列紧密,核分裂象易见。部分患者初
诊时伴有 AFP、CEA、CA19‑9、CA12‑5、HCG 和 LDH 的升高,使鉴别诊断
难度增加。DSRCT 的侵袭性极强,病程进展迅速,早期易发生腹腔种植性转
移、血行及淋巴道转移,常见转移至肝脏、肺及淋巴结。

本例发病仅 1 月余,已出现全身广泛转移的情况,肿瘤糖代谢活跃,广泛
侵犯腹膜、淋巴结、肝脏。初诊接诊类似病例很难会考虑到此类极其罕见的肿
瘤,但结合对该疾病的认知、患者的年龄以及病程等因素,需将 DSRCT 作为鉴
别诊断的疾病之列,且 PET/CT 在判断病灶范围方面有重要的价值。目前
DSRCT 的治疗主要是积极地进行减瘤手术、多模式化疗以及放疗,少数患者

可以从腹腔热灌注化疗、造血干细胞移植以及靶向治疗中获益。DSRCT 预后差,中位生存期仅为 19 个月,故早期诊断联合治疗可能改善患者的预后。

肠系膜韧带样纤维瘤

【简要病史】

患者男性,43 岁。1 年半前行腹腔镜下全结肠切除术,病理提示:① 回盲部腺癌;② 距齿状线 14 cm,管状绒毛状腺瘤伴高级别上皮内瘤变;③ 距齿状线 3 cm,管状绒毛状腺瘤伴高级别上皮内瘤变(中-重度异型增生,局灶癌变)。伴发病变:多发性绒毛管状腺瘤伴低级别上皮内瘤变,灶区高级别上皮内瘤变,考虑家族性腺瘤性息肉病(familial adenomatous polyposis,FAP)。淋巴结(0/3)未见癌转移。常规随访,无腹痛、腹胀及排便习惯改变。

【实验室检查】

肿瘤标志物:CA19 - 9、CA12 - 5、CA72 - 4、CA50、CA24 - 2、AFP、CEA 均为阴性。

【其他影像学检查】

(1)上腹部增强 CT:右侧下腹部脊柱前缘占位;右下腹造瘘术后改变;肝 S5 段血管瘤;前列腺钙化。

(2)上腹部增强 MRI:L2~L5 椎体右前方占位病变,考虑复发可能大,不排除转移瘤。

【PET/CT 图像表现】

全结肠切除术后,右下腹造瘘口未见[18]F - FDG 代谢异常增高;右下腹肠系膜见一软组织密度肿块(见图 5 - 20,箭头所示),大小约为 7.5 cm×2.9 cm,边缘光滑,紧贴腹主动脉及右侧髂总血管,位于 L2~L5 水平,[18]F - FDG 代谢轻度增高,$SUV_{max}=3.0$;致上方输尿管及肾盂扩张、积水,尿液潴留;右侧髂窝处肠系膜浑浊伴两处软组织团块影,大小分别为 1.5 cm×1.0 cm 和 2.3 cm×2.1 cm,[18]F - FDG 代谢增高,$SUV_{max}=2.5$ 和 3.8。

【组织病理学】

右下腹肠系膜肿块穿刺提示少量增生的纤维胶原组织,未见恶性证据。

【点评】

韧带样纤维瘤(desmoid-type fibromatosis,DTF)是一种成纤维细胞肿瘤,较为罕见,又称为侵袭性纤维瘤病或硬纤维瘤。在临床上,韧带样纤维瘤

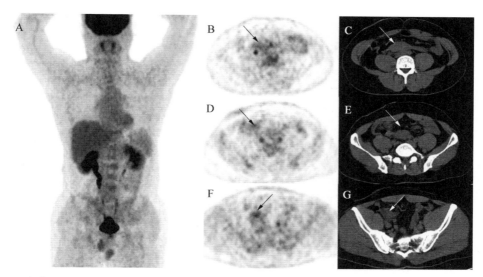

A—全身 PET MIP 图像；B、D、F—横断位 PET 图像，肠系膜多发致密影，^{18}F－FDG 代谢轻度增高（箭头所示）；C、E、G—横断位 CT 图像。

图 5－20　韧带样纤维瘤的 PET/CT 图像

属于良性肿瘤，肿瘤组织与正常周围肌纤维呈交叉指状，呈浸润性生长，但一般不存在远处转移。目前临床术前诊断多依赖增强 CT 和 MRI，CT 平扫显示软组织肿块，边界不清或清晰，且呈浸润性或周围膨胀性生长，密度较均匀，无液化坏死、出血、钙化等，增强后强化均匀或不均匀；T1WI 表现为等信号或低信号，T2WI 呈稍高或高信号，内部见低信号区域，增强呈明显或中度不均匀强化，T2 上低信号区域无明显强化。PET/CT 在此类疾病中报道较少，大多为轻-中度的^{18}F－FDG 代谢增高，SUV_{max} 为 1.7～8.1。韧带样纤维瘤的术前诊断准确性较低，缺乏特异性征象。

本例患者有一定的特殊性，是一例家族性腺瘤性息肉病，而此类疾病存在一种亚型，称为 Gardner 综合征，即家族性多发性结肠息肉-骨瘤-软组织瘤综合征。其诊断依据如下：① 肠镜及 X 线造影检查提示小肠、结肠、直肠多发性息肉；② 颅面部骨瘤；③ 软组织肿物（纤维瘤、皮肤表皮样囊肿、脂肪瘤和平滑肌瘤）；④ 病理检查；⑤ 家族史。未接受治疗的患者几乎均在 40 岁前进展为结直肠癌，癌变倾向明显。本病例患者在全结肠切除术后，明确诊断为 FAP，后继发肠系膜韧带样纤维瘤，虽病灶表现缺乏特异性，但根据临床病史，仍应高度怀疑 Gardner 综合征的诊断，误诊往往是因为对于这类罕见疾病认知不足。

肠系膜副神经节瘤

【简要病史】

患者女性,45 岁,5 年前外院行子宫肌瘤剥除和右附件切除术。术后病理:子宫平滑肌瘤,细胞生长较活跃;右卵巢卵泡膜细胞瘤,右输卵管慢性炎。术后 1 个月随访时行盆腔超声:子宫肌壁不均质回声区,大小为 2.8 cm×2.3 cm,性质待定。后每年定期随访,肿块缓慢逐渐长大。5 个月前外院行盆腔超声:右侧附件区实性团块,大小为 4.3 cm×2.9 cm,浆膜下或阔韧带肌瘤,其他待排。患者无腹痛、腹胀等症状,未予治疗。

【实验室检查】

肿瘤标志物:SCCA、CA19 - 9、CA12 - 5、AFP、CEA、HE4、NSE 均为阴性。

【其他影像学检查】

(1)腹部超声:胰头旁低回声团块,大小为 5.2 cm×4.0 cm。

(2)上腹部增强 CT:右侧腹腔软组织占位,边界清晰,范围约为 5.0 cm×5.6 cm,增强扫描明显强化,纤维源性肿瘤可能。

(3)腹盆部增强 MRI:右侧腹盆腔占位,考虑间质瘤或纤维瘤,其他肿瘤不能排除;胰头考虑受压改变,请结合临床;肝内多发囊肿,脾门结节灶,考虑副脾;右肝内胆管、胆总管及胆囊内胆汁淤积;子宫内膜增厚,宫颈黏膜稍增厚,左侧附件区生理性囊肿可能。

【PET/CT 图像表现】

右侧腹腔软组织肿块,大小约为 5.5 cm×4.4 cm,边缘光滑,密度均匀,与胰头分界不清,^{18}F - FDG 代谢不均匀性增高,SUV$_{max}$＝4.1(见图 5 - 21,箭头所示);右附件区软组织影(见图 5 - 22,粗箭头所示),大小约为 3.8 cm×2.3 cm,^{18}F - FDG 代谢异常增高,SUV$_{max}$＝8.1;左附件区低密度影(见图 5 - 22,细箭头所示),大小约为 4.2 cm×1.9 cm,未见^{18}F - FDG 代谢增高。

【组织病理学】

右上腹部胃后方横结肠系膜一直径约 6 cm 的实质性肿块,与肠系膜血管关系密切。子宫颈右侧不规则实质性肿块,直径约为 3 cm,延伸至阔韧带,将肿块连同子宫完整切除。

病理学结果:(全子宫＋右附件＋网膜)子宫右附件旁浆膜下平滑肌瘤,肿瘤大小为 3.8 cm×3.8 cm×3.5 cm;左卵巢黄体出血合并黄素化滤泡囊肿;

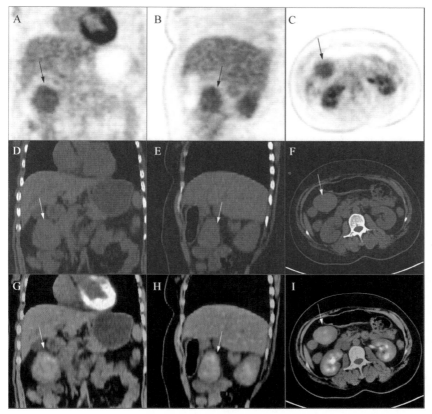

A—冠状位 PET 图像;B—矢状位 PET 图像;C—横断位 PET 图像;D—冠状位 CT 图像;E—矢状位 CT 图像;F—横断位 CT 图像;G—冠状位 PET/CT 融合图像;H—矢状位 PET/CT 融合图像;I—横断位 PET/CT 融合图像。

图 5 - 21　副神经节瘤的 PET/CT 图像

(横结肠系膜肿块)副神经节瘤(paraganglioma),肿瘤大小为 6 cm×5.5 cm×4.5 cm。

免疫组化结果:AE1/AE3(一),CD117(一),CD56(十),CgA(十),Ki - 67(十,5%),NSE(十),S - 100(部分十),SDHB(十),Syn(十)。

【点评】

副神经节瘤(paraganglioma)是起源于原始神经嵴的神经内分泌肿瘤,包括发生于肾上腺髓质的嗜铬细胞瘤以及发生于肾上腺以外部位的副神经节瘤,后者也称为肾上腺外副神经节瘤。副神经节瘤主要沿椎旁和腹主动脉轴分布,罕见于肠系膜及直肠周间隙,其发生部位与人体正常的副神经节分布的部位一致。根据临床表现及血液中儿茶酚胺水平,可将副神经节瘤分为功能

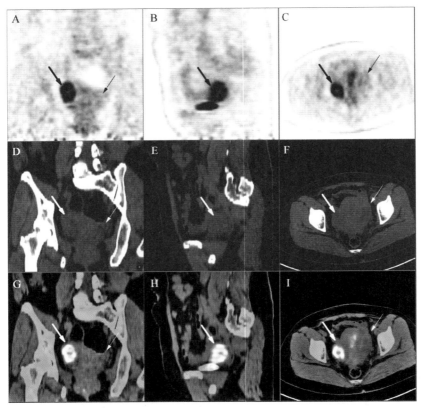

A—冠状位 PET 图像;B—矢状位 PET 图像;C—横断位 PET 图像;D—冠状位 CT 图像;
E—矢状位 CT 图像;F—横断位 CT 图像;G—冠状位 PET/CT 融合图像;H—矢状位
PET/CT 融合图像;I—横断位 PET/CT 融合图像。

图 5‐22　副神经节瘤合并附件占位的 PET/CT 图像

性和非功能性两类。功能性副神经节瘤的临床表现为高血压、头晕、头痛、心悸
等症状,血液中儿茶酚胺水平升高;肾上腺外副神经节瘤大多是非功能性的。

　　副神经节瘤在增强 CT 及 MRI 上表现为明显不均匀强化的富血供肿块,
中央囊变坏死区无强化,尤其在 MRI 上,肿瘤内多发斑点状血管流空信号影
为其典型表现,但仅见于少数患者。副神经节瘤在影像学上需要与间质瘤、神
经内分泌肿瘤、血管瘤相鉴别。诊断恶性副神经节瘤最可靠的依据是副神经
节瘤发生转移,此外有研究认为,病理组织学上有坏死(融合性或在增大的细
胞球中心)、血管浸润以及核分裂象可提示肿瘤具有高度侵袭性[7]。PET/CT
诊断副神经节瘤具有较高的灵敏度,但缺乏特异性,所以仅依靠[18]F‐FDG 代
谢高低无法对肿瘤组织学来源做出准确判断,但通过对临床表现、增强 CT 表

现、肿瘤部位等多方面综合考虑,有助于副神经节瘤的诊断。

肝细胞肝癌(1)

【简要病史】

患者男性,40 岁。外院体检超声提示肝脏占位,后入本院进一步治疗。

【实验室检查】

(1) 肿瘤标志物:CA19 - 9 5.81 U/mL;CA72 - 4 1.30 U/mL;CA50 2.26 IU/mL;CA24 - 2 5.70 U/mL;AFP 544.50 ng/mL;CEA 4.42 ng/mL。

(2) 免疫指标:HBsAg(+);HBsAb(-);HBeAg(-);HBeAb(+);HBcAb(+);HIV(-);HCV(-)。

【其他影像学检查】

超声:肝左内叶实质不均质占位(恶性肿瘤可能);门静脉未见异常。

【PET/CT 图像表现】

肝脏左叶内侧段低密度占位(见图 5 - 23,箭头所示),大小约为 5.6 cm× 5.5 cm,边界尚清,似有包膜,早期及延迟显像均未见^{18}F - FDG 代谢异常增高。

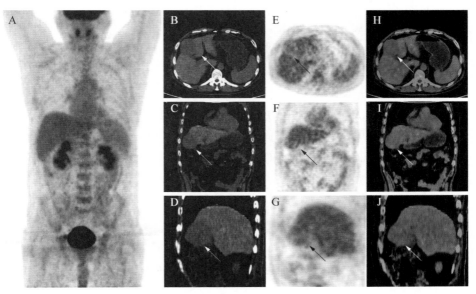

A—全身 PET MIP 图像;B～D—分别为横断位、冠状位、矢状位的 CT 图像;E～G—分别为横断位、冠状位、矢状位的 PET 图像;H～J—分别为横断位、冠状位、矢状位的 PET/CT 融合图像。

图 5 - 23　肝细胞肝癌(1)的 PET/CT 图像

【组织病理学】

病理学结果：HE 形态首先考虑肝细胞癌（粗梁型、细梁型），高分化。

免疫组化结果：Arg-1(＋)，Hep-1(＋)，GPC-3(＋)，GS(部分＋)，CK7(－)，CK19(－)。

肝细胞肝癌(2)

【简要病史】

患者男性，50 岁，右上腹隐痛 3 月余。外院 CT：肝脏占位。外院 MRI：肝脏右叶占位，考虑为癌。后入本院进一步治疗。

【实验室检查】

(1) 肿瘤标志物：CA19-9 156.60 U/mL；CA12-5 32.14 U/mL；CA72-4 41.11 U/mL；CA50 38.66 IU/mL；CA24-2 66.08 U/mL；AFP 33.27 ng/mL；CEA 0.93 ng/mL。

(2) 免疫指标：HBsAg(＋)；HBsAb(－)；HBeAg(－)；HBeAb(＋)；HBcAb(＋)；HIV(－)；HCV(－)。

【其他影像学检查】

腹部 CT：肝脏占位，考虑巨块型肝细胞肝癌(HCC)可能；腹膜后及肝门区小淋巴结，部分稍大；双肾小囊肿。

【PET/CT 图像表现】

肝脏巨大低密度肿块（见图 5-24，箭头所示），内见坏死，最大截面约为 12.9 cm×8.3 cm，环形 ^{18}F-FDG 代谢异常增高，SUV_{max}＝15.6。

【组织病理学】

病理学结果：（肝右叶肿瘤）低分化癌，HE 形态较倾向为肝细胞癌，部分肿瘤细胞表达胆管标志物。

免疫组化结果：Arg-1(少量＋)；Hepa-1(－)；CK7(－)；CK19(少量＋)。

【点评】

肝细胞肝癌(hepatocellular carcinoma，HCC)是原发性肝癌中最常见的病理类型，占总数的 90% 以上，具有高侵袭性、恶性程度高、预后差等特点。

目前血清甲胎蛋白(AFP)和肝脏超声检查是早期筛查的主要手段，超声主要表现为低回声占位。"CT 平扫＋增强扫描"的典型强化方式为"快进快出"，常用于肝癌临床诊断、分期以及肝癌局部治疗的疗效评价，如对经肝动脉化

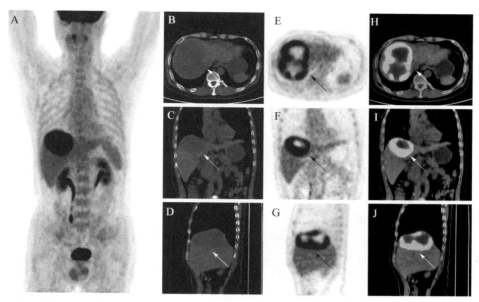

A—全身 PET MIP 图像；B～D—分别为横断位、冠状位、矢状位的 CT 图像；E～G—分别为横断位、冠状位、矢状位的 PET 图像；H～J—分别为横断位、冠状位、矢状位的 PET/CT 融合图像。

图 5‑24　肝细胞肝癌(2)的 PET/CT 图像

疗栓塞(TACE)后碘油沉积的观察；而"MRI 平扫＋增强扫描"可提高≤1.0 cm 肝癌的检出率和肝癌诊断及鉴别诊断的准确性。

^{18}F‑脱氧葡萄糖(^{18}F‑FDG) PET/CT 全身显像在肝癌显像中具有较高的价值主要表现在以下方面：① ^{18}F‑FDG PET/CT 显像对肝细胞肝癌的诊断灵敏度为 50%～70%，由于肝内己糖激酶水平较高，磷酸化后 ^{18}F‑FDG 脱磷酸化而被转运出肿瘤细胞，因此部分肝细胞肝癌表现为 ^{18}F‑FDG 低代谢，特别是高分化肝癌，易出现假阴性，而部分恶性程度较高的低分化肿瘤则表现为高代谢。② 对肿瘤进行分期，全身显像能够全面评价肿瘤原发灶、淋巴结转移以及远处器官转移等情况。③ 疗效评价，对于化学、靶向药物治疗效果评价更加敏感、准确。④ 评价肿瘤的恶性程度，联合碳‑11 标记的乙酸盐(^{11}C‑acetate)，PET/CT 显像可以提高高分化肝癌诊断的灵敏度。

胆管细胞癌

【简要病史】

　　患者女性，65 岁。外院体检发现肝内占位合并肝门区、腹膜后肿块 1 月余,不伴有发热、恶心、食欲缺乏及腹痛、腹胀等不适。

【实验室检查】

肿瘤标志物:CA19 - 9 44.37 U/mL;CA12 - 5 36.69 U/mL;CA72 - 4 4.36 U/mL;CA50 17.58 IU/mL;CA24 - 2 11.64 U/mL;AFP 4.75 ng/mL; CEA 6.60 ng/mL。

【其他影像学检查】

MRI:肝癌,伴门癌癌栓,肝门区及腹膜后肿大淋巴结,建议结合临床;双肾囊肿;脾脏肿大。

【PET/CT 图像表现】

肝脏左叶内侧段稍低密度占位(见图 5 - 25,箭头所示),大小约为 6.4 cm×5.5 cm,^{18}F - FDG 代谢异常增高,SUV_{max}=8.6;肝门区、腹膜后多发肿大淋巴结,^{18}F - FDG 代谢异常增高,SUV_{max}=10.7。

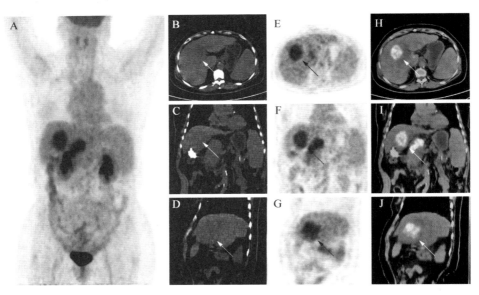

A—全身 PET MIP 图像;B~D—分别为横断位、冠状位、矢状位的 CT 图像;E~G—分别为横断位、冠状位、矢状位的 PET 图像;H~J—分别为横断位、冠状位、矢状位的 PET/CT 融合图像。

图 5 - 25　肝胆管细胞癌的 PET/CT 图像

【组织病理学】

低分化癌,部分瘤细胞退变。免疫组化结果提示肿瘤细胞表达胆管标志物(CK19),不表达肝细胞标志物(Arg - 1、Hep - 1)。结合病史,首先考虑胆管细胞癌。肝门区、腹膜后淋巴结(3/5)见癌转移。

【点评】

胆管细胞癌(ICC)是原发性肝癌中仅次于肝细胞癌(HCC)的第二常见的病理类型,占总数的 5%～10%。ICC 分为肿块型、管周浸润型和管内生长型三种基本类型。肿块型、管周浸润型 ICC 常见的组织学类型为低分化管状腺癌,常伴有丰富的纤维基质。管内生长型 ICC 则主要为乳头状腺癌。

超声检查方便、高效、经济,是 ICC 的一线筛查手段,主要表现为低回声占位。"CT 平扫＋增强扫描"的典型强化方式表现为"延迟强化"。MRI 组织分辨率高,在显示肿瘤大小与边界、胆管树受累、胆管扩张程度、门静脉侵犯以及淋巴结转移等方面优于传统影像学检查。根据现有文献报道,尽管[18]F - FDG PET/CT 对于肝内胆管细胞癌的诊断效能一般,但是[18]F - FDG PET/CT 却是肝内胆管细胞癌患者淋巴结分期和远处转移病灶检测的重要影像诊断工具,同时其定量分析参数可能为肝内胆管细胞癌患者的预后因素提供重要依据,以利于临床治疗决策的确定[8]。

肝细胞及胆管混合癌

【简要病史】

患者因"右上腹季肋区疼痛 2 周"入外院检查。外院腹部 MRI:肝右叶Ⅵ段占位,考虑恶性肿瘤;肝门部及后腹膜多发淋巴结肿大,考虑转移。

【实验室检查】

肿瘤标志物:CA19 - 9 31.23 U/mL;CA12 - 5 18.09 U/mL;CA72 - 4 1.09 U/mL;CA50 17.95 IU/mL;CA24 - 2 8.69 U/mL;AFP 49.18 ng/mL;CEA 1.87 ng/mL。

【其他影像学检查】

超声:肝右叶实质占位(恶性肿瘤可能);肝门区实质占位(淋巴结转移可能);门静脉未见异常;胆囊未见明显占位。

【PET/CT 图像表现】

肝脏右叶后下段低密度占位(见图 5 - 26,箭头所示),大小约为 2.3 cm×1.9 cm,[18]F - FDG 代谢异常增高,SUV_{max} ＝7.6;肝门区、腹主动脉旁多发肿大淋巴结,[18]F - FDG 代谢异常增高,SUV_{max} ＝8.9。

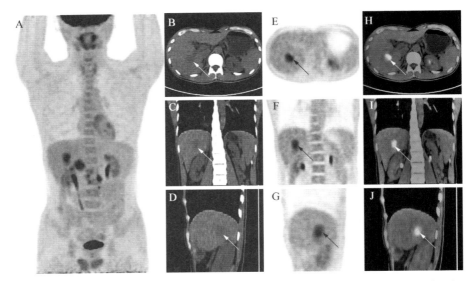

A—全身 PET MIP 图像;B~D—分别为横断位、冠状位、矢状位的 CT 图像;E~G—分别为横断位、冠状位、矢状位的 PET 图像;H~J—分别为横断位、冠状位、矢状位的 PET/CT 融合图像。

图 5-26 肝细胞及胆管混合癌的 PET/CT 图像

【组织病理学】

病理学结果:(右半肝)低分化肝癌,结合 HE 形态及免疫组化标记结果,符合混合型肝癌(HCC-CC)。

免疫组化结果:Hep-1(-),Arg-1(部分+),GS(+),GPC-3(部分+),CK7(+),CK19(+)。

淋巴结(14/15)见癌转移,具体分组如下:腹膜后淋巴结(3/3);腹主动脉旁淋巴结(10/11);胆总管旁淋巴结(1/1)。

【点评】

肝细胞及胆管混合癌的定义为具有肝细胞癌和胆管细胞癌共同特征的肿瘤。临床较为少见,所占比例不到 5%。病理特点是两种细胞混合存在,或形成分隔的结节,既可以分泌胆汁,又可以分泌黏液。诊断时应与肝细胞癌、胆管细胞癌、炎性假瘤等相鉴别。

转移性肝癌

【简要病史】

患者男性,52 岁。2017 年 10 月 27 日,外院行直肠癌根治术(Dixon 术)、末端回肠造口术和阑尾切除术。病理：（直肠）中分化腺癌。2017 年 11 月行放、化疗多程至 2018 年 5 月。期间规律随访无殊。2019 年 2 月 19 日，外院 CEA：7.35 ng/mL。2019 年 2 月 19 日，外院 CT：右肺下叶微小结节，随访；肝右后叶低密度灶，建议 CT 增强。

【实验室检查】

肿瘤标志物：CA19 - 9 9.41 U/mL；AFP 3.73 ng/mL；CEA 7.13 ng/mL。

【其他影像学检查】

腹部 MRI：肝右叶 S6 段肿块，结合病史，转移可能大。

【PET/CT 图像表现】

肝脏右叶后下段见低密度占位（见图 5 - 27，箭头所示），大小约为 2.3 cm×3.0 cm，内见坏死，环形 ^{18}F - FDG 代谢异常增高，SUV_{max}＝8.9。

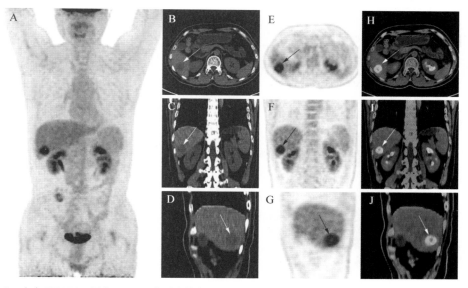

A—全身 PET MIP 图像；B～D—分别为横断位、冠状位、矢状位的 CT 图像；E～G—分别为横断位、冠状位、矢状位的 PET 图像；H～J—分别为横断位、冠状位、矢状位的 PET/CT 融合图像。

图 5 - 27　转移性肝癌的 PET/CT 图像

【组织病理学】

（肝右叶肿瘤）中分化腺癌伴坏死，结合 HE 形态及临床病史，首先考虑直肠腺癌肝转移，肿瘤大小为 3.5 cm×2 cm×2 cm，标本切缘（－）。

【点评】

肝脏转移瘤也是肝脏最常见恶性肿瘤之一。主要转移途径如下：① 邻近器官肿瘤的直接侵犯。② 经门静脉转移,常为消化道恶性肿瘤的肝转移途径。③ 肝动脉转移,肺癌比较常见,其次为乳腺癌、肾癌、鼻咽癌等。临床症状包括原发肿瘤的症状以及肝脏恶性肿瘤的表现,病理见肝内多发结节,易坏死、囊变、出血、钙化等。不同转移来源有不同表现,如结肠黏液癌、胃癌、卵巢囊腺癌、肾癌、乳腺癌、恶性黑色素瘤的肝脏转移瘤多有钙化倾向;但结肠癌、恶性黑色素瘤肝脏转移瘤也可以有囊变存在。肝脏转移瘤一般诊断比较容易,但囊性转移瘤需与肝脓肿、肝内结核相鉴别。

肝血管瘤

【简要病史】

患者女性,59 岁。外院体检 CT 提示:肝尾叶占位,恶性肿瘤可能。

【实验室检查】

(1) 免疫指标:HBsAg(一);HBsAb(一);HBeAg(一);HBeAb(一);HBcAb(一);HCV(一)。

(2) 肿瘤标志物:CA19 - 9 16.43 U/mL;CA12 - 5 8.29 U/mL;CA72 - 4 0.57 U/mL;CA50 15.44 IU/mL;CA24 - 2 27.66 U/mL;AFP 3.10 ng/mL;CEA 0.97 ng/mL。

【其他影像学检查】

腹部 CT:肝尾叶低密度灶,恶性肿瘤待排,建议结合其他检查;胆囊结石,双肾多发小囊肿。

【PET/CT 图像表现】

肝脏尾状叶稍低密度占位(见图 5 - 28,箭头所示),大小约为 4.2 cm× 2.5 cm,结合延迟显像,未见明显^{18}F - FDG 代谢增高。

【组织病理学】

(肝尾叶肿瘤)血管瘤。

【点评】

肝血管瘤病理可分为海绵状血管瘤、硬化性血管瘤、血管内皮细胞瘤等,但以海绵状血管瘤最为常见,约占肝良性肿瘤的 84%,好发于女性。病灶较小时,可无任何症状,多为体检发现。病灶较大时可出现上腹部胀痛不适,肿瘤破裂时可引起出血。诊断时需与肝细胞癌和转移瘤相鉴别。

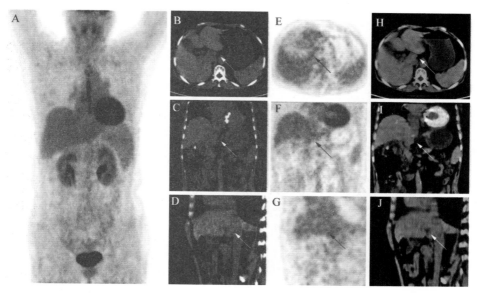

A—全身 PET MIP 图像；B~D—分别为横断位、冠状位、矢状位的 CT 图像；E~G—分别为横断位、冠状位、矢状位的 PET 图像；H~J—分别为横断位、冠状位、矢状位的 PET/CT 融合图像。

图 5 - 28　肝血管瘤的 PET/CT 图像

肝脓肿

【简要病史】

患者男性，31 岁。2013 年 8 月初，在无明显诱因下开始出现发热伴腹泻，最高 40℃。外院消炎、补液、对症处理后，症状略好转。2013 年 8 月 8 日，外院 CT：肝右叶巨大占位，考虑肝囊肿可能性大；胆囊多发结石。2013 年 8 月 14 日，外院 MRI：肝右叶巨大占位，结合病史考虑不典型肝脓肿可能大；胆囊结石，胆囊炎；肝总管结石，肝门部胆管炎；右侧胸腔积液；右隔上及后腹膜多发肿大淋巴结。

【实验室检查】

（1）血常规：白细胞计数 $7.9 \times 10^9/L$；淋巴细胞计数 $2.0 \times 10^9/L$；单核细胞计数 $0.4 \times 10^9/L$；中性粒细胞计数 $5.4 \times 10^9/L$。

（2）肿瘤标志物：CA12 - 5 104 U/mL；CEA、AFP、CA19 - 9、CA24 - 2、CA50、CA72 - 4、CA15 - 3 均为阴性。

【PET/CT 图像表现】

肝右叶后上段约 8.6 cm×8.0 cm 低密度区（见图 5 - 29，箭头所示），与膈肌分界不清,边缘模糊,环形^{18}F - FDG 代谢增高,SUV$_{max}$＝10.5。

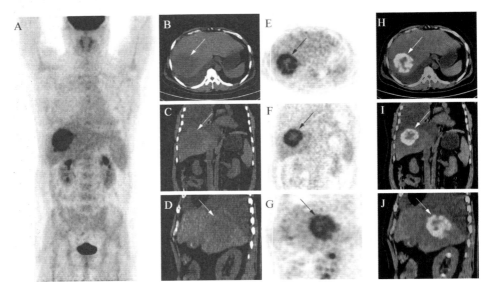

A—全身 PET MIP 图像;B~D—分别为横断位、冠状位、矢状位的 CT 图像;E~G—分别为横断位、冠状位、矢状位的 PET 图像;H~J—分别为横断位、冠状位、矢状位的 PET/CT 融合图像。

图 5－29　肝脓肿的 PET/CT 图像

【组织病理学】

　　(右肝肿块)送检组织多量泡沫细胞聚集,淋巴细胞浸润,部分区见中性粒细胞浸润,周围多量胶原纤维增生,小胆管增生,符合慢性炎症改变;周围少许肝组织见肝窦扩张。(右肝隔顶肿块)送检组织镜下为纤维组织增生,部分区胶原化,淋巴细胞浸润,符合慢性炎症改变。

【点评】

　　肝脓肿是肝组织局限性化脓性炎症。根据致病微生物的不同分为细菌性肝脓肿、真菌性肝脓肿、结核性肝脓肿以及阿米巴性肝脓肿,但以细菌性肝脓肿最为常见。主要临床表现为肝大、肝区疼痛、触痛以及发热等急性感染症状。诊断时需与肝癌、肝转移瘤等疾病相鉴别。

胆囊癌

【简要病史】

　　患者女性,75 岁。患者因"右上腹疼痛半年伴黄疸 3 周"入外院检查。外院腹部 CT：胆囊壁局部结节状增厚（考虑为恶性肿瘤），胆囊增大，胆总管、肝内胆管扩张。

【实验室检查】

肿瘤标志物：CA19 - 9 200.50 U/mL；CA12 - 5 20.19 U/mL；CA72 - 4 1.42 U/mL；CA50 52.20 IU/mL；CA24 - 2 4.44 U/mL；AFP 1.59 ng/mL；CEA 3.14 ng/mL。

【其他影像学检查】

腹部 MRI：胆囊体积增大，胆囊壁不规则增厚，恶性肿瘤可能；胆囊结石；肝内胆管、胆总管扩张；双肾囊肿。

【PET/CT 图像分析】

结合延迟显像，胆囊明显增大（见图 5 - 30，箭头所示），胆囊颈体部囊壁不规则增厚，^{18}F - FDG 代谢增高，$SUV_{max}=6.5$。

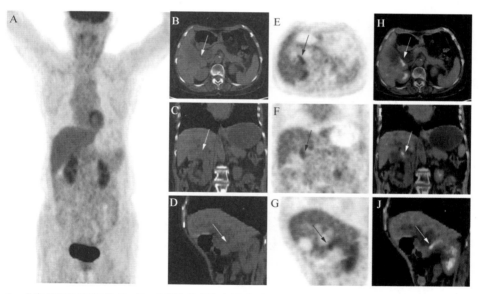

A—全身 PET MIP 图像；B～D—分别为横断位、冠状位、矢状位的 CT 图像；E～G—分别为横断位、冠状位、矢状位的 PET 图像；H～J—分别为横断位、冠状位、矢状位的 PET/CT 融合图像。

图 5 - 30　胆囊癌的 PET/CT 图像

【组织病理学】

（胆囊）腺癌，中分化，肿块大小为 3.5 cm×3 cm×0.8 cm，侵犯胆囊壁全层，神经侵犯（+），未见肯定脉管癌栓。肝门淋巴结（0/7）未见癌转移。

【点评】

胆囊癌是最常见的胆道恶性肿瘤。早期多为黏膜息肉样变,单发为主,多位于胆囊颈部;中期多向胆囊壁内浸润性生长,囊壁增厚,质地僵硬;晚期胆囊癌穿破胆囊浆膜面,向周围肝实质浸润性生长。组织学上以腺癌为主,约占70.2%,其次为乳头状腺癌、黏液腺癌和腺鳞癌。早期症状不明显,合并炎症和结石时可表现为腹痛,晚期因侵犯胆管或肝十二指肠韧带转移可表现为黄疸,部分患者表现为腹胀和消瘦。PET/CT的主要表现为胆囊囊壁增厚,并伴有糖代谢异常增高。诊断时需与急、慢性胆囊炎,黄色肉芽肿性胆囊炎相鉴别。

胰头癌

【简要病史】

患者男性,53岁,因皮肤黄染1月余就诊。20年前行脊柱肿瘤切除术(良性)。

【实验室检查】

(1)血常规:白细胞计数7.6×10^9/L;淋巴细胞比例24.5%;中性粒细胞比例64.8%;中性粒细胞计数4.9×10^9/L;红细胞计数3.89×10^{12}/L;血红蛋白130 g/L;血小板计数196×10^9/L。

(2)肝、肾功能:碱性磷酸酶173.3 U/L;谷丙转氨酶107.4 U/L;总胆红素44.0 μmol/L;直接胆红素41.4 μmol/L;间接胆红素2.6 μmol/L;谷草转氨酶、乳酸脱氢酶、总蛋白、白蛋白、球蛋白、血肌酐、血尿素氮均为阴性。

(3)肿瘤标志物:CA19 - 9 >1 000.00 U/mL;CA12 - 5 72.69 U/mL;CA50 >500.00 IU/mL;CA24 - 2 191.50 U/mL;CEA 22.50 ng/mL;CA15 - 3、CA72 - 4、AFP均为阴性。

【其他影像学检查】

1个月前外院CT提示:胰头部增大伴不规则肿块影。外院经皮穿刺肝胆道引流(PTCD)。

【PET/CT图像表现】

胰头占位(见图5 - 31,箭头所示),范围约为2.9 cm×2.1 cm,^{18}F - FDG代谢异常增高,SUV_{max}=8.7;胰管未见扩张;腹膜后、两侧髂血管旁及腹股沟未见明显肿大淋巴结及^{18}F - FDG代谢异常增高灶。胆管引流术后改变,肝内

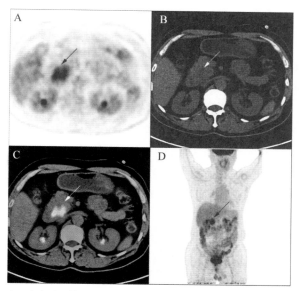

A—胰头层面横断位 PET 图像;B—相应层面横断位 CT 图像;
C—相应层面横断位 PET/CT 融合图像;D—全身 PET MIP
图像。

图 5 - 31　胰头癌的 PET/CT 图像

外胆管未见明显扩张。

【组织病理学】

行胰十二指肠切除术,术中见胰头部占位,大小为 5.0 cm×3.0 cm,侵犯至胰腺浆膜外,肿瘤侵犯门静脉侧壁,胰腺周围及肝十二指肠韧带及肠系膜上动脉周围可扪及肿大淋巴结。

组织病理学结果:胰头中-低分化导管腺癌,侵犯胰腺周围脂肪组织,十二指肠浸润,脉管内癌栓(+),神经侵犯(+),胰腺周围淋巴结(3/18)转移。

免疫组化结果:EGFR(+),Ki - 67(+, 30%),P53(部分+),E - Cad(+),hMLH1(+),hMSH2(+),hMSH6(+),P16(-),C - Myc(+),PMS2(+),SMAD4(+)。

【点评】

胰腺占位性病可分为肿瘤性病变及非肿瘤性病变。肿瘤性病变按照起源不同主要分为三大类:① 外分泌腺肿瘤,恶性肿瘤中起源于导管上皮的主要有腺癌、鳞癌、黏液腺癌,起源于腺泡上皮细胞的主要有腺泡细胞癌、腺泡囊腺癌;良性肿瘤中起源于导管上皮的主要导管内乳头状瘤、浆液性或黏液性囊腺瘤,起源于腺泡上皮的主要有实性假乳头状瘤等。② 内分泌腺肿瘤,包括胰岛素瘤、胃泌素瘤、胰高血糖素瘤等。③ 间质来源肿瘤,主要有淋巴瘤、肉瘤等。

PET 图像的判定应密切结合同机 CT 中病变的解剖信息,观察其形态,密度,有无胆、胰管扩张等,孤立胰腺恶性病灶、肿块型胰腺炎、胰腺结核及自身免疫性胰腺炎 SUV$_{max}$ 之间有部分重叠,最后要结合临床表现、实验室检查和其他影像病灶动态变化做出最佳诊断。

炎性病变[18]F-FDG 代谢会增高,呈假阳性表现,如胰腺炎、结核、自身免疫性疾病等,而有些恶性病变[18]F-FDG 代谢与正常组织相近或稍低,呈假阴性表现,这可能与肿瘤细胞坏死或不同程度的促结缔组织增生相关。[18]F-FDG PET/CT 表现不典型的病灶,需结合增强 CT、MRI 等及病史,定期随访比较肿瘤大小变化,参考肿瘤标志物水平,从功能学、形态学、血液生化等方面综合分析病灶性质。

胰颈体癌

【简要病史】

患者女性,54 岁。糖尿病 5 年,半年前才开始降糖治疗。近 3 个月体重下降 10 kg。

外院 CT 提示:胰体部结节伴主胰管扩张。

【实验室检查】

(1) 血常规:白细胞计数 4.8×10^9/L;淋巴细胞比例 44.9%;中性粒细胞比例 43.3%;中性粒细胞计数 2.1×10^9/L;红细胞计数 3.89×10^{12}/L;血红蛋白 3.91 g/L;血小板计数 193×10^9/L。

(2) 肝、肾功能:碱性磷酸酶、谷丙转氨酶、谷草转氨酶、乳酸脱氢酶、总蛋白、白蛋白、球蛋白、血肌酐、血尿素氮、总胆红素、直接胆红素、间接胆红素均为阴性。

(3) 肿瘤标志物:CA19-9 55.82 U/mL;CA12-5、CA72-4、CA50、CA24-2、AFP、CEA 均为阴性。

【其他影像学检查】

本院 CT:胰体部见低密度占位(见图 5-32,箭头所示),边界不清,轻度强化,大小约为 1.6 cm,远端胰腺萎缩伴胰管扩张。

【PET/CT 图像表现】

早期及延迟显像均显示胰颈部局灶性[18]F-FDG 代谢轻度增高(见图 5-33,

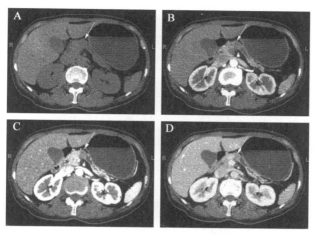

A—胰腺层面 CT 平扫图像;B—胰腺层面 CT 动脉期图像;C—胰腺
层面 CT 门脉期图像;D—胰腺层面 CT 平衡期图像。

图 5-32 胰腺增强 CT 图像

箭头所示),早期 $SUV_{max} = 2.5$,延迟 $SUV_{max} = 2.3$,CT 相应部位为等密度改变;远端胰管轻度扩张,直径约为 0.6 cm;淋巴结阴性。

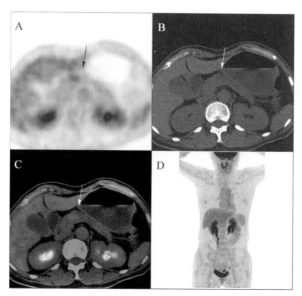

A—胰体病灶层面横断位 PET 图像;B—相应层面横断位 CT
图像;C—相应层面横断位 PET/CT 融合图像;D—全身 PET
MIP 图像。

图 5-33 胰颈体癌的 PET/CT 图像

【组织病理学】

肿瘤位于胰腺颈体部,门静脉左侧,大小约为 4.0 cm×3.0 cm,行胰腺肿瘤切除术(胰颈体尾＋脾脏切除)。

组织病理学结果:胰体部中分化导管腺癌,大小为 3 cm×2.5 cm×1.5 cm,淋巴结(0/6)未见转移。

免疫组化结果:EGFR(少＋),Ki-67(＋,20%),P53(＋),HER-2(－),E-Cad(＋),hMLH1(＋),hMSH2(＋),hMSH6(＋),P16(少数＋),C-Myc(－),PMS2(＋),SMAD4(＋)。

【点评】

^{18}F-FDG PET/CT 显像对胰腺良、恶性病变鉴别诊断所采用的 SUV 阈值尚无统一标准。文献报道以 $SUV_{max}=2.5$ 或者延迟显像滞留指数 RI＝15% 作为胰腺良、恶性病变诊断的阈值[9]。部分良性病变^{18}F-FDG 代谢较高导致假阳性,如炎性肉芽肿、慢性肿块型胰腺炎、急性胰腺炎、结核活动期、自身免疫性胰腺炎(autoimune pancreatitis,AIP)、胰腺实性假乳头状肿瘤(solid pseudopaillary neoplasm of the pancreas,SPNP)、术后反应性改变等。而低代谢活性的恶性肿瘤如黏液腺癌、囊腺癌常出现假阴性,近期曾接受放、化疗以及高血糖状态也会导致病灶^{18}F-FDG 代谢较低。另外,病灶体积较小也会导致假阴性。

胰尾癌

【简要病史】

患者男性,60 岁。上腹部不适 1 月余,外院 CT 提示胰体尾部占位。

【实验室检查】

(1)血常规:白细胞计数 $7.5×10^9$/L;淋巴细胞比例 23.0%;中性粒细胞比例 71.0%;中性粒细胞计数 $5.3×10^9$/L;红细胞计数 $4.40×10^{12}$/L;血红蛋白 141 g/L;血小板计数 $161×10^9$/L。

(2)肝、肾功能:碱性磷酸酶、谷丙转氨酶、谷草转氨酶、乳酸脱氢酶、总蛋白、白蛋白、球蛋白、血肌酐、血尿素氮、总胆红素、直接胆红素、间接胆红素、淀粉酶均为阴性。

(3)肿瘤标志物:CA19-9 3421 U/mL;CA12-5 97.3 U/mL;CEA 9.15 ng/mL;CA50 ＞500 U/mL;CA24-2 ＞200 U/mL;AFP、CA15-3、

CA72-4 均为阴性。

【其他影像学检查】

　　CT：胰尾见稍低密度软组织肿块影(见图 5-34,箭头所示),与脾门及脾门血管关系密切,大小无法测量,增强后轻度强化,脾脏内见多发低密度影,边缘模糊,轻度不均匀强化;肝脏近隔顶见可疑强化结节,肝左、右叶交界处见可疑轻度强化结节,边缘模糊。

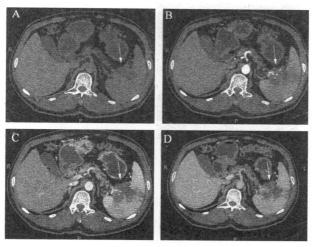

A—胰腺层面 CT 平扫图像;B—胰腺层面 CT 动脉期图像;C—胰腺层面 CT 门脉期图像;D—胰腺层面 CT 平衡期图像。

图 5-34　胰腺增强 CT 图像

【PET/CT 图像表现】

　　胰尾脾门区肿块(见图 5-35,箭头所示),与胰腺关系密切,与脾脏分界不清,^{18}F-FDG 代谢异常增高,$SUV_{max}=5.2$,胰管未见扩张;脾脏内多发低密度灶,无^{18}F-FDG 代谢。

【组织病理学】

　　行"腹腔镜胰体尾切除术＋脾切除",肿瘤位于胰体尾部,大小约为 5.0 cm×5.0 cm。

　　组织病理学结果：胰尾中-低分化导管腺癌,浸润邻近脾脏,脉管内癌栓(＋),神经侵犯(＋)。胰周淋巴结(1/14)转移。

　　免疫组化结果：EGFR(＋),Ki-67(＋,70%),P53(＋),HER-2(＋),E-Cad(＋),hMLH1(＋),hMSH2(＋),hMSH6(＋),P16(－),C-Myc

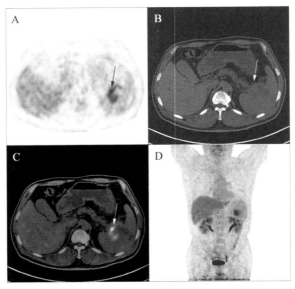

A—胰尾病灶层面横断位 PET 图像；B—相应层面横断位 CT
图像；C—相应层面横断位 PET/CT 融合图像；D—全身 PET
MIP 图像。

图 5‑35　胰尾癌的 PET/CT 图像

（＋），PMS2（＋），SMAD4（－）。

【点评】

　　胰腺占位性病变种类较多，影像学表现复杂，可发生同病异影或异影同病，是临床影像诊断中的难点之一。在影像学中，首先要确定是胰腺实性、囊实性或囊性占位；其次要确定是肿瘤性占位还是非肿瘤性占位，即结合病史、胰腺肿瘤标志物、血尿淀粉酶动态监测及免疫学等相关实验室检查，进行良、恶性鉴别诊断。肿块侵袭性越强则与周围分界越不清晰，通常恶性程度高的肿瘤因其浸润性生长而无包膜（如胰腺导管腺癌）；当包膜不完整或者原本完整的包膜出现不完整，说明肿瘤突破包膜呈浸润性生长，肿瘤发生恶变，加上 ^{18}F‑FDG 代谢明显增高，可以确定是恶性病变。

胰腺神经内分泌肿瘤

【简要病史】

　　患者男性，52 岁。体检发现胰头占位 3 个月。无特殊不适。

【实验室检查】

（1）血常规、肝功能、肾功能正常。

（2）肿瘤标志物：CA19－9、CA12－5、CA15－3、CA72－4、CA50、CA24－2、AFP、CEA 均为阴性。

【其他影像学检查】

（1）外院超声：胰腺囊实性占位(考虑囊腺瘤可能)。

（2）外院 CT：胰头部占位。

（3）本院超声：胰头上方探及低回声，大小为 4.4 cm×1.5 cm，边界清，内部回声不均，主胰管无扩张，彩色超声未见明显异常血流信号。

（4）本院 MRI：磁共振胰胆管成像（MRCP）提示肝内胆管走行正常，肝内、外胆管及胆总管显影良好，管径无增粗，胆囊不大，胰管未见明显扩张；胰头上方可见不均匀异常信号肿块（见图 5－36，箭头所示）。

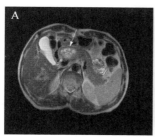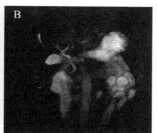

A—胰头上缘病灶层面横断位 MRCP 图像；B—上腹部 MRCP 冠状位 MIP 图像。

图 5－36　上腹部 MRCP 图像

【PET/CT 图像表现】

胰头上缘低密度肿块（见图 5－37，箭头所示），边界较清晰，大小为 5.8 cm×3.8 cm，^{18}F－FDG 代谢增高，SUV_{max}＝6.0。

【组织病理学】

胰腺体部实质性肿块，大小约为 4.0 cm×5.0 cm，行胰体尾切除和脾脏切除。

组织病理学结果：胰体神经内分泌瘤，G2；脉管内癌栓：（＋）。

免疫组化结果：EGFR（＋），hMLH1（＋），P53（－），Her2/Neu（－），E－Cad（＋），P16（＋），C－myc（部分＋），SMAD4（＋），Ki－67（＋，3%～4%），hMSH2（＋），MUC1（＋），MUC2（－），MUC5A（－）。

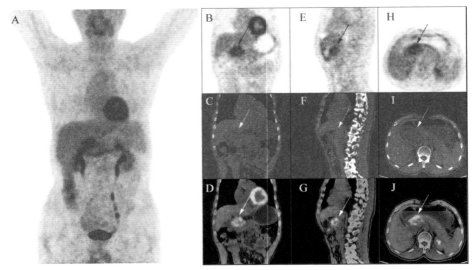

A—全身 PET MIP 图像;B～D—胰头病灶部位 PET、CT 和 PET/CT 冠状位融合图像;E～G—胰头上缘病灶部位 PET、CT 和 PET/CT 矢状位融合图像;H～J—胰头上缘病灶部位 PET、CT 和 PET/CT 横断位融合图像。

图 5 - 37　胰腺神经内分泌肿瘤的 PET/CT 图像

【点评】

胰腺神经内分泌肿瘤(NEN)可单发或多发,肿瘤有完整包膜,边界清晰,可为外生性,瘤内可有出血、坏死、囊变、钙化。典型 NET 血管丰富,增强后明显强化,快速生长或有侵袭行为的胰腺神经内分泌肿瘤常表现为较高程度的 ^{18}F - FDG 代谢,较少侵犯胰胆管和周围血管,G2 NET 生长抑素受体显像绝大多为阳性。当临床怀疑神经内分泌肿瘤时可建议患者进行奥曲肽显像或生长抑素受体 PET/CT 检查。

胰腺实性假乳头状瘤(1)

【简要病史】

患者男性,29 岁。在无明显诱因下出现上腹部隐痛不适半月,呈间断性,可自行缓解,与进食及体位变化无关,无发热寒战,无咳嗽、咳痰,无皮肤巩膜黄染,无恶心、呕吐等不适。当地超声检查发现胰腺头部占位。CT 提示胰腺头颈部囊实性占位,考虑肿瘤性病变。

【实验室检查】

(1)肝功能、肾功能、血常规、尿常规、粪常规均正常。

（2）肿瘤标志物：CA19-9、CA12-5、CA15-3、CA50、CA72-4、CA24-2、AFP、CEA 均为阴性。

【其他影像学检查】

本院超声：胰腺头、体部探及团块状低回声，边界欠清，形态不规则，范围为 7.1 cm×4.1 cm×6.9 cm，内部回声不均匀，考虑为恶性肿瘤可能。

【PET/CT 图像表现】

胰头颈部囊实性肿块（见图 5-38，箭头所示），边界尚清晰，大小约为 6.2 cm×4.2 cm，肿块边缘实性成分 ^{18}F-FDG 代谢增高，$SUV_{max}=5.7$；胰管未见明显扩张；腹膜后、两侧髂血管旁及腹股沟未见明显肿大淋巴结。

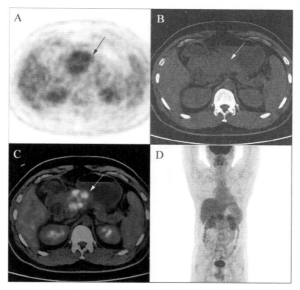

A—胰头层面横断位 PET 图像；B—胰头层面横断位 CT 图像；C—胰头层面横断位 PET/CT 融合图像；D—全身 PET MIP 图像。

图 5-38　胰腺实性假乳头状瘤的 PET/CT 图像

【组织病理学】

剖腹探查见胰腺颈体部肿瘤，大小为 4.0 cm×6.0 cm，质硬，胰周多发肿大淋巴结，行胰体尾切除和脾脏切除。

组织病理学结果：胰颈体部实性假乳头状肿瘤，局部侵犯包膜，并见小神经束侵犯；未见肯定血管侵犯。腹腔干淋巴结（0/5）及肝动脉旁淋巴结（0/2）未见肿瘤转移。

免疫组化结果：肿瘤细胞 a‑AT（＋），CgA（部分＋），Syn（＋），NSE（＋），CD56（＋），PR（＋），AE1/AE3（＋），CAM5.2（＋），细胞内或细胞间 PAS 阳性小球可见。

胰腺实性假乳头状瘤（2）

【简要病史】

患者女性，23 岁。饱餐后腹胀、腰痛 1 个月，无发热，无头晕、头痛，无心慌、胸闷，无腹痛、腹泻，奥美拉唑胶囊治疗效果不佳。

外院腹部 B 超提示：胰体尾部实质性占位，恶性肿瘤可能；脾大。

【实验室检查】

（1）肝功能异常：ALP 152.7 IU/L；ALT 117.5 IU/L；AST 60.3 U/L；血淀粉酶正常。

（2）肾功能、血常规、尿常规、粪常规均正常。

（3）肿瘤标志物：CA12‑5 67.05 U/mL；CA19‑9、CA15‑3、CA50、CA24‑2、AFP、CEA、NSE 均为阴性。

【其他影像学检查】

（1）超声：胰腺显示不清，上腹部偏左见低回声区，范围约为 5.9 cm×4.4 cm×4.5 cm，形态稍饱满，边界清，周边血流信号，内部回声均匀，后方回声增强。

（2）CT：胰体部囊实性肿块影（见图 5‑39，箭头所示），以实性为主，大小约为 4.3 cm×4.5 cm，明显不均匀强化，邻近血管受推挤，远端胰管扩张。

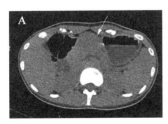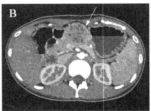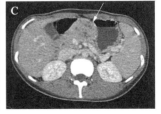

A—胰腺层面 CT 平扫图像；B—胰腺层面 CT 动脉期图像；C—胰腺层面 CT 平衡期图像。

图 5‑39 胰腺增强 CT 图像

【PET/CT 图像表现】

胰腺体尾部软组织密度肿块（见图 5‑40，箭头所示），边界尚清，大小约为

5.2 cm×4.3 cm，^{18}F-FDG 代谢异常增高，SUV$_{max}$=15.0，胰管未见明显扩张；腹膜后、两侧髂血管旁及腹股沟未见明显肿大淋巴结；盆腔少量积液。

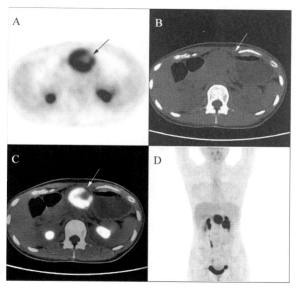

A—胰体肿瘤层面横断位 PET 图像；B—胰体层面横断位 CT 图像；C—胰体层面横断位 PET/CT 融合图像；D—全身 PET MIP 图像。

图 5-40　胰腺实性假乳头状瘤的 PET/CT 图像

【组织病理学】

手术探查见胰腺体部肿瘤，大小约为 3.0 cm×3.0 cm，质地中等，边界尚清，行胰体尾切除和脾脏切除。

病理学结果：胰体尾肿瘤，HE 形态首先考虑为实性假乳头状肿瘤，伴坏死，肿瘤大小为 4.0 cm×3.5 cm×3.5 cm。

免疫组化结果：AE1/AE3（弱＋），β-Cat（＋，细胞核），CD10（＋），CD56（＋），CD99（＋，核旁点状），CgA（－），CK7（－），Ki-67（＋，1%），PR（＋），Syn（－），Vimentin（＋），α1-ACT（＋）。

【点评】

胰腺实性假乳头状瘤（solid pseudopapillary tumor of the pancreas，SPTP)是一种比较罕见的胰腺肿瘤，占胰腺原发肿瘤的 0.13%～2.7%，好发于年轻女性，以胰体尾部居多，体积一般较大，具有低度恶性潜能，可发生肝脏或淋巴结转移。影像学表现多为具有包膜的囊实性肿块，可见坏死、出血及钙化,实性部分及包膜可见渐进性强化,多数^{18}F-FDG 代谢增高,其^{18}F-FDG 高代谢是由于肿瘤细胞排列致密、肿瘤伴坏死和多核巨细胞聚集;无胰胆管梗阻表现。CA19-9 在胰腺癌中常升高,有助于 SPTP 与胰腺癌的鉴别诊断。

胰腺导管内乳头状黏液性肿瘤

【简要病史】

患者男性,58 岁。体检发现胰腺占位 1 个月。外院 CT:胰头囊实性占位,囊腺瘤或癌可能。

【实验室检查】

(1)肿瘤标志物:CA19-9、CA12-5、CA50、CA72-4、CA24-2、AFP、CEA、CA15-3 均为阴性。

(2)肝功能、肾功能、血常规均正常。

【其他影像学检查】

(1)本院超声:胰腺头部前方低回声伴无回声,大小约为 6.5 cm×5.0 cm,形态不规则,边界不清,内部呈分隔样。

(2)本院 MRCP:胰头颈部见巨大囊性占位(见图 5-41,箭头所示),边缘分叶,大小约为 5.5 cm×5.0 cm,远端胰体部主胰管轻度扩张;胆囊显影未见增大。

(3)本院 CT:胰头见囊实性低密度影(见图 5-42,箭头所示),囊性成分为主,多发分隔,其内见类结节,轻度强化,肿块大小约为 7.5 cm×6.7 cm,后方胰管不扩张,胆总管未见明显扩张。

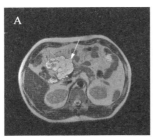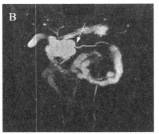

A—胰头病灶层面横断位 MRCP 图像;B—上腹部 MRCP 冠状位 MIP 图像。

图 5-41　上腹部 MRCP 图像

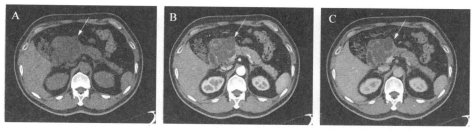

A—胰腺层面 CT 平扫图像；B—胰腺层面 CT 动脉期图像；C—胰腺层面 CT 平衡期图像。

图 5 - 42　胰腺 CT 图像

【PET/CT 图像表现】

胰头区囊实性肿块（见图 5 - 43，箭头所示），截面大小约为 8.3 cm×7.5 cm，边缘实性部分 ^{18}F - FDG 代谢异常增高，SUV_{max}＝7.0；腹腔及腹膜后淋巴结未见明显肿大及 ^{18}F - FDG 代谢异常增高灶。

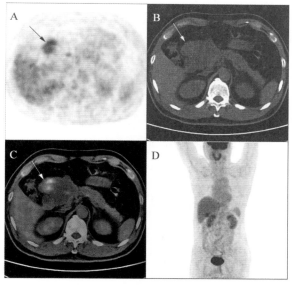

A—胰头层面横断位 PET 图像；B—胰头层面横断位 CT 图像；C—胰头层面横断位 PET/CT 融合图像；D—全身 PET MIP 图像。

图 5 - 43　胰腺导管内乳头状黏液性肿瘤的 PET/CT 图像

【组织病理学】

胰腺钩突占位，大小为 5.0 cm×6.0 cm，呈囊实性，行胰十二指肠切除术。

病理学结果：胰腺导管内乳头状黏液性肿瘤，上皮中至重度不典型增生，局部癌变，肿瘤小灶区与周围组织界限欠清，倾向局限性浸润，肿瘤大小为 6.5 cm×4.0 cm×2.0 cm。胰腺周围淋巴结(0/3)未见肿瘤转移。

【点评】

胰腺导管内乳头状黏液性肿瘤(intraductal papillary mucinous neolasm，IPMN)是胰腺导管内乳头状癌的重要癌前病变，累及主胰管或分支胰管，并产生黏液，从而导致胰管扩张，分为主胰管型(main duct IPMN，MD-IPMN)、分支胰管型(branch duct IPMN，BD-IPMN)和混合胰管型(mix-IPMN)。

鉴别诊断：① 浆液性囊腺瘤是相对常见的胰腺良性囊性肿瘤，以老年女性为主，多位于胰头。病理学分为微囊型浆液性囊腺瘤和大囊型浆液性囊腺瘤。② 黏液性囊性肿瘤是胰腺最常见的囊性肿瘤，多见于中年女性，大部分位于胰腺体尾部。具有潜在恶性，分为黏液性囊腺瘤、交界性囊腺瘤和黏液性囊腺癌。③ 慢性胰腺炎伴假性囊肿：有胰腺炎病史，以中青年为主，表现为胰管呈不规则形或串珠样扩张，可见胰腺萎缩、钙化、假性囊肿形成，胰导管内结石等。

胰腺浆液性囊腺瘤

【简要病史】

患者男性，69 岁。体检发现胰头占位 3 天，自觉无明显不适。

【实验室检查】

(1) 肝功能、肾功能、血常规、尿常规、粪常规均正常。

(2) 肿瘤标志物：CA19-9、CA12-5、CA50、CA72-4、CA24-2、AFP、CEA、CA15-3 均为阴性。

【其他影像学检查】

(1) 本院超声：胰腺头部探及 3.3 cm×2.5 cm 低回声伴小区无回声，边界尚清，形态不规则，内部血流不明显。

(2) 本院 MRCP：胰头区见囊实性占位(见图 5-44，箭头所示)，远段胰管全程扩张，管径约为 0.6 cm，胆总管显示，部分管径约为 1.0 cm；肝区多发囊样病变。

(3) 本院 CT：胰头增大，胰头见不规则低密度灶(见图 5-45，箭头所示)，

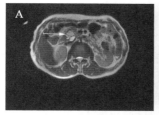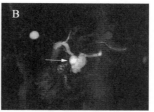

A—胰头病灶层面横断位 MRCP 图像；B—上腹部 MRCP 冠状位
MIP 图像。

图 5-44　上腹部 MRCP 图像

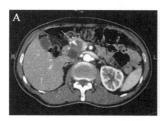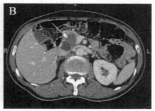

A—胰腺层面 CT 动脉期图像；B—胰腺层面 CT 平衡期图像。

图 5-45　胰腺 CT 图像

轻-中度强化，边界不清，大小约为 2.5 cm×2.4 cm，下部呈囊性，胆总管、胰管
扩张；肝两叶散在多枚类圆形结节，最大约为 2.2 cm，强化不明显，边界欠清。

【PET/CT 图像表现】

胰头囊性低密度灶（见图 5-46，箭头所示），大小约为 4.0 cm×2.3 cm，边
界尚清，囊内 ^{18}F - FDG 代谢缺损；其边缘组织不均匀性 ^{18}F - FDG 代谢略高
（未见明显壁结节），$SUV_{max}=3.0$；胰管扩张；肝脏两叶多发囊性低密度灶，最
大者约为 1.9 cm×1.8 cm，^{18}F - FDG 代谢缺损，肝内、外胆管未见明显扩张。

【组织病理学】

探查见胰腺钩突占位，大小为 5.0 cm×6.0 cm×5.0 cm，质软，行胰十二
指肠切除术。

组织病理学结果：胰腺微囊性浆液性囊腺瘤，肿瘤大小为 3.0 cm×
3.0 cm×1.5 cm。

【点评】

胰腺囊性病变（pancreatic cystic lesions，PCL）的发病率日渐上升，有由
胰腺上皮和（或）间质组织形成的肿瘤或非肿瘤性含囊腔的病变，包括假性囊
肿（pseudocyst，PC）和囊性肿瘤。胰腺囊性肿瘤最常见的病变类型如下：浆

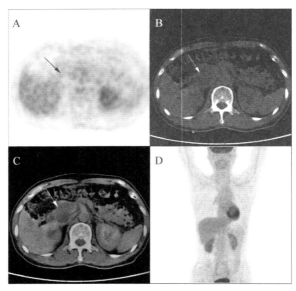

A—胰头层面横断位 PET 图像;B—胰头层面横断位 CT 图像;
C—胰头层面横断位 PET/CT 融合图像;D—全身 PET MIP
图像。

图 5‐46　胰腺浆液性囊腺瘤的 PET/CT 图像

液性囊腺瘤(serous cystadenoma，SCA)，占 32%～39%；黏液性囊性肿瘤包括黏液性囊腺瘤(mutinous cystic adenomas，MCA)和黏液性囊腺癌(mucinous cystadenocarcinoma，MCAC)、胰腺囊腺癌和胰腺癌囊变等。假性囊肿和浆液性囊腺瘤为良性病变。

自身免疫性胰腺炎

【简要病史】

患者男性,58 岁。尿黄,皮肤、巩膜黄染 1 周,无发热、腹痛、腹胀、恶心、呕吐等不适,在外院行检查发现胰头部占位。

【实验室检查】

(1) 肝功能：ALP 271 IU/L；ALT 407.5 IU/L；AST 131.7 IU/L；ASTM 45 IU/L；GGT 1302 IU/L；TBIL 139.1 μmol/L；D‐TBIL 128.2 μmol/L；淀粉酶在正常范围。

(2) 尿常规：尿胆红素(2+),尿葡萄糖(3+),尿色深黄、浑浊。

（3）血常规、粪常规均正常。

（4）肿瘤标志物：CA19 - 9 237. 20 U/mL；CA50 136. 14 U/mL；CA72 - 4、CA24 - 2、AFP、CEA 均为阴性。

【其他影像学检查】

（1）MRI：胰头部明显突出增大（见图 5 - 47，箭头所示），T1WI 呈等信号，T2WI 呈略高信号，信号欠均匀，病灶与周围正常胰腺组织分界欠清，大小约为 3. 6 cm×2. 7 cm，增强扫描病灶呈不规则强化，胰周围组织界面不清晰，肝内胆管及胆总管可见扩张，胆囊增大。考虑胰头恶性肿瘤可能，伴梗阻性黄疸。

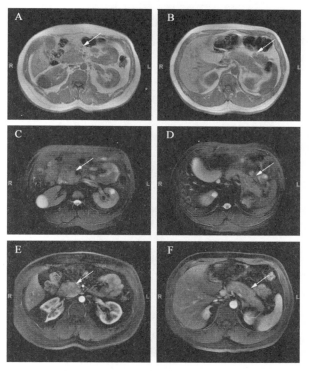

A、C、E—分别为胰头层面横断位 T1WI、T2WI 和 T1 增强图像；B、D、F—分别为胰体尾层面横断位 T1WI、T2WI 和 T1 增强图像。

图 5 - 47　上腹部 MRI 图像

（2）CT：胰头部增大（见图 5 - 48，箭头所示），强化不均，胰管及胆道增粗，肝内胆管显影。

【PET/CT 图像表现】

胰头部肿块（见图 5 - 49，箭头所示），大小约为 4. 7 cm×3. 5 cm，^{18}F -

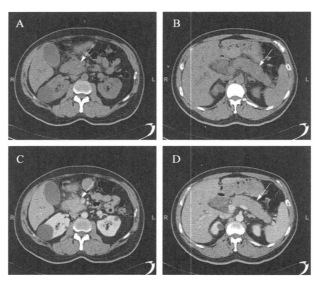

A、C—分别为胰头层面横断位平扫和平衡期 CT 图像；B、D—分别为胰体尾层面横断位平扫和平衡期 CT 图像。

图 5-48　胰腺 CT 图像

FDG 代谢异常增高，$SUV_{max}=4.7$；胰尾部另见弥漫性[18]F-FDG 代谢异常增高（见图 5-50，箭头所示），$SUV_{max}=4.5$；胰管未见明显扩张；肝门区及腹膜后淋巴结未见明显肿大及[18]F-FDG 代谢异常增高。

【组织病理学】

　　探查见胰头部肿块，大小为 4.0 cm×5.0 cm，质硬，与肠系膜上静脉、动脉粘连侵犯，与脾静脉粘连侵犯，行扩大的胰十二指肠切除术。

　　组织病理学结果：胰腺炎症性病变，胰腺小叶结构可见，间质纤维化硬化，伴多量浆细胞及淋巴细胞浸润，结合形态及免疫组化结果，建议临床检查血清 IgG4 水平，除外 IgG4 相关性硬化性胰腺炎可能。

　　免疫组化结果：

　　（1）增生的浆细胞：IgG4（＋），IgG（＋），CD38（＋），CD138（欠满意），VS38c（＋）。

　　（2）增生的淋巴细胞：CD4（多量＋），CD8（多量＋），CD3（多量＋），CD20（多量＋）。

　　（3）上皮成分：CK7（＋），AE1/AE3（＋）。

【点评】

　　自身免疫性胰腺炎（autoimmune pancreatitis，AIP）是一种特殊类型的

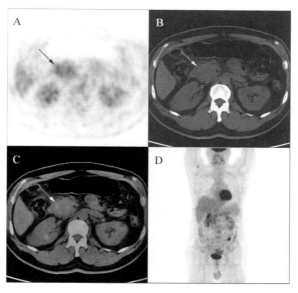

A—胰头层面横断位 PET 图像;B—胰头层面横断位 CT 图像;C—胰头层面横断位 PET/CT 融合图像;D—全身 PET MIP 图像。

图 5 – 49　胰腺 PET/CT 图像(胰头)

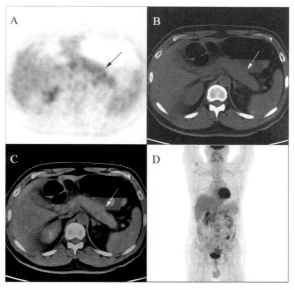

A—胰体尾层面横断位 PET 图像;B—胰体尾层面横断位 CT 图像;C—胰体尾层面横断位 PET/CT 融合图像;D—全身 PET MIP 图像。

图 5 – 50　胰腺 PET/CT 图像(胰尾)

慢性胰腺炎,以胰腺局部或弥漫性肿大伴有胰管不规则狭窄、类固醇激素疗效为特征,为IgG4系统性疾病之一。AIP在形态上表现为胰腺腊肠样肿胀,^{18}F-FDG代谢弥漫性增高,当胰腺癌阻塞主胰管引起弥漫性胰腺炎时,弥漫性AIP与胰腺癌难以区分,局灶性AIP单纯依靠^{18}F-FDG代谢情况难以与胰腺癌相鉴别。胰腺外病灶侵犯,包括唾液腺、肺门淋巴结、硬化性胆管壁炎、后腹膜纤维化,IgG4增高而肿瘤标志物阴性等可作为支持诊断AIP的依据。

胰腺弥漫性病变的常见疾病主要包括胰腺炎、胰腺癌、胰腺淋巴瘤、转移瘤、胰腺导管内乳头状黏液性肿瘤、von Hippel-Lindau综合征、胰腺囊性纤维化以及淀粉样变性、胰腺癌合并阻塞性胰腺炎等。自身免疫性胰腺炎可引起很显著的^{18}F-FDG代谢异常增高,一般表现为条形、不均匀性^{18}F-FDG代谢增高,并且临床常伴有IgG4升高,多无淋巴结肿大,不累及邻近包膜,相邻血管多呈受压推移改变,不侵犯周围血管。

肿块性胰腺炎

【简要病史】

患者女性,53岁。体检发现胰腺占位1个月。外院超声:胰头占位,肝内外胆管扩张。

【实验室检查】

(1)血常规:白细胞计数$7.5×10^9$/L;淋巴细胞比例23.0%;中性粒细胞比例71.0%;中性粒细胞计数$5.3×10^9$/L;红细胞计数$4.40×10^{12}$/L;血红蛋白141 g/L;血小板计数$161×10^9$/L。

(2)肝功能、肾功能:ALP 196.8 IU/L;GGT 229 IU/L;AMY(淀粉酶)155 IU/L;余指标均为阴性。

(3)尿常规:尿胆原(+),余指标均为阴性。

(4)粪常规正常。

(5)肿瘤标志物:CA19-9、CA12-5、CA50、CA72-4、CA24-2、AFP、CEA、CA15-3均为阴性。

【其他影像学检查】

本院CT:胰头钩突部致密改变(见图5-51 A~C,箭头所示),胰管轻度扩张(见图5-51 D),肝内外胆管扩张,肝内多发低密度小结节,边缘尚清,胰周、腹膜后多发肿大淋巴结,腹腔内未见积液。

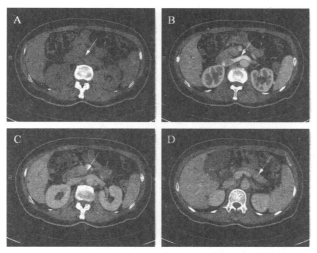

A～C—分别为胰头层面横断位平扫、门脉期和平衡期 CT 图像；
D—胰体尾层面横断位平衡期 CT 图像。

图 5 - 51 肿块性胰腺炎的 CT 图像

【PET/CT 图像表现】

胰腺头部略饱满，后部近胆总管处局灶性 ^{18}F - FDG 代谢增高（见图 5 - 52，

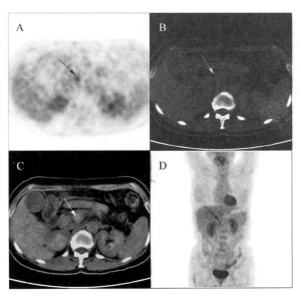

A—胰头层面横断位 PET 图像；B—胰头层面横断位 CT 图像；C—
胰头层面横断位 PET/CT 融合图像；D—全身 PET MIP 图像。

图 5 - 52 肿块性胰腺炎的 PET/CT 图像

箭头所示），$SUV_{max}=4.0$；肝脏多个囊肿；肝内胆管、胆总管轻度扩张。

【组织病理学】

剖腹探查，见胰腺头部肿块，大小为 $2.0\,cm\times2.5\,cm$，质硬，局部侵犯门静脉，胰周多发肿大淋巴结，行胰十二指肠切除术。

组织病理学结果：胰头胰腺组织中见大量急慢性炎细胞浸润，局部小脓肿形成；胰周、胃周淋巴结均为反应性增生。

【点评】

肿块型胰腺炎（mass-forming pancreatitis，MFP）是慢性胰腺炎的一种特殊类型，常伴有胰腺周围炎性渗出改变。慢性胰腺炎常伴胰腺萎缩、胰管钙化等，胰腺功能降低，胰头肿块常见，其内可见钙化，胆总管逐渐变窄，胰管狭窄无 PC 明显，无明显截断征，出现淋巴结转移、肝脏转移提示恶变。MFP 与胰腺导管腺癌（PDAC）有较多临床和影像学上的共同点，导致鉴别困难。需要结合实验室检查指标、病史长短、黄疸轻重、腹痛与黄疸出现先后来综合诊断。

胰腺假性囊肿

【简要病史】

患者男性，50 岁。在无明显诱因下出现上腹胀痛不适 3 月余，进油腻饮食后尤为明显，伴腰部放射痛。外院胃镜检查未见明显异常，经抗感染、保肝、保胃等对症治疗后好转。此后上述症状间断出现，经休息或对症治疗后均可缓解。至本院进一步就诊。

【实验室检查】

（1）血生化：ALP 141 IU/L；GGT 161 IU/L；A/G（白球比例）1.21；淀粉酶 205 IU/L；余肝、肾功能指标未见异常。

（2）血常规、尿常规、粪常规均正常。

（3）肿瘤标志物：CA19 - 9 43.0 U/mL；CEA 5.58 ng/mL；CA50、CA72 - 4、CA24 - 2、AFP 均为阴性。

【其他影像学检查】

（1）CT：肝门、胰头区和肝包膜下多发囊性结节及肿块（见图 5 - 53，箭头所示），部分边缘似有强化，近肝门区一枚较大，大小约为 $5.8\,cm\times6.3\,cm$，肝内段管轻度扩张，胰头区不规则钙化灶伴胰管轻度扩张；以上性质待定（淋巴管囊肿可能，感染性病变或恶性肿瘤待排）。

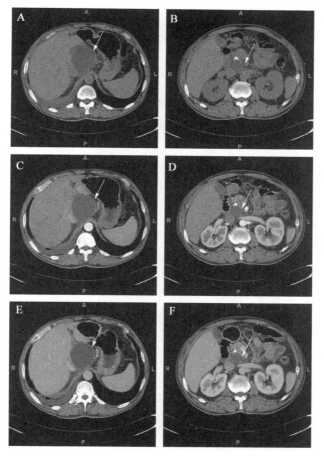

A、C、E—分别为肝门层面横断位平扫、动脉期和平衡期 CT 图像；
B、D、F—分别为胰头层面横断位平扫、动脉期和平衡期 CT 图像。

图 5 - 53　上腹部 CT 图像

（2）MRI：肝门区及胰头后方囊性结节（见图 5 - 54，箭头所示），增强后部分边缘似强化，恶性征象不明显，胰周假性囊肿可能。

【PET/CT 图像表现】

肝门区囊实性密度影（见图 5 - 55，箭头所示），大小约为 $6.0\,\text{cm}\times5.2\,\text{cm}$，囊性成分为主，少量实性成分见 ^{18}F - FDG 代谢增高，$\text{SUV}_{max}=4.4$；胰头部囊实性密度影（见图 5 - 56，箭头所示），实性部分 ^{18}F - FDG 代谢略高，$\text{SUV}_{max}=3.8$；胆总管结石；胃小弯侧、胰周及腹主动脉两旁多发小淋巴结，^{18}F - FDG 代谢略高，$\text{SUV}_{max}=3.8$；肝包膜下少量积液，盆腔积液。

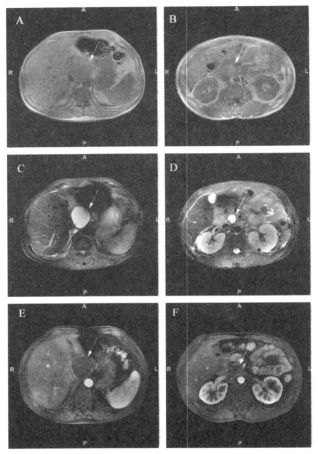

A、C、E—分别为肝门层面横断位 T1WI、T2WI 和增强 MRI 图像；
B、D、F—分别为胰头层面横断位 T1WI、T2WI 和增强 MRI 图像。

图 5 - 54　上腹部 MRI 图像

【组织病理学】

　　术中探查见后腹膜囊实性肿块，大小约为 6.0 cm×3.0 cm，位于肝十二指肠韧带后方，上至肝脏尾状叶，下至胰头上方，质地中等。行后腹膜（炎性囊实性）肿块活检、清创引流和胆囊切除。

　　病理学结果：胰腺假性囊肿，纤维结缔组织，部分区域伴退变，未见明确衬覆上皮，考虑为囊壁样组织伴继发性改变，请结合临床。

【点评】

　　在胰腺囊性病变中，以假性囊肿最为常见，占 70%～80%，多继发于急、慢

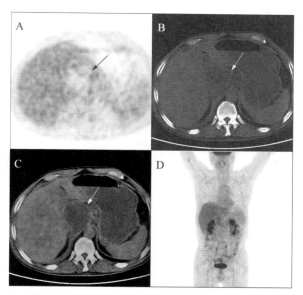

A—肝门区层面横断位 PET 图像；B—肝门区层面横断位 CT
图像；C—肝门区层面横断位 PET/CT 融合图像；D—全身 PET
MIP 图像。

图 5 - 55　肝脏 PET/CT 图像

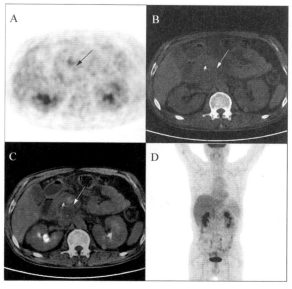

A—胰头层面横断位 PET 图像；B—胰头层面横断位 CT 图像；C—
胰头层面横断位 PET/CT 融合图像；D—全身 PET MIP 图像。

图 5 - 56　胰腺假性囊肿的 PET/CT 图像

性胰腺炎或者胰腺创伤,因其内壁无上皮细胞衬覆而区别于真性囊肿。多数患者的实验室检查指标无明显异常,CT 表现为囊壁均匀光滑,增强后无明显强化,部分患者囊壁或主胰管可见钙化。PET/CT 显像囊壁多表现为低或无 ^{18}F - FDG 代谢增高,囊液呈 ^{18}F - FDG 代谢缺损,合并感染时囊壁可表现为轻至中度 ^{18}F - FDG 代谢异常增高,需要与胰腺囊腺癌相鉴别。分隔及囊壁可见向腔内呈乳头状或脑回样突起, ^{18}F - FDG 代谢显著增高,有利于胰腺囊腺癌诊断。

十二指肠壶腹部间质瘤

【简要病史】

患者女性,58 岁。右上腹包块伴腰背部酸痛 1 月余。外院 CT 提示右上腹胰头区巨大囊性占位。腹腔囊肿穿刺,引出血性液体约 30 mL,考虑胰腺囊腺癌可能。

【实验室检查】

(1)血常规、肝功能、肾功能均正常。

(2)肿瘤标志物:CA19 - 9、CA12 - 5、CA15 - 3、CA50、CA72 - 4、CA24 - 2、AFP、CEA 均为阴性。

【其他影像学检查】

(1)本院超声:右上腹胰头外侧见中等回声伴蜂窝状无回声,大小约为 12.5 cm×10.3 cm×10.5 cm,边界尚清,边缘见条状血流。

(2)本院 CT:右上腹部囊性占位(见图 5 - 57 A～C,箭头所示),大小约为 8.5 cm×11.0 cm,囊内可见少量气体,囊壁不光整,不均匀强化,肿块将十二指肠向内下推移,胰头可见受压变形,胰体胰管轻度扩张。考虑为 GIST 或神经内分泌肿瘤。

(3)MRCP:肝内胆管及胰管轻度扩张,胰头区见占位。

【PET/CT 图像表现】

右上腹胰头区巨大囊实性肿块(见图 5 - 58,箭头所示),大小约为 11.5 cm×8.9 cm,部分囊壁 ^{18}F - FDG 代谢增高,SUV_{max}=7.0,其侧壁见少许细小钙化,囊内 ^{18}F - FDG 代谢缺损;胰腺其余部位未见 ^{18}F - FDG 代谢异常增高影,胰管未见明显扩张。

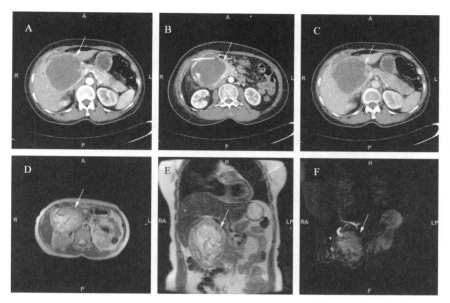

A、B—分别为肝门区和胰头层面横断位动脉期 CT 图像；C—肝门区层面横断位平衡期 CT 图像；D、F—分别为胰头层面横断位和冠状位 T2WI；E—MRCP 图像。

图 5 - 57　上腹部 CT 和 MRI 图像

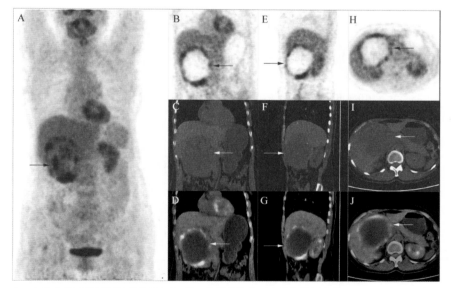

A—全身 PET MIP 图像（前后位）；B～D—分别为胰头区病灶部位冠状位 PET、CT 和 PET/CT 融合图像；E～G—分别为胰头区病灶部位矢状位 PET、CT 和 PET/CT 融合图像；H～J—分别为胰头区病灶部位横断位 PET、CT 和 PET/CT 融合图像。

图 5 - 58　胰头十二指肠区病变 PET/CT 图像

【组织病理学】

探查见肿瘤位于壶腹部,大小约为 12 cm×10.0 cm×8.0 cm,质韧,与肠系膜上静脉、肠系膜上动脉有局部粘连侵犯。行"胰十二指肠切除术＋后腹膜淋巴结清扫术＋胆囊管肝总管成形术"。

病理学结果:(十二指肠壶腹部)胃肠道间质瘤(GIST),大小为 14.0 cm×10.0 cm×4.0 cm,侵犯十二指肠壁全层伴出血、坏死,核分裂象<5/50HPF,未见确切脉管及神经侵犯。

免疫组化结果:CD117(＋),CD34(部分＋),Dog-1(＋),S-100(－),DES(－),SMA(部分弱＋),h-caldesmon(部分弱＋),CD57(－)。

【点评】

胃肠道间质瘤(gastrointestinal stromal tumors, GIST)是一类起源于胃肠道间叶组织的肿瘤,通常外生性生长,肿瘤呈类圆形,中央可发生坏死,增强后不均匀强化,肿块与邻近脏器粘连,与胰腺周围体积较大的肿瘤如 SPNP、NET 容易发生混淆。依据瘤细胞的形态,通常将 GIST 分为三大类:梭形细胞型(70%)、上皮样细胞型(20%)、上皮样细胞混合型(10%)。免疫组化:CD117 阳性率为 94%～98%,DOG1 阳性率为 94%～96%,多数梭形细胞 GIST(特别是胃 GIST)表达 CD34,在小肠 GIST 中 CD34 可为阴性。[18]F-FDG PET/CT 检查对 GIST 早期转移或者复发敏感,对肿瘤分期以及靶向治疗效果的评估优于传统影像检查。

脾脏梭形细胞恶性肿瘤

【简要病史】

患者男性,72 岁。左侧背部、上腹部疼痛 1 月余,加重 3 天,无发热。阑尾炎及小肠疝气手术史。

【实验室检查】

外院 CEA、CA19-9、CA15-3、CA72-4、AFP、PSA、NSE 均为阴性。

【其他影像学检查】

(1)外院 MRI:肝血管瘤;脾脏 7.4 cm 分叶状 T2WI 稍高信号,增强明显不均匀渐进强化,恶性可能;肝、肾囊肿,左肾上腺腺瘤。

(2)外院 CT:肝内血管瘤;脾脏团块灶,倾向于恶性病变;肝、左肾囊肿,左肾上腺腺瘤可能。

【PET/CT 图像表现】

脾脏上极团块影(见图 5 - 59,箭头所示),边界不清,与胃底胃壁难以分界,^{18}F - FDG 代谢异常增高,$SUV_{max}=23.6$,范围约为 8.2 cm×5.1 cm。两侧肾上腺增粗,^{18}F - FDG 代谢轻度增高,$SUV_{max}=3.3$。腹膜后、两侧髂血管旁及腹股沟未见明显肿大淋巴结。气管前腔静脉后、右支气管前、隆突下多发淋巴结,密度稍高,大者直径约为 0.9 cm,^{18}F - FDG 代谢异常增高,$SUV_{max}=11.1$。左侧胸腔少量积液。甲状腺左叶结节,直径约为 0.8 cm,^{18}F - FDG 代谢增高,$SUV_{max}=7.1$。

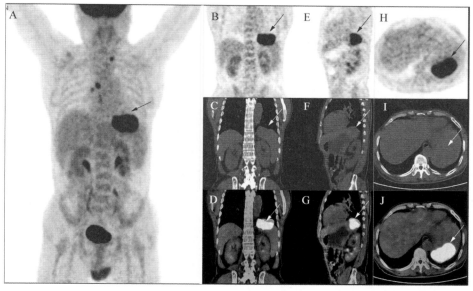

A—全身 PET MIP 图像(前后位);B~D—分别为脾脏病灶部位冠状位 PET、CT 和 PET/CT 融合图像;E~G—分别为脾脏病灶部位矢状位 PET、CT 和 PET/CT 融合图像;H~J—分别为脾脏病灶部位横断位 PET、CT 和 PET/CT 融合图像。

图 5 - 59　脾脏梭形细胞肿瘤的 PET/CT 图像

【组织学病理】

脾脏穿刺:梭形细胞恶性肿瘤,免疫组化显示肿瘤细胞具上皮样分化,需要除外转移性(包括肉瘤样癌等)。

免疫组化结果:AE1/AE3(+),CD31(-),EMA(-),ERG(-),Ki - 67(+,70%)。

【点评】

梭形细胞肿瘤(spindle cell tumor)是指细胞形态在镜下表现为梭形细胞

为主的肿瘤,可发生在任何器官或组织,主要来源于纤维组织、平滑肌组织,形态学表现可以是癌,也可以是瘤,较难直接诊断,临床上多需通过肿瘤发生部位、免疫组化、特殊染色或电镜检查来帮助鉴别。梭形细胞瘤受累部位以肺、肠系膜及网膜多见,好发年龄为 20～40 岁。按照形态结合免疫表型,可分为胃肠道间质瘤、平滑肌肿瘤、横纹肌肿瘤、外周神经源性肿瘤和其他梭形细胞肿瘤源。上皮性梭形细胞肿瘤表现为 ^{18}F – FDG 高代谢(如本例),但纤维或软组织来源的梭形细胞肿瘤 ^{18}F – FDG 代谢不高或略增高,PET/CT 可出现假阴性。

脾脏血管肉瘤

【简要病史】

患者女性,25 岁。左上腹不适半月,无发热。外院 CT:脾脏多发占位,淋巴瘤可能,脂肪肝。

【实验室检查】

(1) 血常规:白细胞计数 20.9×10^9/L;淋巴细胞比例 10.7%;中性粒细胞比例 82.6%;嗜酸性粒细胞比例 0.00%;中性粒细胞计数 17.3×10^9/L;嗜酸性细胞计数 0.01×10^9/L;血红蛋白 109 g/L;血小板计数 27×10^9/L。

(2) 肿瘤标志物:FERR 827.60 ng/mL;CA12 – 5 37.86 U/mL;CA72 – 4 7.69 U/mL;CA19 – 9、CA15 – 3、CA50、CA24 – 2、AFP、CEA 均为阴性。

【其他影像学检查】

本院超声:脾形态不规则,大小约为 12.6 cm×9.9 cm×7.7 cm,包膜完整光滑,内部回声不均匀,呈结节状回声,边界不清,彩色超声见点状血流信号。

【PET/CT 图像表现】

脾脏明显增大(见图 5 – 60,箭头所示),推压左肾,内见多处片状低密度灶,^{18}F – FDG 代谢不均匀性异常增高(内见坏死),$SUV_{max} = 10.2$;脾脏下方见一枚直径为 1.0 cm 的副脾结节。

【组织病理学】

脾脏切除,病理学结果:(脾脏)梭形细胞软组织肿瘤,肿块大小为 12 cm×11 cm×7 cm,根据形态首先考虑血管肉瘤(angiosarcoma, AS)。

免疫组化结果:CD31(＋),CD34(＋),F8(＋),D2 – 40(灶性＋),vimentin(＋),a – SMA(－),CD68(－),Ki – 67(＋,30%～40%)。

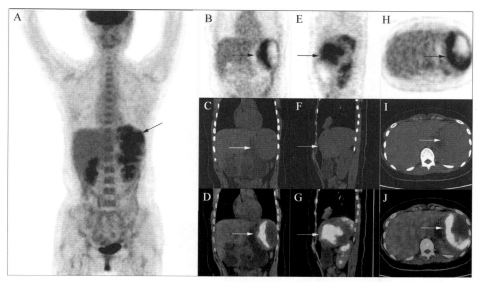

A—全身 PET MIP 图像（前后位）；B～D—分别为脾脏病灶部位冠状位 PET、CT 和 PET/CT 融合图
像；E～G—分别为脾脏病灶部位矢状位 PET、CT 和 PET/CT 融合图像；H～J—分别为脾脏病灶部位
横断位 PET、CT 和 PET/CT 融合图像。

图 5－60　脾脏血管肉瘤的 PET/CT 图像

【点评】

　　脾血管肉瘤是由脾窦内皮细胞发生，以老年人居多，侵袭性强，易发生自
发性脾破裂或血性腹水，常伴脾门或腹膜后淋巴结转移，以及肝等脏器远处转
移。镜下病理可见肿瘤组织呈不规则管腔结构。免疫组化结果对血管肉瘤的
诊断有重要价值，其中，血管内皮细胞标志物 CD34 是最敏感的诊断指标。CT
表现一般如下：脾内单发或多发低密度，伴囊变、钙化、出血、纤维化病变等一
种或多种表现；增强扫描显示不同程度血供状态，部分强化特点类似于血管
瘤；血管内皮肉瘤易破裂，引起脾包膜下积血或腹腔积血。^{18}F－FDG PET/CT
多表现为 ^{18}F－FDG 高代谢。

脾脏血管瘤

【简要病史】

　　患者女性，63 岁。上腹部不适 1 月余，左下腹黑痣切除多年。外院 CT：
脾脏多发占位，考虑：① 血管瘤；② 淋巴瘤待排。外院 MRI：脾内多发血
管瘤。

【实验室检查】

（1）血常规、肝功能、肾功能均正常。

（2）肿瘤标志物：CA19-9、AFP、CEA 均为阴性。

【其他影像学检查】

（1）本院超声：脾脏近前包膜下和脾门区探及高回声 2.5 cm×2.0 cm×2.5 cm 和 2.1 cm×1.8 cm×2.0 cm，边界尚清，形态规则，回声欠均匀，周边和内部见静脉血流信号。

（2）本院 CT：脾脏内见多枚低密度灶（见图 5-61，箭头所示），较大者位于下极，大小约为 1.9 cm×2.6 cm，边界尚清，边缘稍欠光整，轻度强化。

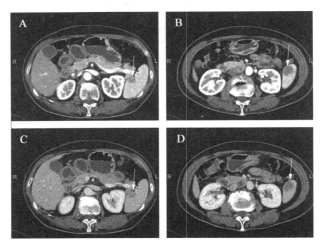

A、B—脾门旁和脾下极病灶层面 CT 动脉期图像；C、D—脾门旁和脾下极病灶层面 CT 门脉期图像。

图 5-61　腹部增强 CT 图像

【PET/CT 图像表现】

脾脏见 2 个略低密度灶，病灶 1 如图 5-62 中箭头所示，病灶 2 如图 5-63 中箭头所示，大者约为 2.5 cm×1.8 cm，^{18}F-FDG 代谢均未见增高。

【组织病理学】

脾脏切除，病理学结果：（脾脏）多发性血管瘤，直径为 0.3～2.0 cm。

【点评】

血管瘤主要分为海绵状血管瘤和毛细血管瘤，以海绵状血管瘤为多见。CT 表现：脾血管瘤平扫多呈实性低密度，偶可见钙化或出血导致高密度，或

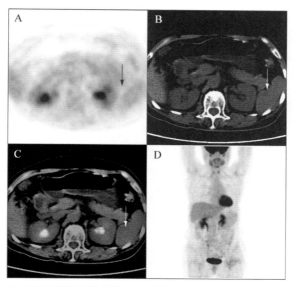

A—脾脏病灶层面横断位 PET 图像；B—脾脏病灶层面横断位
CT 图像；C—脾脏病灶层面横断位 PET/CT 融合图像；D—全
身 PET MIP 图像。箭头所示为脾门旁灶。

图 5 - 62　脾脏血管瘤(病灶 1)的 PET/CT 图像

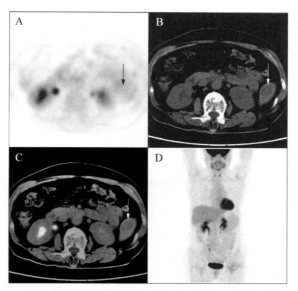

A—脾脏病灶层面横断位 PET 图像；B—相应层面横断位 CT
图像；C—相应层面横断位 PET/CT 融合图像；D—全身 PET
MIP 图像(前后位)。箭头所示为脾下极病灶。

图 5 - 63　脾脏血管瘤(病灶 2)的 PET/CT 图像

囊性低密度成分。脾血管瘤强化特征多样,可表现为结节样高强化渐进充填、环状高强化或囊状无强化。与其他脏器血管瘤一样,脾脏血管瘤^{18}F-FDG 代谢不增高,与脾脏或肌肉本底相似。

脾脏错构瘤

【简要病史】

患者女性,31 岁。外院体检 B 超提示脾脏 9.7 cm×8.1 cm 均质性包块伴血流。无发热、寒战,无恶心、呕吐,无腹泻、黑便。

【实验室检查】

(1) 血常规:白细胞计数 $3.6×10^9$/L;淋巴细胞比例 32.4%;中性粒细胞比例 61.2%;中性粒细胞计数 $2.2×10^9$/L;红细胞计数 $4.01×10^{12}$/L;血红蛋白 119 g/L;血小板计数 $105×10^9$/L。

(2) 肝功能、肾功能、尿常规、粪常规均为阴性。

(3) 肿瘤标志物:CA72-4 14.25 U/mL;FERR、CA19-9、CA12-5、CA15-3、CA50、CA24-2、AFP、CEA 均为阴性。

【其他影像学检查】

(1) 本院超声:脾内见等回声,边界尚清,形态规则,大小为 10.6 cm×8.4 cm×10.4 cm,内部回声均匀,内见较丰富的血流信号,频谱呈低阻力。

(2) 本院 CT:脾脏内可见一富血供占位(见图 5-64,箭头所示),平扫与脾脏密度相似,CT 值约为 39 HU;增强后动脉期强化明显,CT 值约为 165 HU,其内可见片状低密度区;静脉期强化降低,CT 值约为 110 HU,周围血管增粗。

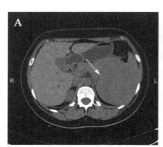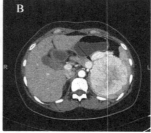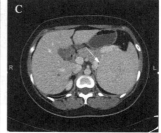

A～C—平扫、增强门脉期和平衡期横断位 CT 图像。

图 5-64　脾脏错构瘤的 CT 图像

【PET/CT 图像分析】

脾脏内大小约为 10.3 cm×8.4 cm×9.9 cm 的略低密度影（见图 5-65，箭头所示），边界尚清，^{18}F-FDG 代谢未见增高；腹膜后、两侧髂血管旁及腹股沟未见明显肿大淋巴结。

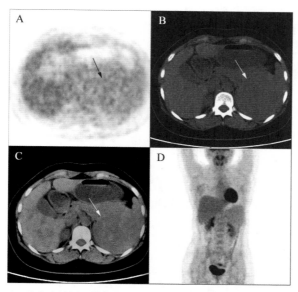

A—脾脏病灶层面横断位 PET 图像；B—脾脏病灶层面横断位 CT 图像；C—脾脏病灶层面横断位 PET/CT 融合图像；D—全身 PET MIP 图像。

图 5-65　脾脏错构瘤的 PET/CT 图像

【组织病理学】

脾脏切除，病理学结果：（脾脏）可符合错构瘤，大小为 10.0 cm×8.0 cm×7.5 cm。

免疫组化结果：

（1）淋巴细胞：CD20（部分＋），CD3（部分＋）。

（2）组织细胞：CD68（＋），MPO（＋）。

（3）内皮细胞：CD31（＋），D2-40（＋），Ki-67（个别＋）。

【点评】

脾脏错构瘤属于罕见的血管增生性肿瘤，一般为单发，直径从几毫米到几厘米不等，超声下多表现为脾正常组织中强回声区域，彩色多普勒造影表现为血流增加；CT 多表现为等密度或低密度实性区域，囊性改变伴钙化，增强呈富血供表现。

脾脏错构瘤分为4种病理学类型：纤维为主型、血管为主型、淋巴细胞为主型、混合型。后两类错构瘤可表现为$^{18}F-FDG$高代谢，需要与恶性肿瘤相鉴别。不同病理组织学类型的错构瘤的鉴别诊断不同，纤维型脾错构瘤需与炎性肌纤维母细胞瘤相鉴别，血管为主型脾错构瘤需与血管瘤等相鉴别，而淋巴细胞为主型需与恶性淋巴瘤等恶性疾病相鉴别。

脾脏肉芽肿

【简要病史】

患者男性，18岁。10余天前体检B超发现脾脏占位，无发热、寒战、黄疸、恶心、呕吐、腹痛、腹泻等。

【实验室检查】

（1）血常规、尿常规、粪常规、肝功能、肾功能均正常。

（2）肿瘤标志物：FERR、CA19-9、CA12-5、CA15-3、CA72-4、CA50、CA24-2、AFP、CEA均为阴性。

【其他影像学检查】

（1）外院腹部MRI：脾脏占位，性质目前不能肯定，鉴于其平扫T2WI及T1WI均呈较低信号，不除外伴钙化可能，请结合临床及CT检查。

（2）本院超声：脾内见低回声，大小为3.9 cm×2.7 cm，边界尚清，形态规则，中央见"淋巴门样"结构，血流不明显。

【PET/CT图像表现】

脾内大小约2.3 cm×2.1 cm略低密度灶（见图5-66，箭头所示），内伴钙化，$^{18}F-FDG$代谢异常增高，$SUV_{max}=4.1$；腹膜后、两侧髂血管旁及腹股沟未见明显肿大淋巴结。

【组织病理学】

脾脏切除，病理学结果：（脾脏）部分区域纤维化、炎症细胞浸润、肉芽组织形成及含铁血黄素沉积，并见大量异物样成分，未见肿瘤性改变。病变最大径约为1.5 cm。请结合临床排除特异性感染可能。

【点评】

肉芽肿性病变属于一组以炎细胞浸润、纤维组织及毛细血管增生形成结节与肿块为特征的疾病，主要发生于肺组织，PET/CT表现为$^{18}F-FDG$高代

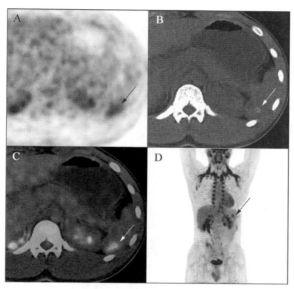

A—脾脏病灶层面横断位 PET 图像;B—脾脏病灶层面横断位 CT 图像;C—脾脏病灶层面横断位 PET/CT 融合图像;D—全身 PET MIP 图像。

图 5 - 66　脾脏肉芽肿的 PET/CT 图像

谢。脾脏慢性炎性肉芽肿少见。本病例需与淋巴瘤、转移瘤及恶性脉管源性病变相鉴别。

脾脏表皮样囊肿

【简要病史】

患者女性,27 岁。体检发现脾肿块 4 年,无明显不适。外院 B 超、MRI 考虑良性病变(囊肿)可能性大,定期随访。

【实验室检查】

肿瘤标志物:CA19 - 9 80.43 U/mL;CA50 25.27 IU/mL;FERR 8.53 ng/mL;CA12 - 5、CA72 - 4、CA24 - 2、CA15 - 3、AFP、CEA 均为阴性。

【其他影像学检查】

(1) 本院超声:左上腹脾肾间见无回声区,大小约为 6.0 cm×5.1 cm× 4.5 cm,边界清晰,后方伴增强效应,肿块与脾脏上极分界不清,彩色超声未见明显异常血流信号。

（2）本院 CT：脾脏增大，其内可见低密度影，CT 值为 15 HU，部分边缘不均匀增厚，疑有分隔，建议增强检查。

【PET/CT 图像表现】

脾脏前上极囊性肿块（见图 5 - 67，箭头所示），推压胃底，大小约为 6.2 cm×5.8 cm，边界清晰光整，^{18}F - FDG 代谢缺损。

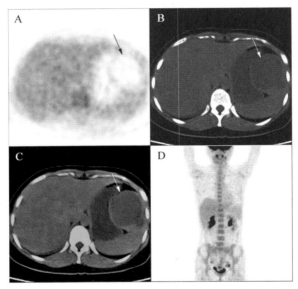

A—脾脏病灶层面横断位 PET 图像；B—脾脏病灶层面横断位 CT 图像；C—脾脏病灶层面横断位 PET/CT 融合图像；D—全身 PET MIP 图像。

图 5 - 67　脾脏表皮样囊肿的 PET/CT 图像

【组织病理学】

手术所见：脾脏上极见直径约为 7 cm 的囊性肿瘤，脾脏周围与肠管粘连明显。腹腔镜下探查，肿瘤可切除，行腹腔镜脾切除术、胰腺修补术和肠粘连松解术。

脾脏切除，病理学结果：脾脏良性囊性病变，符合表皮样囊肿，囊肿大小为 5.5 cm×5.0 cm×3.0 cm。

【点评】

脾脏的真性囊肿少见，大多数为寄生虫性脾囊肿。脾脏表皮样囊肿（epidermoid cyst）是一种发病率很低的真性囊肿，临床表现主要为左上腹肿块和左上腹痛。组织学上,脾表皮样囊肿的囊壁为致密纤维结缔组织,内衬角化或非角化的上皮,多数为鳞状,部分为柱状、立方形。囊壁内衬鳞状上皮细胞产生 CA19-9,并释放入循环,导致血清 CA19-9 升高。脾脏表皮样囊肿多为单房性,囊壁较薄,在 CT 和 MRI 上囊壁不强化,囊内偶可见脂肪密度结节。脾脏表皮样囊肿的囊壁伴有感染时,可呈不连续的厚环样 ^{18}F-FDG 代谢增高,囊腔内 ^{18}F-FDG 代谢缺失。

脾硬化性血管瘤样结节性转化

【简要病史】

患者女性,56 岁。半年多前外院体检 CT 提示脾实质性占位(6.1 cm×6.5 cm)。定期随访,CT 提示肿块增大。现无明显不适。

【实验室检查】

(1) 血常规、肝功能、肾功能均正常。

(2) 肿瘤标志物:CA19-9、CA12-5、CA15-3、CA72-4、CA50、CA24-2、AFP、CEA 均为阴性。

【其他影像学检查】

(1) 本院 MRI:脾脏略增大,其内见类圆形肿块影形成(见图 5-68 B～F,箭头所示),边界较清,似有包膜,大小约为 5.06 cm×5.28 cm,内部信号混杂:T2WI 呈高低混杂信号,T1WI 呈等信号,增强后不均匀轻-中度强化,强化略延迟,考虑脾脏来源肿瘤性病变。

(2) 本院超声:脾内见低回声,边界尚清,形态尚规则,内部回声不均匀,大小为 7.1 cm×5.9 cm×6.1 cm,血流信号不明显。

(3) 本院 CT:脾脏略增大,内见一枚低密度肿块影(见图 5-68 A,箭头所示),边界清晰,密度不均,内见点状钙化灶,增强后不均匀强化,大小约为 5.7 cm×5.4 cm。

【PET/CT 图像表现】

脾脏低密度影伴中央钙化灶(见图 5-69,箭头所示),边界尚清晰,大小约为 6.2 cm×5.7 cm,^{18}F-FDG 代谢轻度增高,$SUV_{max}=3.2$。

【组织病理学】

腹腔镜脾切除,病理学结果:(脾脏)间质纤维化硬化,呈多结节形态,中央伴裂隙样血管形成,倾向硬化性血管瘤样结节性转化。

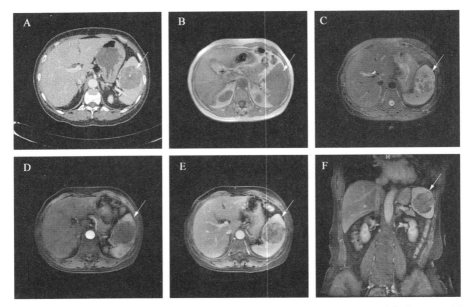

A—门脉期 CT 图像;B~E—分别为横断位 T1WI、T2WI 和动脉期增强 MRI、门脉期增强 MRI 图像;F—冠状位增强 MRI 图像。

图 5‑68　脾脏 CT 和 MRI 图像

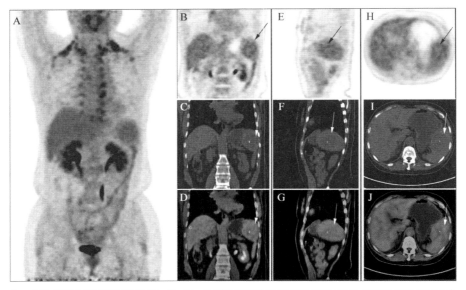

A—全身 PET MIP 图像(前后位);B~D—分别为脾脏病灶部位冠状位 PET、CT 和 PET/CT 融合图像;E~G—分别为脾脏病灶部位矢状位 PET、CT 和 PET/CT 融合图像;H~J—分别为脾脏病灶部位横断位 PET、CT 和 PET/CT 融合图像。

图 5‑69　脾脏硬化性血管瘤样结节转化的 PET/CT 图像

免疫组化结果：ALK - 1（－），CD31（＋），CD34（＋），CD35（－），CD68（＋），CD8（＋），Desmin（－），EMA（＋），IgG（＋），IgG4（－），SMA（＋），Vimentin（＋）。

【点评】

脾硬化性血管瘤样结节性转化（sclerosing angiomatoid nodular transformation，SANT）为脾良性血管增生性病变，非常罕见，由 Martel 等[10] 于 2004 年首先提出。该病临床症状不明显，多为体检及其他疾病影像学检查时偶然发现。脾脏切除即可治愈，预后良好，迄今尚无复发、转移的报道。

病理表现如下：镜下病变表现为显著增生，并且胶原化的纤维组织包绕多个血管瘤样结节，结节大小不等，有时可有融合，可见散在分布的炎症细胞，以结节中央最为显著，包括淋巴细胞、浆细胞、中性粒细胞和组织细胞，结节外细胞成分减少。CT 表现：平扫为脾脏内低密度影，中央可见钙化点，增强后呈周边渐进性中度强化或者强化不明显，延时期中央见无强化区，肿块与脾脏实质分界清晰，这些均有助于脾脏 SANT 的诊断，但不具有特异性。^{18}F - FDG PET/CT 多表现为^{18}F - FDG 代谢轻度增高，而脾脏转移瘤或淋巴瘤、恶性脉管瘤多表现为^{18}F - FDG 代谢明显增高。

SANT 需与其他发生于脾脏的良性及恶性的脉管性肿瘤相鉴别，尤其是与强化方式相似的肿瘤相鉴别，当脾脏肿块出现上述强化特征和轻度代谢增高时，需要考虑到此病的可能。最终确诊还需术后的病理学结果。

第 6 章

泌尿系统

刘 畅 孙 昱 许晓平

肾脏透明细胞癌

【简要病史】

患者男性,45 岁,1 个月前因凌晨下腹疼痛、血尿,于当地医院就诊,后自行缓解。外院 CT 显示左肾下极巨大肿块伴液化坏死,考虑为恶性肿瘤;左肾后部见低强化灶。

【实验室检查】

(1)血常规:红细胞计数 $4.23 \times 10^{12}/L$;血红蛋白 126 g/L;红细胞比容 37.8%;血小板分布宽度 11%;其余指标正常。

(2)尿常规:均在正常范围。

【其他影像学检查】

MRI:左肾下极可见一肿块,T2WI 呈混杂高信号增强后明显强化,内部囊变坏死,大小约为 12 cm×8.5 cm,左肾另见多发囊肿。

【PET/CT 图像表现】

左肾下极巨大软组织肿块,边界尚清,内见明显低密度区(坏死)及稍高密度影(出血),大小约为 12.4 cm×8.8 cm×14.2 cm,环形 ^{18}F - FDG 代谢轻度增高,$SUV_{max}=2.6$(见图 6 - 1,箭头所示);右肾实质未见异常密度影及 ^{18}F - FDG 代谢异常增高灶,双侧肾盂、肾盏未见明显扩张。

【组织病理学】

本院行左侧肾癌根治术,肿瘤位于左肾中下极,大小为 12 cm×9 cm×7 cm,肿瘤剖面呈金黄色;卫星灶(一);组织学类型:透明细胞肾细胞癌;ISUP

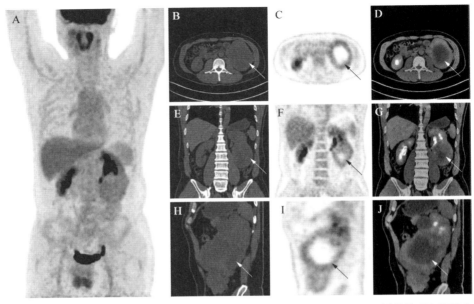

A—全身 PET MIP 图像；B～D—横断位 CT、PET 和 PET/CT 融合图像；E～G—冠状位 CT、PET 和 PET/CT 融合图像；H～J—矢状位 CT、PET 和 PET/CT 融合图像。

图 6‑1　左肾透明细胞癌的 PET/CT 图像

（国际泌尿病理协会）分级：2 级；癌组织坏死（－，5％）；肉瘤样分化（－）；横纹肌样分化（－）；纤维被膜侵犯（－）；肾周脂肪侵犯（－）；输尿管切缘（－）；脉管内癌栓（－）；神经侵犯（－）；肾盂侵犯：未见肯定异常；淋巴结转移情况：左肾蒂淋巴结（0/4）未见癌转移。

【点评】

　　肾细胞癌（renal cell carcinoma，RCC）常称为肾癌，是发生于肾实质泌尿小管上皮的恶性肿瘤，位居泌尿生殖细胞肿瘤的第二位（仅次于膀胱癌），约占全部恶性肿瘤的 3％，占肾脏恶性肿瘤的 85％以上。诊断时需与肾嗜酸性细胞腺瘤、肾血管平滑肌脂肪瘤、淋巴瘤等相鉴别。

　　RCC 可分为多种不同的亚型，包括透明细胞癌（clear-cell renal cell carcinoma，ccRCC）、乳头状肾细胞癌、嫌色细胞肾癌、集合管肾癌及其他未分类的肾癌。其中，透明细胞肾癌是最常见的成人肾肿瘤，占肾癌的 60％～85％。早期常无症状，或只有发热、乏力等全身症状，少数可有腹部或季肋部包块、血尿、腹痛或腰痛的症状。好发于 50～70 岁，男女比例约为 2∶1。肾透明细胞癌血供较丰富，瘤体大小不一，与周围正常肾实质有分界，但当有坏死囊变时边界模糊。肿瘤生长迅速,坏死、囊变及出血灶多见。病理表现为实性类圆形结节或肿块,发生于肾皮质内,与周围组织边界清晰,有假包膜生长,含有类脂成分时,该区域表现为金黄色,而出血、坏死、囊变区域则表现为多彩色,可见肿瘤内坏死结构及钙化。镜下肿瘤细胞呈巢状、腺泡结构;癌细胞呈嗜酸性,细胞膜透亮,边界清晰,间质内血窦丰富,血管外周间隙增宽,血流通过性增加。

本例影像学检查提示左肾中下极巨大软组织肿块,其内见囊变、出血、坏死,囊变坏死区^{18}F-FDG 代谢缺损,边缘^{18}F-FDG 代谢轻度增高,考虑为肾恶性肿瘤,手术后病理明确为肾透明细胞癌。

乳头状肾细胞癌

【简要病史】

患者男性,39 岁,体检发现右肾占位,无腰酸、腰痛、血尿、尿频等症状。

【实验室检查】

(1) 血常规:嗜酸性细胞 0.3%;PLT 分布宽度 11%;其余在正常范围。

(2) 肿瘤标志物:CYFRA21-1 2.52 ng/mL。

(3) 尿常规:均在正常范围。

【其他影像学检查】

MRI:右肾中极可见一 T1WI 等信号、T2WI 混杂高信号肿块,边缘尚清,增强后轻度强化,右肾另见一无强化囊性小结节,左肾未见明显占位。

【PET/CT 图像表现】

右肾中部局部外突的软组织肿块(见图 6-2,箭头所示),大小约为 4.2 cm×4.1 cm,不均匀性^{18}F-FDG 代谢增高,SUV_{max}=4.5;左肾实质未见异常密度影及^{18}F-FDG 代谢异常增高灶;双侧肾盂、肾盏未见明显扩张。

【组织病理学】

(1) 本院行右侧肾部分切除术,肿瘤位于中下极,肿瘤剖面呈灰白色,肿瘤大小为 4.5 cm×3.8 cm×2.5 cm。卫星灶(-);组织学类型:乳头状肾细胞癌,2 型;ISUP 分级:3 级;癌组织坏死(-);纤维被膜侵犯(-);标本切缘(-);脉管内癌栓(-);神经侵犯(-)。

(2) 免疫组化结果:CK7(+),P504S(+),PAX8(+),TFE3(-),TFEB(-),A103(-),34BE12(-),CD10(灶+),CD117(-),CK20(-),HMB45(-)。

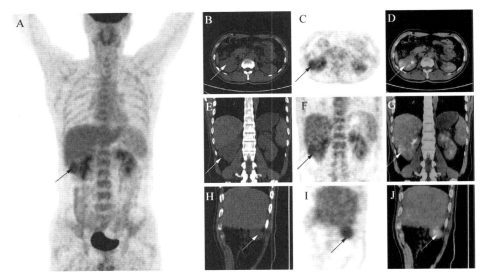

A—全身 PET MIP 图像;B~D—横断位 CT、PET 和 PET/CT 融合图像;E~G—冠状位 CT、PET 和 PET/CT 融合图像;H~J—矢状位 CT、PET 和 PET/CT 融合图像。

图 6-2　右肾乳头状肾细胞癌的 PET/CT 图像

（3）分子检测结果：① CEP7,17 染色体呈多体;② Y 染色体呈纯合性缺失。

【点评】

　　乳头状肾细胞癌（papillary renal cell carcinoma，PRCC）是肾癌的一种亚型,占肾癌的 10%～15%,位居肾癌的第 2 位。起源于肾近曲小管或远曲小管,边界一般较清晰,形态多不规则。出血、坏死、囊变出现概率较透明细胞肾癌明显减少。病理学标本呈实性、灰白色,镜下可见癌细胞呈乳头状排列,多由纤维血管轴心构成,形态不规则,伴有丰富的血浆。

　　PRCC 为乏血供肿瘤,影像学典型表现是边界清晰的较大球形或类圆形实质性肿块,增强后肿瘤实质部分动脉期多呈轻度强化,髓质期强化明显,排泄期消退不明显,强化程度均低于正常肾皮质,肿瘤很少出现钙化、出血等,且恶性征象如侵犯和转移少见,PET 显像多表现为 ^{18}F-FDG 代谢呈轻度增高。临床需与透明细胞癌、嫌色细胞癌、肾淋巴瘤等相鉴别。

嫌色细胞肾细胞癌

【简要病史】

　　患者男性,66 岁,外院体检发现左肾上极占位,无腰痛、腰酸、尿频、尿急、血尿等症状。

【实验室检查】

（1）血常规：白细胞计数 2.2×10^9/L；单核细胞比例 12%；中性粒细胞比例 38.2%；淋巴细胞计数 1.0×10^9/L；中性粒细胞计数 0.8×10^9/L；血小板计数 64×10^9/L。

（2）肾功能：尿酸 656 μmol/L。

（3）肿瘤标志物：CA19 - 9、CEA 为阴性。

（4）尿常规：均在正常范围。

【其他影像学检查】

MRI：左肾上极见一直径约为 18 mm 的结节，T1WI 低等信号，T2WI 等高信号，增强后轻度强化。

【PET/CT 图像表现】

左肾上极结节样凸起，早期及延迟显像均未见 ^{18}F - FDG 代谢异常增高（见图 6 - 3，箭头所示）；右肾实质未见异常密度影及 ^{18}F - FDG 代谢异常增高灶；双侧肾盂、肾盏未见明显扩张。

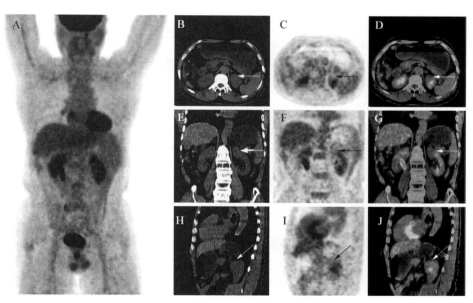

A—全身 PET MIP 图像；B～D—横断位 CT、PET 和 PET/CT 融合图像；E～G—冠状位 CT、PET 和 PET/CT 融合图像；H～J—矢状位 CT、PET 和 PET/CT 融合图像。

图 6 - 3 左肾嫌色细胞肾细胞癌的 PET/CT 图像

【组织病理学】

(1) 本院行左侧肾部分切除术;肿瘤部位:中上极;肿瘤切面:灰白色、灰红色;肿瘤大小:2.5 cm×1.8 cm×1.3 cm;卫星灶(一);组织学类型:嫌色细胞肾细胞癌;癌组织坏死(一);肉瘤样分化(一);横纹肌样分化(一);纤维被膜侵犯(一);标本切缘(一);脉管内癌栓(一);神经侵犯(一)。

(2) 免疫组化结果:AE1/AE3(+),Hep-1(一),HSP70(一),GS(一),GPC3(一),PAX8(+),CA9(一),CK7(+),CD10(一),Vimentin(一),CD117(+),P504S(灶+),TFE3-OPT(一),HER-2(一),PTEN(+),SETD2(一),Ki-67(+,<2%)。

【点评】

嫌色细胞肾细胞癌(renal chromophobe cell carcinoma, RCCC)是肾癌的一种亚型,占肾癌的 4%~10%。恶性程度较透明细胞癌、乳头状细胞癌低,起源于肾集合管上皮细胞。半数以上患者可无明显症状,仅在体检时偶然发现。有症状者以患侧腰痛为主要表现,部分可见肉眼血尿,少数可扪及腹部包块,发热少见,患者可伴有血压升高、贫血及肾功能异常。出现症状时瘤体往往已经较大,多在 5 cm 以上。病理学大体标本瘤体一般表现为类圆形实性肿块,边界光整,质地均匀,灰黄色,镜下肿瘤多由纤维血管构成,肿瘤细胞沿着纤维血管的间隔分布,肿瘤内部血管不丰富,且管壁较厚。由于嫌色细胞癌存在典型细胞和嗜酸细胞,应重点与肾透明细胞癌及嗜酸细胞腺瘤相鉴别。

本例 PET/CT 检查提示左肾上极结节,早期及延迟显像均未见^{18}F-FDG代谢增高,病理结果诊断为嫌色细胞肾细胞癌。

多房囊性肾细胞癌

【简要病史】

患者男性,48 岁,1 周前体检发现左肾肿瘤,无发热、腰酸、寒战、血尿等症状。

【实验室检查】

(1) 血常规:嗜酸性细胞比例 5.19%;嗜碱性细胞比例 36%;红细胞比容 43.9%。

(2) 尿常规:均在正常范围。

【其他影像学检查】

无。

【PET/CT 图像表现】

左肾下极软组织密度结节影,直径约为 2.5 cm,CT 平扫条件下密度与肾皮质相仿,边缘尚光整,早期及延迟显像均未见 ^{18}F - FDG 代谢异常增高,$SUV_{max}=2.1$(见图 6-4,箭头所示);右肾实质未见异常密度影及 ^{18}F - FDG 代谢异常增高灶,右侧肾盂扩张。

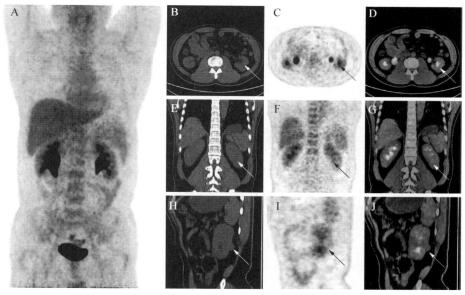

A—全身 PET MIP 图像;B～D—横断位 CT、PET 和 PET/CT 融合图像;E～G—冠状位 CT、PET 和 PET/CT 融合图像;H～J—矢状位 CT、PET 和 PET/CT 融合图像。

图 6 - 4　多房囊性肾细胞癌的 PET/CT 图像

【组织病理学】

左肾部分切除术,术中见左肾肿瘤位于肾中下极,直径约为 2.5 cm,切面呈灰白色相间,有囊变坏死,深部侵犯肾盏,未突破肾包膜,肾蒂根部无肿大淋巴结。病理学结果:左肾多房囊性肾细胞癌。Fuhrman 核级:1 级;瘤体大小为 3.5 cm×3.0 cm×2.0 cm,间质灶性癌组织局限于肾内;肾周脂肪(一);标本切缘(一);脉管侵犯(一);神经侵犯(一)。

免疫组化结果:PCNA(+, <5%), EGFR(一),COX - 2(一),P53(一),Neu(一),VEGF(一),Bcl - 2(+),bax(一),MDR(+),TOPO Ⅱ(一),GSTπ

（＋），P27（＋），CyclinD1（－），Ki－67（－），AgNOR 1～2 个/细胞。

【点评】

多房囊性肾细胞癌（multilocular cystic renal cell carcinoma，MCRCC）是肾癌的一种亚型，其占肾癌的 1%～4%，肿瘤由多个囊腔构成，外覆纤维性包膜，边界清晰，囊液多呈淡黄色或胶冻状，无肉眼可见的膨胀性腹壁结节和出血坏死，部分肿瘤囊壁或分隔出现钙化。镜下可见囊壁、分隔被覆轻度异型的单层透明细胞。因其多囊性病变特点，需与其他肾囊性病变如成人多房囊性肾瘤、肾管状囊性癌、复杂性肾囊肿等相鉴别。

MCRCC 的诊断主要依据影像学检查。CT 一般显示为囊性占位，内有条形分隔，将囊分为多个互不相通的小房，囊壁及分隔不规则增厚、有壁结节、钙化等。MRI 可比 CT 显示更多增厚的囊壁、间隔及强化表现。本例 PET/CT 检查占位呈软组织密度，可能与囊内容物成分不是单纯液体有关。

集合管癌

【简要病史】

患者男性，51 岁。2008 年，体检发现左肾结石，未行治疗。2009 年，因"左肾区绞痛"在外院行体外冲击波碎石术。2011 年 4 月，再次因"左肾区绞痛"至外院检查，发现左肾结石变大，约为 2 cm，4 月及 5 月，再次行体外冲击波碎石术两次，第二次手术后出现左腰部疼痛伴血尿，住院治疗期间高热并发现左侧锁骨上肿块和左侧大腿内侧肿块；MRI 提示左肾异常信号，肿瘤性病变可能，后腹膜多发肿大淋巴结，左肾上腺区异常信号、肿瘤伴出血可能。

【实验室检查】

（1）血常规：白细胞计数 39.7×10^9/L；淋巴细胞比例 3.9%；中性粒细胞比例 90.9%；单核细胞计数 1.3×10^9/L；中性粒细胞计数 36.1×10^9/L；嗜酸性细胞计数 0.72×10^9/L；红细胞计数 2.99×10^{12}/L；血红蛋白 87 g/L；红细胞比容 26.8%；血小板分布宽度 11%；红细胞分布宽度-CV 14.6%；其余在正常范围。

（2）尿常规：沉渣红细胞 241/μL；沉渣白细胞 655/μL；尿隐血阳性（2＋）；尿蛋白质（2＋）；尿白细胞（2＋）；其余均在正常范围。

【其他影像学检查】

无。

【PET/CT 图像表现】

左肾巨大低密度肿块,正常肾盂、肾盏结构消失,大小约为 8.6 cm ×
7.0 cm,内伴坏死,实质部分 ^{18}F-FDG 代谢异常增高,SUV$_{max}$=15.5(见图 6-
5,箭头所示);右肾另见一枚直径为 1.3 cm 的低密度结节,^{18}F-FDG 代谢增
高,SUV$_{max}$=8.5。

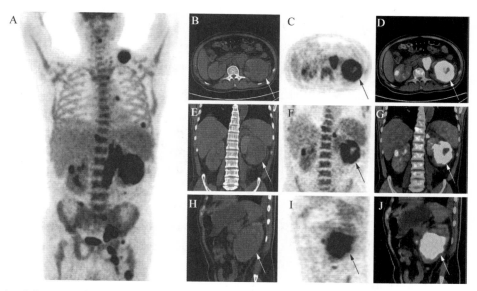

A—全身 PET MIP 图像;B~D—横断位 CT、PET 和 PET/CT 融合图像;E~G—冠状位 CT、PET 和
PET/CT 融合图像;H~J—矢状位 CT、PET 和 PET/CT 融合图像。

图 6-5　集合管癌的 PET/CT 图像

【组织病理学】

病理学结果:左肾集合管癌。肿块大小为 9 cm×9 cm×8 cm;Fuhrman
核级:4 级;肾周脂肪(+);肾门血管癌栓(+);神经侵犯(+)。

免疫组化结果:EGFR(−),P53 点状(+),Her2/Neu(−),VEGF(−),
COX2 局灶(+),Ki-67(+,约 40%),Bcl2(−),Bax(+),MDR(+),
TOPOⅡ点状(+),GSTπ(+),P27(点状+),CyclinD1(+),AgNOR 1~2
个/细胞。

【点评】

集合管癌是肾癌的一种亚型,占肾癌的 1%~2%。起源于肾脏集合管或
Bellini's 管上皮细胞,具有明显的侵袭性,边界不清晰,形态不规则,出血、坏

死、囊变较易出现，其有易向肾内、外浸润以及局部淋巴结转移和远处血行转移的特点，一般发生于 20～80 岁，平均发病年龄约为 53 岁，男性多于女性，原发病所引起的症状主要包括腹痛（腰痛）、血尿及腹部包括三联征，与其他类型肾癌相似，无特异性。病理标本大体检查发现，肾集合管癌几乎均位于肾中心髓质区，边界不清晰，向周围肾实质内浸润性生长，常侵犯肾窦脂肪组织，切面往往呈灰白色，质地中等，坏死较为常见。镜下肿瘤细胞沿集合管呈浸润性扩散生长，边界不规则，无假包膜。临床需与内生性浸润性尿路上皮癌、高级别乳头状肾细胞癌、肾髓质癌等鉴别。PET 显像一般表现为 ^{18}F - FDG 代谢明显增高。其治疗主要以根治性手术切除为主，因肿瘤对化、放疗均不敏感，且缺乏相应的靶向治疗措施，目前手术后无明确有效的辅助治疗手段。

肾尿路上皮癌

【简要病史】

患者男性，58 岁，1 年前因血尿于当地医院就诊，按照肾结石治疗好转。1 个月前体检发现有肾盂肿瘤。

【实验室检查】

（1）血常规：淋巴细胞比例 16.6%；中性粒细胞比例 5.3%；血红蛋白 106 g/L；红细胞比容 35.6%；红细胞平均体积 79.1 fL；红细胞平均血红蛋白 23.6 pg；平均血红蛋白浓度 298 g/L；平均血小板容积 11.8 fL；血小板压积 0.35%；红细胞分布宽度- CV 14.6%。

（2）尿常规：尿蛋白（＋）；其余均在正常范围。

（3）肿瘤标志物：睾酮 3.12 nmol/L；总前列腺特异抗原 8.26 ng/mL。

【其他影像学检查】

（1）MRI：右侧肾影增大，右肾实质信号不均，呈囊实性改变，右肾盏内及右肾下极包膜下 T1WI 可见斑片状高信号灶，T2WI 呈等低信号，增强后右肾强化不均；右肾周见絮斑片状异常信号灶，脂肪囊模糊；左侧肾脏见多个小囊状未强化灶。

（2）CTU：右侧肾盂、肾盏及输尿管全程未见显示；左侧肾盂、肾盏、输尿管及膀胱未见明显异常；右肾体积增大，密度欠均，内见囊性低密度区、稍高密度小片影及致密片状钙化灶，右侧肾盂、肾盏显示欠清，下腔静脉及右肾动静脉受侵；右肾周脂肪间隙模糊并见条絮影，右侧肾上腺显示欠清；左侧肾脏内多发囊性低密度灶，边界清晰，未见强化。

【PET/CT 图像表现】

右肾占位，大小约为 7.1 cm×6.0 cm，内见低密度坏死灶，边缘[18]F - FDG 代谢异常增高，$SUV_{max}=7.3$（见图 6 - 6，箭头所示），累及肾门血管，部分层面与右肾上腺、下腔静脉及膈肌分界不清，右肾盏另见多发斑点致密影，肾周脂肪间隙模糊；左肾实质未见异常密度影及[18]F - FDG 代谢异常增高灶，双侧肾盂、肾盏未见明显扩张。

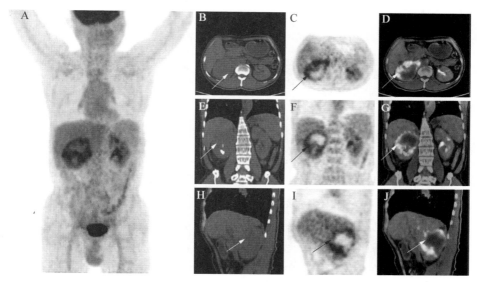

A—全身 PET MIP 图像；B～D—横断位 CT、PET 和 PET/CT 融合图像；E～G—冠状位 CT、PET 和 PET/CT 融合图像；H～J—矢状位 CT、PET 和 PET/CT 融合图像。

图 6 - 6　肾尿路上皮癌的 PET/CT 图像

【组织病理学】

行"右输尿管镜检查＋膀胱镜检查＋右肾盂肿瘤活检"，术中双侧输尿管开口可见，未见喷血，右侧管口喷尿不明显；右输尿管中下段未见明显异常，黏膜光滑；右输尿管上段僵硬固定，进镜困难，黏膜苍白，肾盂内充满菜花样新生物。取活检，病理为低级别乳头状尿路上皮癌。

【点评】

肾尿路上皮癌（renal urothelial cancer）是发生于肾盂或肾盏尿路上皮的恶性肿瘤，占泌尿系尿路上皮癌的8%，中老年男性多见，男：女＝3：1。最常见的临床症状为肉眼血尿、腰腹痛。影像上常表现为肾盂内不规则充盈缺损，可合并肾实质受侵，肾盂的肾外部分较肾内部分好发，可同时伴有输尿管及膀胱病灶，形态上多数为肾盂上皮突向腔内的乳头状结节或肿块，15%具有浸润性，侵犯肾实质、肾窦等。大体病理显示85%为乳头状，少数为浸润型。镜下可见肾盂、尿路上皮异型性或发育不良，以及固有层异常的显微血管核心。临床需与肾细胞癌、肾结核、黄色肉芽肿性肾盂肾炎等相鉴别。

本例影像学检查发现右肾囊实性改变，右肾盏内及右肾下极包膜下异常信号影，累及肾门血管，与周围组织界限不清，坏死区 ^{18}F-FDG 代谢缺损，边缘 ^{18}F-FDG 代谢异常增高，诊断为右肾恶性肿瘤，活检病理显示低级别乳头状尿路上皮癌。

膀胱癌

【简要病史】

患者男性，76 岁。尿痛、尿血 3 月余。

外院肿瘤标志物检查：CA19-9＞1 000 U/mL；CA72-4 28.13 U/mL；CA12-4＞200 U/mL；CEA 101.06 ng/mL；PSA 15.16 ng/mL。

外院 CT 提示：肝内多发病灶，考虑感染性病变可能大，待排其他性质，后腹膜见肿大淋巴结，建议 MRI；膀胱壁增厚；肝及双肾囊肿。

外院行诊断性 TURBT 术，术后病理提示：膀胱浸润性高级别尿路上皮癌，伴部分肉瘤样改变，侵犯肌壁；前列腺内见癌浸润。

【实验室检查】

尿常规：尿隐血（3＋）；尿蛋白质（1＋）；尿白细胞（3＋）；其余均在正常范围。

【其他影像学检查】

CT：膀胱壁多发增厚伴强化，双侧输尿管扩积水，病灶累及前列腺，双侧精囊腺未见明显异常，直肠周围脂肪间隙正常；盆壁结构正常，盆腔内见积液；腹膜后、左侧髂总血管旁见肿大强化淋巴结影、双侧腹股沟多发小淋巴结影。

【PET/CT 图像表现】

患者大量饮水、多次排尿，再次憋尿后延迟显像提示：膀胱壁多处不规则增厚，累及前列腺，^{18}F-FDG 代谢异常增高，$SUV_{max}=11.7$（见图 6-7，箭头

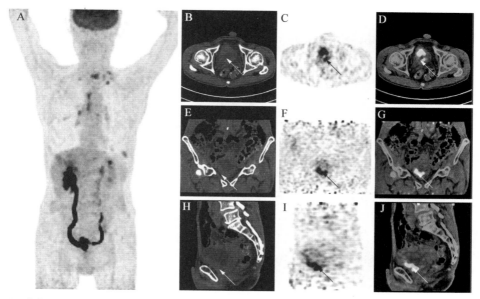

A—全身 PET MIP 图像；B～D—横断位 CT、PET 和 PET/CT 融合图像；E～G—冠状位 CT、PET 和 PET/CT 融合图像；H～J—矢状位 CT、PET 和 PET/CT 融合图像。

图 6 - 7　膀胱癌的 PET/CT 图像

所示）；腹膜后、两侧髂血管旁多枚肿大淋巴结，较大者短径约为 2.1 cm，^{18}F - FDG 代谢轻度增高，$SUV_{max}=3.7$。

【组织病理学】

病理学结果：浸润性高级别尿路上皮癌，伴部分腺样分化（约 30%）。

免疫组化结果：肿瘤 CK20（－），CK7（＋），GATA3（＋），P63（部分＋），HER - 2（＋），CK5/6（＋），Ki - 67（＋，约 40%），PD - L1 22C3（TPS 3%）。

【点评】

膀胱癌多发生于 50～70 岁，血尿是膀胱癌最早也是最常见的症状，出血量的多少与肿瘤的大小、数目及恶性程度并不一致，晚期发生局部侵犯或转移时出现相应的症状。根据组织发生学，膀胱肿瘤可以分为上皮性肿瘤和非上皮性肿瘤，上皮性肿瘤约占膀胱肿瘤的 95%，其中以尿路上皮癌为主，约占 90%，其次为鳞癌和腺癌，分别占 3%～7% 和 2%。膀胱肿瘤可发生在膀胱的任何部位，以三角区和输尿管开口附近为最多，占一半以上，其次为膀胱侧壁、后壁、顶部及前壁。PET/CT 常表现为膀胱壁不规则增厚或软组织肿块伴糖代谢异常增高。本例 PET/CT 显像提示膀胱肿瘤位于左后壁，肿瘤 ^{18}F - FDG 代谢增高，符合典型的尿路上皮膀胱癌征象。

膀胱炎性肌纤维母细胞瘤

【简要病史】

患者女性,21 岁。1 周前自觉肉眼血尿,至当地医院行 CT 检查,结果显示膀胱顶壁占位,为进一步诊治收入本院。

【实验室检查】

(1) 肿瘤标志物:FERR 167.7 ng/mL;CA19 - 9、CA12 - 5、CA50、CA72 - 4、CA24 - 2、AFP、CEA 均为阴性。

(2) 尿常规:沉渣红细胞 2 354/μL;沉渣白细胞 1 572/μL;尿胆红素阳性(3+);尿隐血(3+);尿蛋白质(2+);尿白细胞(+);尿液核基质蛋白(+);尿颜色为红色;尿透明度为浑浊;其余均为阴性。

【其他影像学检查】

(1) CT:膀胱前下部占位,大小约为 6.9 cm×7.9 cm,边缘可见浅分叶,增强后呈明显环形强化,肿块下极似与尿道会阴部相连;排泄期膀胱受压。

(2) B超:膀胱显示欠清,顶部低回声伴中等回声,大小为 8.5 cm×7.0 cm,形态欠规则,内部回声欠均,血流点状,边界欠清。

【PET/CT 图像表现】

患者大量饮水、多次排尿,再次憋尿后延迟显像提示:膀胱前方不规则肿块,大小约为 7.5 cm×7.6 cm,内见坏死,膀胱受压变形,实性成分 ^{18}F - FDG 代谢异常增高,SUV$_{max}$＝13.4(见图 6 - 8,箭头所示)。

【组织病理学】

病理学结果:膀胱炎性肌纤维母细胞瘤。免疫组化:ALK - Tissue(+),ALK1(+),SMA(部分+),AE1/AE3(+),Calponin(+),CD34(-),Desmin(-),P63(-),S - 100(-),Ki - 67(+,约 20%)。

【点评】

炎性肌纤维母细胞瘤(inflammatory myofibroblastic tumor,IMT)主要发生在肺部,较少发生于泌尿系统,泌尿系统的 IMT 主要见于膀胱和肾脏。膀胱 IMT 好发于儿童和青少年,成人也可发生。

临床表现无特异性,少数患者主诉为尿频、尿急、尿痛及排尿困难,有下腹部疼痛或尿路梗阻症状。常见肉眼血尿或镜下血尿,血液学表现为红细胞沉

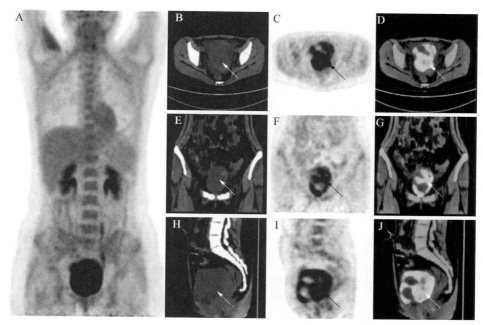

A—全身 PET MIP 图像；B～D—横断位 CT、PET 和 PET/CT 融合图像；E～G—冠状位 CT、PET 和 PET/CT 融合图像；H～J—矢状位 CT、PET 和 PET/CT 融合图像。

图 6 - 8　膀胱炎性肌纤维母细胞瘤的 PET/CT 图像

降率加快、小细胞低色素贫血及高丙球蛋白血症。镜下常表现为菜花样或息肉状肿物，表面可充血、溃疡，基底部较宽，好发于膀胱侧壁及底壁，三角区较少见。

　　影像学表现与膀胱恶性肿瘤相似，诊断困难，术前常易误诊为膀胱恶性肿瘤。CT 表现为膀胱占位性病变，边缘欠光滑，向膀胱内突入，肿块基底部较宽，较大肿块基底部与膀胱壁常分界不清，周围脂肪间隙显示不清，强化形式各样，呈均匀、不均匀或明显强化。

　　其确诊主要靠术后病理检查，其中，免疫组化对其诊断及鉴别诊断具有重要价值。肌源性标志物平滑肌肌动蛋白（SMA）和肌特异性肌动蛋白（MSA）在 80%～90% 的患者中染色呈块状或强阳性，间叶细胞标志物波形蛋白（Vim）常表现为强阳性，SMA 为膀胱 IMT 的确诊依据。结合本例，膀胱炎性肌纤维母细胞瘤的 PET/CT 表现为肿块[18]F - FDG 代谢异常增高，与膀胱恶性肿瘤不易区分。根治性切除术为其首选治疗方法，由于其为非转移的肌纤维母细胞增生性肿瘤，伴有局部复发倾向。

膀胱肉瘤样癌

【简要病史】

患者男性,74 岁。因血尿 3 个月伴腰酸背痛于外院就诊,行 TURBT 术,外院病理显示肉瘤样癌。

【实验室检查】

(1) 肿瘤标志物:TPSA 21.99 ng/mL;2GTESTO、TESTOST、FPSA 均为阴性。

(2) 尿常规:沉渣红细胞 43 123/μL;尿胆红素(3+);尿隐血(4+);尿蛋白质(2+);尿液核基质蛋白阳性;尿颜色为红色;尿透明度为重度浑浊。

【其他影像学检查】

B 超:膀胱充盈差,左侧壁探及稍高回声,范围约为 3.9 cm×4.6 cm×2.9 cm,边界不清,形态欠规则,边缘欠光整,内部回声不均,血流不明显。

【PET/CT 图像表现】

患者大量饮水、多次排尿,再次憋尿后延迟显像提示:膀胱内大片实性软组织影,范围约为 6.2 cm×5.7 cm,伴膀胱后壁增厚,局灶性^{18}F - FDG 代谢增高,SUV_{max}=19.9,病灶侵犯前列腺左缘及左侧精囊腺(见图 6 - 9,箭头所示)。

【组织病理学】

病理学结果:膀胱肉瘤样癌。

免疫组化结果:CK7(灶+),CK(部分+),CK20(-),DESMIN(-),SMA(-),GATA3(-),P63(-),PSA(-),Ki - 67(+,约 9%)。

【点评】

肉瘤样癌是一种少见类型的癌,可以发生在全身许多部位,但以呼吸道、消化道最为常见,发生于膀胱罕见。膀胱肉瘤样癌多发生于 60 岁以上老人,男、女发病比例约为 3∶2。最常见的临床症状为血尿、尿痛及尿路感染。多为单发,多发生于膀胱底部、三角区和左右侧壁。超声及 CT 检查表现为质地不均的实质肿块。镜下除梭形细胞肉瘤样区域外,有明显恶性上皮性成分,与肉瘤样成分混合存在。诊断主要依靠组织病理性检查,免疫组化诊断有重要价值,表现为 CK 表达阳性。其组织分化低,恶性程度高,发展迅速,预后极差,手术切除为其首选方法。因其发病率极低,对其影像学表现研究有

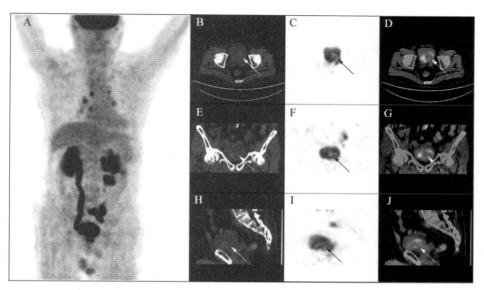

A—全身 PET MIP 图像;B~D—横断位 CT、PET 和 PET/CT 融合图像;E~G—延迟期冠状位 CT、PET 和 PET/CT 融合图像;H~J—延迟期矢状位 CT、PET 和 PET/CT 融合图像。

图 6-9 膀胱肉瘤样癌的 PET/CT 图像

限。本例 PET/CT 表现为肿瘤局灶性^{18}F-FDG 代谢增高,与其他膀胱恶性肿瘤较难区分。

第 7 章

男性生殖系统

刘　畅　孙　昱　许晓平

睾丸精原细胞瘤

【简要病史】

患者 43 岁,2016 年 10 月,发现左侧睾丸肿块,无疼痛、发热。本院 B 超提示睾丸实性占位,未入院治疗。2018 年 3 月,发现左侧睾丸肿块较前增大,遂来本院进一步诊治。

【实验室检查】

(1) 血常规:平均血小板容积 10.5 fL;血小板分布宽度 12%;其余均在正常范围。

(2) 肿瘤标志物:HCG - β 16.53 IU/L;CEA(—)。

【其他影像学检查】

B 超:左侧睾丸见低回声,大小为 3.3 mm×2.3 cm×3.0 cm,边界尚清,形态欠规则,内部回声不均匀,内见丰富血流信号,肿块与左侧附睾分界不清;右侧睾丸大小形态正常,包膜完整,回声点细密,内部回声均匀。

【PET/CT 图像表现】

左睾丸软组织肿块,大小约为 7.5 cm×8.5 cm,^{18}F - FDG 代谢不均匀性异常增高,SUV_{max}＝7.5(见图 7 - 1,箭头所示);腹膜后、两侧髂血管旁及腹股沟淋巴结未见明显肿大及 ^{18}F - FDG 代谢异常增高。

【组织病理学】

病理学结果:左侧睾丸精原细胞瘤,肿瘤大小为 9 cm×7 cm×6 cm,侵犯睾丸门部软组织及附睾,周围合并原位生殖细胞肿瘤成分,脉管侵犯

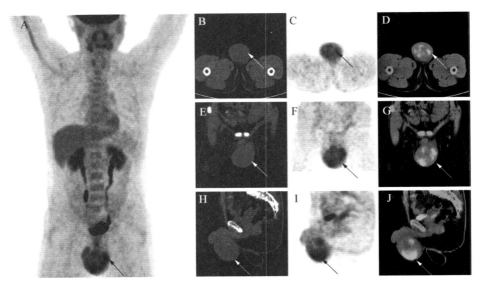

A—全身 PET MIP 图像；B～D—横断位 CT、PET 和 PET/CT 融合图像；E～G—冠状位 CT、PET 和
PET/CT 融合图像；H～J—矢状位 CT、PET 和 PET/CT 融合图像。

图 7-1　左侧睾丸精原细胞瘤的 PET/CT 图像

（＋），精索切缘（－）。

免疫组化结果：OCT3/4（＋），PLAP（＋），SALL4（＋），AE1/AE3（－），
CD117（＋），CD30（－），D2-40（＋），GPC-3（－），Ki-67（＋，约50%）。

【点评】

精原细胞瘤是最常见的生殖细胞肿瘤，占睾丸恶性肿瘤的95%，起源于睾
丸原始生殖细胞，多见于20～50岁。多为单侧发生，偶见双侧。发生于隐睾
的概率较正常位睾丸高几十倍。有3种亚型，即典型精原细胞瘤、未分化精原
细胞瘤和精母细胞精原细胞瘤。临床主要表现为睾丸单侧无痛性肿大或阴囊
内无痛性肿块，少数患者可有阴囊疼痛或会阴部放射痛。睾丸纯精原细胞瘤
AFP 及 HCG-β 多处于正常范围，若 AFP 及 HCG-β 异常则提示该肿瘤中
含有胚胎癌等非精原细胞成分。临床需与睾丸淋巴瘤、睾丸良恶性畸胎瘤、睾
丸胚胎癌等相鉴别。

本例患者43岁，睾丸单侧无痛性肿块，与左侧附睾边界不清，^{18}F-FDG
代谢异常增高，肿瘤标志物 HCG-β 略高，诊断为睾丸恶性肿瘤，病理结果显
示为精原细胞瘤。

睾丸混合性生殖细胞肿瘤

【简要病史】

患者 18 岁,2018 年 7 月 3 日,发现右阴囊肿大,内有实性包块,质硬,与右侧睾丸分界不清,于当地医院就诊。外院 MRI 提示右侧阴囊占位性病变,与右侧睾丸关系密切,右侧精索肿大;双侧腹股沟多发肿大淋巴结,右侧股骨异常改变,提示恶性可能大。遂来本院进一步治疗。

【实验室检查】

(1) 血常规:血小板压积 0.31%;血小板分布宽度 9%。

(2) 肿瘤标志物:HCG - β 2 496.63 IU/L。

【其他影像学检查】

B 超:两侧睾丸正常结构消失,呈囊实性结构,左侧约为 5.4 cm×4.6 cm,右侧约为 6.9 cm×5.3 cm,可见多房囊性结构和不均质稍高回声,以及数枚点状或颗粒状高回声,伴点条状血流信号。

【PET/CT 图像表现】

右侧阴囊内不规则囊实性占位,与同侧睾丸分界不清,实性成分 ^{18}F - FDG 代谢异常增高,SUV_{max}=25.1,囊性成分 ^{18}F - FDG 代谢缺损(见图 7 - 2,箭头所示);右侧髂总血管旁、腹膜后(至胰腺后上方)多枚肿大淋巴结,^{18}F - FDG 代谢异常增高,SUV_{max}=24.0。

【组织病理学】

病理学结果:恶性混合性生殖细胞肿瘤,肿瘤成分依次为卵黄囊瘤、畸胎瘤(青春期后型)、胚胎性癌,并见小灶可疑绒毛膜癌。

免疫组化结果:AE1/AE3(+),CD117(−),CD30(部分+),GPC - 3(部分+),HCG(小灶+),Ki - 67(+,60%～90%),OCT4(部分+),P63(−),SALL4(+)。

【点评】

睾丸生殖细胞肿瘤占睾丸肿瘤的 95%,包括精原细胞瘤和非精原细胞瘤,其中非精原细胞瘤包括胚胎性癌、卵黄囊瘤、混合性生殖细胞瘤等。混合性生殖细胞瘤含有不止一种生殖细胞成分,在非精原细胞瘤中,混合性生殖细胞瘤相对于其他纯正的组织类型而言要常见得多。胚胎癌是最常见的成分,通常合并一种或多种其他成分如畸胎瘤、精原细胞瘤、卵黄囊瘤等。平均发病年龄

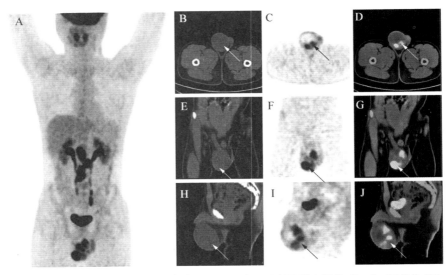

A—全身 PET MIP 图像；B～D—横断位 CT、PET 和 PET/CT 融合图像；E～G—冠状位 CT、PET 和 PET/CT 融合图像；H～J—矢状位 CT、PET 和 PET/CT 融合图像。

图 7 - 2　右侧睾丸恶性混合性生殖细胞肿瘤的 PET/CT 图像

在 30 岁左右。最初的典型表现为无症状睾丸增大。阴囊彩超、CT、MRI、PET/CT 等有助于混合型生殖细胞瘤的诊断、临床分期和指导治疗方案的选择，但最终确诊需依靠病理。AFP 和 HCG - β 对判断混合型生殖细胞瘤的分级、分期和预后极为重要，非精原细胞瘤中有 50%～70% 出现 AFP 升高，40%～60% 出现 HCG - β 升高，90% 以上出现 AFP 和/或 HCG - β 升高；HCG - β 在 30% 的精原细胞瘤、100% 的绒毛膜癌、40%～60% 的胚胎癌中升高。

本例患者发现右阴囊肿块，血 HCG - β 升高，影像学检测提示右阴囊囊实性肿块，实性成分 [18] F - FDG 代谢异常增高，诊断为右侧阴囊恶性肿瘤，生殖细胞肿瘤可能大。手术切除后病理诊断为恶性混合性生殖细胞肿瘤，肿瘤成分依次为卵黄囊瘤、畸胎瘤（青春期后型）、胚胎性癌，并见小灶可疑绒毛膜癌。

睾丸胚胎性癌

【简要病史】

患者 33 岁，2012 年 7 月，腰痛至外院就诊，体检发现左颈部淋巴结肿大，活检病理显示(左颈部)淋巴结恶性肿瘤,考虑转移性低分化癌或恶性淋巴瘤,建议免疫组化确诊。2012 年 11 月,外院会诊免疫组化提示生殖细胞肿瘤,符合胚胎性癌。为进一步治疗来本院。

【实验室检查】

（1）血常规：单核细胞比例 8.1%；红细胞比容 42.9%；血小板分布宽度 12%；其余在正常范围。

（2）肿瘤标志物：HCG - β＞15 000 IU/L；AFP(－)。

【其他影像学检查】

B 超：右侧睾丸上极探及形态不规则低回声,大小约为 1.5 cm×1.3 cm×1.7 cm,内见 0.4 cm×0.7 cm 和 0.3 cm×0.4 cm 强回声,后方伴声影,内见稀疏血流信号；左侧睾丸未见明显占位回声。

【PET/CT 图像表现】

右睾丸局灶性^{18}F - FDG 代谢异常增高伴多发钙化灶,SUV_{max}＝5.1（见图 7 - 3,箭头所示）；左颈部、锁骨上、肺门、腋窝、两侧膈脚后、腹腔、腹膜后、左髂总血管旁多发肿大淋巴结,肠系膜多发结节,局部相互融合,^{18}F - FDG 代谢异常增高,SUV_{max}＝16.2。

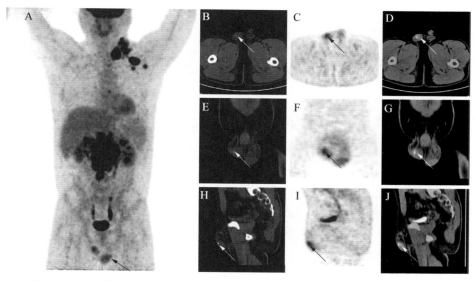

A—全身 PET MIP 图像；B～D—横断位 CT、PET 和 PET/CT 融合图像；E～G—冠状位 CT、PET 和 PET/CT 融合图像；H～J—矢状位 CT、PET 和 PET/CT 融合图像。

图 7 - 3　右侧睾丸胚胎性癌的 PET/CT 图像

【组织病理学】

右睾丸胚胎性癌,合并原位精原细胞瘤,肿瘤大小为 1.5 cm×1 cm× 1 cm,睾丸鞘膜、附睾及输精管均未见肿瘤累及。

免疫组化:

(1) 胚胎性癌成分:CK(弱+),AE1/AE3(+),CD30(+),Ki-67(+,约70%),AFP(-),PLAP(散在+),HCG(-)。

(2) 原位精原细胞瘤成分:CD117(+),D2-40(+),PLAP(+)。

【点评】

睾丸胚胎性癌是非精原细胞瘤的一种,是起源于原始生殖细胞的一种未分化癌,由完全未分化或仅达到胚层分化阶段的细胞成分组成,常发生在20~30 岁,可能与性功能活跃相关,为生长迅速的高度恶性肿瘤。肿瘤体积常较精原细胞肿瘤小,部分可全部取代睾丸,破坏白膜,侵及附睾和精索,瘤体无包膜,界限不清,切面常呈灰红色,常有灶性出血和坏死,镜下组织结构中部分区域类似胚胎的间叶组织或 6 个胚层的结构。血 AFP 和 HCG-β 均可升高。诊断时需与精原细胞瘤、绒毛膜上皮癌、卵黄囊瘤等相鉴别。

本例患者 33 岁,体检发现左颈部淋巴结肿大,活检免疫组化提示胚胎性癌,睾丸局灶性[18]F-FDG 代谢异常增高,并全身多发淋巴结肿大,[18]F-FDG 代谢增高,本院睾丸肿瘤切除后病理确诊为胚胎性癌,合并精原细胞瘤。

睾丸恶性畸胎瘤

【简要病史】

患者 40 岁,半年前发现左睾丸肿块,局部无红肿疼痛,无压痛,半年来进行性增大。20 天前发现左颈部肿物,遂来本院进一步诊治。

【实验室检查】

(1) 血常规:红细胞比容 43.7%;平均血小板容积 12.4 fL;其余在正常范围。

(2) 肿瘤标志物:HCG-β 83.87 IU/L;AFP 14.84 ng/mL;HE4 129.9 pmol/L。

【其他影像学检查】

无。

【PET/CT 图像表现】

左侧睾丸明显肿大,内呈混杂密度,少许钙化灶,直径约为 5.4 cm,[18]F-

FDG代谢不均匀性轻度增高,$SUV_{max}=2.6$(见图7-4,箭头所示);左侧精索增粗,$^{18}F-FDG$代谢轻度增高,$SUV_{max}=2.0$;左下颈、锁骨上、腹膜后、两侧髂血管旁多发肿大淋巴结,局部相互融合呈团块状,内部多发钙化灶,$^{18}F-FDG$代谢不同程度增高,$SUV_{max}=3.7\sim11.2$。

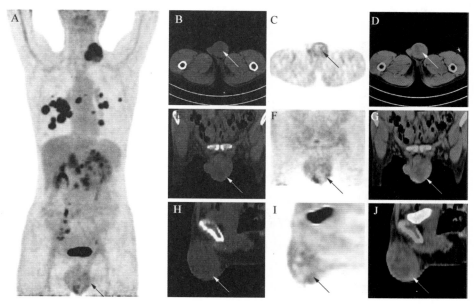

A—全身PET MIP图像;B～D—横断位CT、PET和PET/CT融合图像;E～G—冠状位CT、PET和PET/CT融合图像;H～J—矢状位CT、PET和PET/CT融合图像。

图7-4 左侧睾丸恶性畸胎瘤的PET/CT图像

【组织病理学】

病理学结果:左侧睾丸畸胎瘤,大部分为成熟性成分,部分为未成熟性成分,内含横纹肌肉瘤和腺癌,肿瘤大小为6 cm×5 cm×4 cm。

免疫组化结果:AFP(-),AE1/AE3(+),CD30(-),PLAP(-),CD117(-),HCG(-),D2-40(-),Inhibin(-),Desmin(+),SALL4(+),OCT4(-)。

【点评】

畸胎瘤是由一种或几种不同胚层(内、中和外胚层)组织组成的肿瘤,可以有分化好的成熟成分和胎儿样未成熟成分组成。对于儿童,睾丸畸胎瘤多为良性;而对于成人,即使是成熟型畸胎瘤,也可有恶性行为,发生转移。成人畸胎瘤临床表现无特征性,睾丸无痛性、渐进性增大是最常见的症状,多表现为质硬、不规则或结节样肿块,无痛,不透光,偶尔可见血清AFP和HCG升高。

本例 PET/CT 显示左睾丸肿大,内含混杂密度影,并含有钙化灶,^{18}F - FDG 代谢不均匀性异常轻度增高,诊断为左睾丸恶性肿瘤。手术后病理确诊为恶性畸胎瘤。

睾丸间质细胞瘤

【简要病史】

患者 28 岁,2 周前检查发现右侧睾丸肿物,质硬,大小约为 1.5 cm,无疼痛、坠胀感。外院 MRI 提示双侧睾丸占位,生殖源性可能。遂来本院进一步治疗。

【实验室检查】

(1)血常规:平均血小板容积 10.6 fL;血小板分布宽度 12%;红细胞分布宽度- CV 11.4%;其余在正常范围。

(2)肿瘤标志物:AFP、HCG - β 为阴性。

【其他影像学检查】

B 超:双侧睾丸中上部中等回声,右侧大小为 1.8 cm×1.6 cm,左侧大小为 0.5 cm×0.4 cm,边界尚清,内部回声不均,右侧肿物血流丰富,左侧肿物见稀疏血流。

【PET/CT 图像表现】

右侧睾丸实性结节,直径约为 1.5 cm,^{18}F - FDG 代谢轻度增高,SUV_{max}＝2.6(见图 7 - 5,箭头所示);左侧睾丸密度欠均,未见明显实质性占位,未见明显^{18}F - FDG 代谢异常增高灶。

【组织病理学】

病理学结果:右侧睾丸性索-间质来源肿瘤,符合间质细胞瘤。

免疫组化结果:SF1(＋),Vimentin(＋),Melan - A(A103)(＋),AE1/AE3(部分＋),β - catenin(浆＋),Calretinin(＋),CD117(＋),Inhibin(＋),SALL4(－),Ki - 67(＋,约 3%)。

【点评】

睾丸间质细胞瘤占睾丸肿瘤的 1%～3%,是最常见的性索-间质肿瘤。儿童睾丸间质肿瘤多为良性,约有 10% 的成人睾丸间质肿瘤为恶性,可能发生腹膜后淋巴结转移或远处脏器转移。恶性睾丸间质肿瘤体积常大于 5 cm,核分裂象增多,有坏死或血管内浸润现象。儿童高发年龄为 3～9 岁,成人高发年龄为 21～59 岁,5%～10% 患者有隐睾史,多为单侧发病。儿童常见症状为无

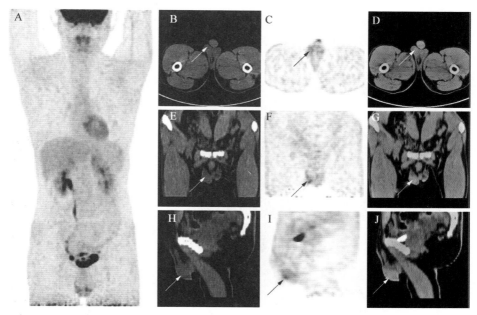

A—全身 PET MIP 图像；B～D—横断位 CT、PET 和 PET/CT 融合图像；E～G—冠状位 CT、PET 和
PET/CT 融合图像；H～J—矢状位 CT、PET 和 PET/CT 融合图像。

图 7-5　右侧睾丸间质细胞瘤的 PET/CT 图像

痛性睾丸肿大，假性性早熟。成人最常见的临床表现是无痛性睾丸增大或肿物，30% 患者有乳房增大，男性乳房增大的表现往往比睾丸肿物更早，患者血清 AFP 和 HCG-β 多在正常范围。

本例患者 28 岁，发现无痛性睾丸肿物，影像学检查提示双侧睾丸占位，右侧睾丸 ^{18}F-FDG 代谢轻度增高，左侧未见 ^{18}F-FDG 代谢异常增高，临床诊断双侧睾丸恶性肿瘤。行右侧睾丸切除术，术后病理诊断为性索-间质来源肿瘤，符合间质细胞瘤。

阴囊内脂肪肉瘤

【简要病史】

患者 78 岁，体检发现左睾丸肿块，遂来本院进一步诊治。

【实验室检查】

血常规：红细胞比容 39.1%；平均血小板容积 10.6 fL；其余在正常范围。

【其他影像学检查】

B 超：两侧睾丸大小、形态正常，包膜完整，回声点细密，内部回声均匀；左侧睾丸外侧探及低回声,大小为 2.4 cm×1.9 cm,边界欠清,内部回声不均匀,呈蜂窝状,内部见弥漫分布的弧形强回声钙化伴声影。

【PET/CT 图像表现】

左侧阴囊内见大小约为 5.3 cm×3.7 cm 的混杂密度肿块,内部较多脂肪,其外侧伴钙化,局部^{18}F-FDG 代谢略高,$SUV_{max}=3.0$(见图 7-6,箭头所示)。

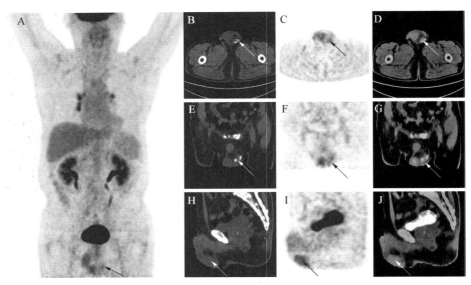

A—全身 PET MIP 图像;B～D—横断位 CT、PET 和 PET/CT 融合图像;E～G—冠状位 CT、PET 和 PET/CT 融合图像;H～J—矢状位 CT、PET 和 PET/CT 融合图像。

图 7-6　左侧阴囊内脂肪肉瘤的 PET/CT 图像

【组织病理学】

病理学结果:去分化脂肪肉瘤,去分化成分为低级别纤维源性肉瘤,局部伴骨化。

免疫组化结果:MDM2(+),CDK4(+),CD34(−),S-100(少量+),SOX10(−),a-SMA(−),β-catenin(−),Ki-67(+,约 10%)。

分子病理检测结果:FISH 法检测 MDM2 基因状态(+),有扩增,符合。

【点评】

脂肪肉瘤(liposarcoma,LPS)是一种由分化程度和异型程度不等的脂肪源性细胞组成的恶性肿瘤,约占软组织肉瘤的 20%。在生物学行为上,LPS 可分为中间性局部侵袭性和恶性两类。前者指非典型脂肪瘤样肿瘤/高分化脂肪肉瘤,后者包括去分化脂肪肉瘤(dedifferentiated liposarcoma,DDLPS)、黏液样脂肪肉瘤、多形性脂肪肉瘤和非特指性脂肪肉瘤。其中,DDLPS 是 LPS 中较为少见的亚型。发病部位多样,最常见为腹膜后,也可发生在精索、纵隔、胸腔等。本例则为发生在阴囊的去分化脂肪肉瘤,发病罕见,临床表现无特征性,为阴囊异常性增大或腹股沟无痛性肿块,阴囊透光试验结果为阴性,常与睾丸肿瘤、附睾肿瘤或精液囊肿、鞘膜积液等混淆。本例影像学提示左侧阴囊肿块,其内含较多脂肪组织,外侧伴钙化,局部^{18}F-FDG 代谢略增高,临床初步诊断为左睾丸旁肿瘤。后行左阴囊内肿瘤切除术,术后病理诊断为去分化脂肪肉瘤,去分化成分为低级别纤维源性肉瘤,局部伴骨化。

睾丸肉芽肿性炎

【简要病史】

患者 45 岁,半年前发现双侧睾丸渐进性增大,左侧明显,伴下坠感,无胀痛,不伴发热,外院行抗感染治疗,无好转。半年来左侧睾丸逐渐增大,疼痛明显,遂来本院进一步诊治。

【实验室检查】

肿瘤标志物:FERR、AFP、HCG-β 均为阴性。

【其他影像学检查】

CT:左侧睾丸见不均匀密度肿块影,大小约为 2.6 cm×3.3 cm,增强后呈不均匀强化,两侧鞘膜腔内少量积液;右侧精囊腺旁肿块影,大小约为 2.6 cm×3.8 cm,增强后边缘略强化;右侧髂内血管旁见强化稍大淋巴结,大小约为 0.6 cm。

【PET/CT 图像表现】

左侧睾丸肿块大小约为 3.4 cm×2.7 cm,右侧睾丸结节大小约为 2.8 cm×1.7 cm,均见^{18}F-FDG 代谢异常增高,SUV$_{max}$ 分别为 18.6 和 27.6(见图 7-7,箭头所示);双侧精囊腺略增大,输精管增粗,^{18}F-FDG 代谢异常增高,SUV$_{max}$=9.8;右侧精囊腺旁肿块,大小约为 3.7 cm×2.6 cm,^{18}F-FDG 代谢异常增高,SUV$_{max}$=15.8。

【组织病理学】

病理学结果:肉芽肿性炎。

免疫组化结果:CD68(+),AE1AE3(−),SMA(−),CK7(−),CK20(−),TTF1(−),PAX8(−),GATA3(−),Ki-67(个别+)。

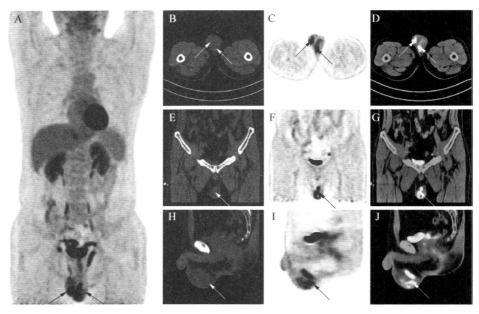

A—全身 PET MIP 图像；B～D—横断位 CT、PET 和 PET/CT 融合图像；E～G—冠状位 CT、PET 和 PET/CT 融合图像；H～J—矢状位 CT、PET 和 PET/CT 融合图像。

图 7-7　睾丸肉芽肿性炎的 PET/CT 图像

【点评】

　　睾丸肉芽肿性炎是一种多发于中老年的睾丸慢性炎症，其起病可急可缓，临床表现为有坠胀感，也可无典型表现。病理表现以镜下生精小管为中心的肉芽肿性变化为主，伴上皮样细胞、多核巨细胞及其他炎症细胞浸润的睾丸慢性炎症。临床上肉芽肿性炎与结核、肿瘤、梅毒相似，极易误诊。MRI 在其鉴别上有较大帮助。根据 MRI 表现特点，结合临床实验室检查，可提示该病。

　　本例临床初步诊断误诊为左侧睾丸恶性肿瘤，行手术切除后，病理结果诊断为肉芽肿性炎。

精囊腺血管肉瘤

【简要病史】

　　患者 35 岁，下腹坠胀感 1 月余，CT 提示前列腺形态增大伴密度不均，两侧精囊腺结构不清。外院前列腺穿刺显示前列腺增生，精囊肿物示少量增生异型梭形细胞团，伴坏死，考虑血管肉瘤。

【实验室检查】

（1）血常规：白细胞计数 $5.3\times10^9/L$；中性粒细胞计数 $3.2\times10^9/L$；红细胞计数 $5.04\times10^{12}/L$；血红蛋白 $150\ g/L$；血小板计数 $282\times10^9/L$；其余在正常范围。

（2）生化指标：碱性磷酸酶 $81.8\ U/L$；谷丙转氨酶 $16.5\ U/L$；乳酸脱氢酶 $177\ U/L$；其余在正常范围。

（3）肿瘤标志物：TPSA、FPSA、CA24-2、AFP、CEA、CA19-9 均为阴性。

【其他影像学检查】

（1）CT：双侧精囊腺肿大，囊实性，增强后不均匀强化，前列腺增大伴密度不均。

（2）MRI：双侧精囊腺囊实性占位，范围约为 $8.3\ cm\times6.0\ cm$，信号混杂，其内可见 T1WI 高信号影及液平面，实性部分不均匀强化；前列腺受累。

【PET/CT 图像表现】

精囊腺不均质占位，范围约为 $7.2\ cm\times5.0\ cm$，侵犯前列腺，与膀胱后壁分界欠清，$^{18}F-FDG$ 代谢不均匀性增高，$SUV_{max}=6.2$（见图 7-8，箭头所示）。

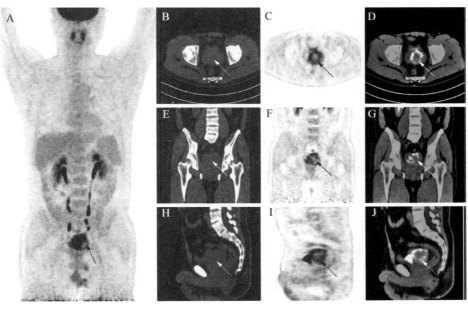

A—全身 PET MIP 图像；B～D—横断位 CT、PET 和 PET/CT 融合图像；E～G—冠状位 CT、PET 和 PET/CT 融合图像；H～J—矢状位 CT、PET 和 PET/CT 融合图像。

图 7-8　精囊血管肉瘤的 PET/CT 图像

【组织病理学】

病理学结果：精囊腺血管肉瘤，侵犯前列腺。

免疫组化结果：PAX8($-$)，AE1/AE3($-$)，CD31($-$，存疑)，CD34($+$)，ERG($+$)，Ki-67($+$，40%)。

【点评】

血管肉瘤也称恶性血管内皮瘤，是由血管内皮细胞或向血管内皮细胞方向分化的间叶细胞发生的恶性肿瘤，较少见。好发于皮肤、皮下、肌肉和骨组织，也可发生于口腔、纵隔和腹膜、心脏等部位，精囊腺血管肉瘤国内外均罕见。血管肉瘤有时表现为良性，边界清晰，生长缓慢；而一般表现为高度恶性，生长快，呈侵袭性生长，有些通过血液或淋巴形成远处转移，常转移至肺和肝，生存率低。本病主要靠组织病理检查明确诊断，光镜下，分化好的区域，肿瘤细胞形成腔隙状或窦样，相互吻合；分化差的区域，血管腔不明显，内皮细胞呈实性巢状排列，细胞异型性明显。肿瘤局部广泛切除为首选治疗方法，局部切除不彻底者可加辅助性放射治疗。由于此病罕见，目前尚没有对此病的影像学总结。

本例 CT 与 MRI 显示囊实性占位，增强后肿瘤实性部分不均匀强化；PET/CT 则显示肿瘤 ^{18}F-FDG 代谢增高。

第8章

女性生殖系统

刘　帅　薛　静　何思敏　袁慧瑜

宫颈鳞状细胞癌

【简要病史】

患者45岁,绝经3月余,既往无痛经。接触性阴道出血2月余,伴左下肢疼痛。外院B超检查提示宫颈管内低回声光团,子宫肌壁低回声光团。遂行宫颈活检术,病理提示宫颈低分化癌。妇科检查提示宫颈内生性肿瘤,直径为5cm,累及阴道穹窿,子宫饱满,欠活动,附件区未扪及明显包块。右侧骶韧带增厚,左侧宫旁稍缩短。直肠无异常。患者已婚已育(1-0-1-1)。患者无腹痛、腹胀、腹泻,无尿急、尿痛、尿频、血尿,无发热,无咳嗽、咳痰。否认手术史。

【实验室检查】

(1) 血常规:白细胞 $10.9×10^9/L$。

(2) 凝血功能:凝血酶原4.1g/L,D-二聚体1.2μg/L,均高于正常范围。

(3) 梅毒、HIV血清学检查正常。

(4) 肿瘤标志物:HE4 112.7 pmol/L;SCCA、CA19-9、CA12-5、AFP、CEA正常。

【其他影像学检查】

B超:宫颈内低回声团;子宫肌壁低回声团;右侧附件区小囊肿。

【PET/CT图像表现】

宫颈增粗,累及阴道上段,^{18}F-FDG代谢增高,$SUV_{max}=15.7$(见图8-1,箭头所示);双侧宫旁、髂血管旁多发肿大淋巴结,大者约为1.9cm×1.3cm,^{18}F-FDG代谢增高,$SUV_{max}=10.2$(见图8-2,箭头所示)。

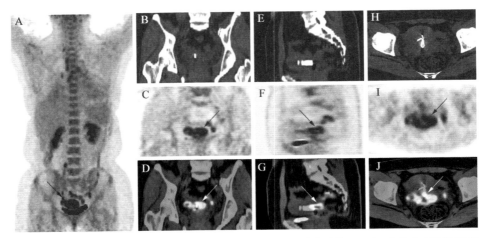

A—全身 PET MIP 图像;B～D—冠状位 CT、PET 和 PET/CT 融合图像;E～G—矢状位 CT、PET 和
PET/CT 融合图像;H～J—横断位 CT、PET 和 PET/CT 融合图像。

图 8-1　宫颈鳞癌的 PET/CT 图像

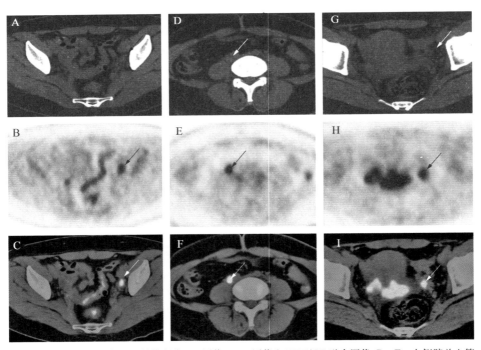

A～C—左侧髂外血管旁淋巴结横断位 CT 图像、PET 图像和 PET/CT 融合图像;D～F—右侧髂总血管
旁淋巴结横断位 CT 图像、PET 图像和 PET/CT 融合图像;G～I—左侧宫旁肿大淋巴结横断位 CT 图
像、PET 图像和 PET/CT 融合图像。

图 8-2　双侧髂血管旁、宫旁转移淋巴结的 PET/CT 图像

【组织病理学】

本院行"子宫根治性切除＋双附件切除＋盆腔淋巴结清扫＋腹主动脉旁淋巴结清扫＋双侧输尿管下段切除＋双侧输尿管膀胱内种植＋复杂肠粘连松解术"。

病理学结果：宫颈外口内生性低分化鳞癌,肿瘤大小约为 3.5 cm×2 cm×1.5 cm。浸润深度：宫颈纤维肌壁全层至外膜外脉管内。癌栓(＋),神经侵犯(＋),两侧宫旁组织(－),阴道切缘(－),宫体内膜呈分泌期样形态,双侧附件(－)。淋巴结转移情况：(13/22)(转移数/淋巴结总数)见癌转移,其中左盆腔(8/11),右盆腔(2/7),左髂总(0/1),右髂总(3/3)。(左侧闭孔神经下方淋巴结)纤维脂肪组织内见癌累及。(左、右输尿管及肿瘤)见癌累及。

免疫组化结果：ER(－),PR(－),P53(少＋),Ki－67(＋,80%),Villin(－),IMP3(＋),CDX2(－),P63(＋),P40(＋),P16(＋)。

【点评】

宫颈癌在女性恶性肿瘤中发病率仅次于乳腺癌。常见的病理类型包括鳞癌、腺癌、腺鳞癌和小细胞癌。其中,鳞状细胞癌是最常见的病理类型。[18]F－FDG PET/CT 显像已广泛用于判断宫颈癌的分期、转移、复发及预后等方面。根据最新的国际妇产科联盟(FIGO)指南,腹盆腔的淋巴结状态直接影响疾病的分期。该指南指出,淋巴结转移分为影像转移和病理转移[11]。无论哪一种转移,疾病均归为 ⅢC 期。在判断淋巴结转移的方面,PET/CT 优于 CT 及MRI。而对肿瘤肌层浸润深度和宫旁侵犯状态的评估,MRI 最佳。

宫颈癌肉瘤

【简要病史】

患者 41 岁,2 个月前在无明显诱因下出现少许阴道流血,量少,呈鲜红色,无明显腹痛、腹胀,无畏寒、发热等不适。外院行宫颈活检病理,本院会诊：(宫颈肿物活检)恶性中胚叶混合瘤(癌肉瘤),由鳞癌及梭形细胞肉瘤形成。妇科检查示阴道通畅,宫颈菜花样肿块,直径约为 3 cm,触血阳性,宫体大小正常,双附件未触及异常包块;骶、主韧带未触及异常。患者已婚已育(1－0－1－1)。月经规则,15 $\frac{5\sim7}{30}$ 2017 年 1 月 14 日,无痛经。否认手术史。本次 PET/CT 检查日期为 2017 年 1 月 18 日。

【实验室检查】

（1）血常规、尿常规、粪常规、肝功能、肾功能、凝血功能正常。

（2）梅毒、HIV 血清学检查正常。

（3）肿瘤标志物：SCCA 5.4 ng/mL；NSE 18.21 ng/mL；CA19-9、CA12-5、CEA、AFP 均正常。

【其他影像学检查】

增强 MRI：盆腔见异物伪影，子宫体部显示不清；宫颈部巨大软组织肿块影，信号不均，增强后不均匀强化，大小约为 4.9 cm×6.6 cm；膀胱充盈欠佳，膀胱壁光滑、均匀；左侧附件区囊性结节，T2WI 呈高信号，未见强化；子宫直肠窝未见异常信号影，盆壁结构正常，盆腔内未见肿大淋巴结。

【PET/CT 图像表现】

宫颈明显增粗，形成肿块，累及阴道上段，^{18}F-FDG 代谢异常增高，SUV_{max}＝13.7（见图 8-3，箭头所示）。

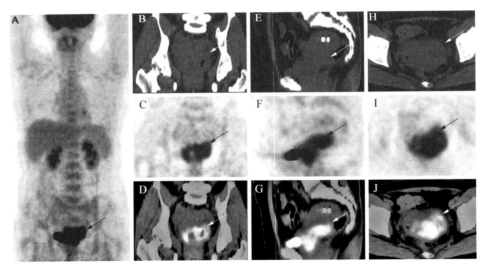

A—全身 PET MIP 图像；B～D—冠状位 CT、PET 和 PET/CT 融合图像；E～G—矢状位 CT、PET 和 PET/CT 融合图像；H～J—横断位 CT、PET 和 PET/CT 融合图像。

图 8-3　宫颈癌肉瘤的 PET/CT 图像

【组织病理学】

本院行"子宫根治性切除术＋双侧附件切除术＋双侧盆腔淋巴结清扫术＋复杂肠粘连松解术"。病理学结果：宫颈及阴道壁外生性和内生性恶性中胚叶混合瘤（癌肉瘤），由鳞癌及梭形细胞-多形性肉瘤组成，浸润宫颈纤维肌壁全层,脉管内癌栓(一),神经侵犯(一),左宫旁组织(一),右宫旁组织(一),切缘(一);子宫内膜呈分泌期样形态;左卵巢滤泡囊肿,右卵巢及双输卵管未见特殊。淋巴结(0/7)未见肿瘤转移。

【点评】

宫颈癌肉瘤,又名恶性米勒管混合瘤、恶性中胚层混合瘤、化生性癌,是一种少见的生殖器恶性肿瘤。发病原因不明,可能与多功能干细胞有关。生殖道的癌肉瘤常发生于宫体,原发于宫颈的癌肉瘤极少见。截至 2018 年,检索 PubMed 和万方数据库,获得病理证实的宫颈癌肉瘤仅 83 例左右。宫颈癌肉瘤最常发生于老年绝经后人群,发病中位时间约 47 岁(19～69 岁)。主要临床症状为宫颈肿瘤及阴道出血,大多数诊断处于早期。在 PET/CT 显像中,大部分肿瘤表现为 $^{18}F-FDG$ 高代谢,仅 1.8%(1/55)的患者 $SUV_{max} < 2.5$,SUV_{max} 中位数值为 8.8(2.1～26.7)。

宫颈高级别上皮内瘤变

【简要病史】

患者 40 岁,1 月余前在无明显诱因下出现接触性阴道出血。半月前至当地医院就诊,宫颈涂片提示高级别鳞状上皮内瘤变。妇科检查提示阴道通畅,宫颈见外生性肿块,大小约为 0.5 cm,累及左侧穹窿;双侧宫旁软,双附件区未及占位。患者已婚已育(1-0-1-1),月经规律,月经量中等,$14\frac{4}{27}$2014 年 8 月 7 日,偶有痛经。否认手术史。本次 PET/CT 检查日期为 2014 年 8 月 13 日。

【实验室检查】

(1) 血常规、尿常规、粪常规、肝功能、肾功能、凝血功能均正常。

(2) 梅毒、HIV 血清学检查正常。

(3) 肿瘤标志物:CA12-5 38.48 U/mL;SCCA、CA19-9、AFP、HE4、CEA、CA15-3 均正常。

【其他影像学检查】

无。

【PET/CT 图像表现】

宫颈增粗,后唇稍低密度影,$^{18}F-FDG$ 代谢轻度增高,$SUV_{max}=3.7$(见图 8-4,粗箭头所示);子宫内膜 $^{18}F-FDG$ 代谢增高,$SUV_{max}=4.5$(见图 8-4,

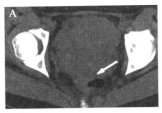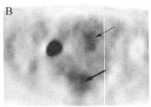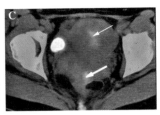

A—CT 图像；B—PET 图像；C—PET/CT 融合图像。

图 8 - 4　宫颈上皮内瘤变Ⅲ的 PET/CT 图像

细箭头所示）。

【组织病理学】

　　本院行"广泛子宫切除＋双输卵管切除＋盆腔淋巴结清扫＋双侧卵巢悬吊术"。病理学结果：（宫颈）CIN Ⅲ级累及腺体，少数腺体不典型增生；（子宫）内膜呈增生期样改变，子宫腺肌症；左、右输卵管未见异常；左、右宫旁未见异常；淋巴结（0/18）未见转移。

【点评】

　　宫颈上皮内瘤变（cervical intraepithelial neoplasia，CIN）是一组与宫颈浸润癌密切相关的癌前病变的统称。其包括宫颈不典型增生和宫颈原位癌，反映了宫颈癌连续发展的过程，即"宫颈不典型增生（轻→中→重）→原位癌→早期浸润癌→浸润癌"的一系列病理变化。CIN 仍将宫颈鳞状上皮病变分为三级，CIN Ⅰ和Ⅱ分别对应原来的轻度和中度不典型增生，CIN Ⅲ则包括重度不典型增生和原位癌。人乳头状瘤病毒（HPV）感染是 CIN 和宫颈癌发生的病因。

子宫非典型息肉样腺肌瘤

【简要病史】

　　患者 27 岁，在无明显诱因下出现不规则阴道出血 4 月余，出血量少，色暗红，伴轻微下腹隐痛。当时未予重视，后于当地医院就诊，超声提示宫腔内稍高回声，内膜息肉不排除。外院宫颈活检病理提示宫颈高分化内膜样腺癌。妇科检查示外阴正常，阴道通畅，宫颈菜花状肿瘤，大小约为 3 cm，宫体饱满。患者未婚未育，有性生活史。月经规律，月经量中等，$12\dfrac{5}{30}$2018 年 6 月 4 日，无痛经。否认手术史。本次 PET/CT 检查日期为 2018 年 7 月 2 日。

【实验室检查】

（1）血常规、尿常规、粪常规、肝功能、肾功能、凝血功能正常。

（2）梅毒、HIV 血清学检查正常。

（3）肿瘤标志物：HE4 72.78 pmol/L；SCCA、CA19 - 9、CA12 - 5、AFP、CEA、NSE、β - HCG 均正常。

【其他影像学检查】

增强 MRI：宫颈内壁异常信号肿块，大小约为 2.9 cm×2.4 cm，T1WI 等信号，T2WI 稍高信号，增强后呈均匀轻度强化；宫腔内见 T2WI 低信号结节，直径约为 1.6 cm，轻度强化。

【PET/CT 图像表现】

宫颈占位，直径约为 3.4 cm，^{18}F - FDG 代谢异常增高，$SUV_{max} = 8.1$（见图 8 - 5，箭头所示）；宫腔低密度影，^{18}F - FDG 代谢轻度增高，$SUV_{max} = 4.3$（见图 8 - 6，箭头所示）。

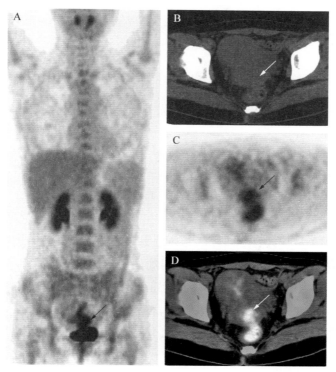

A—全身 PET MIP 图像；B—CT 图像；C—PET 图像；D—PET/CT 融合图像。

图 8 - 5 宫颈非典型息肉样腺肌瘤病灶的 PET/CT 图像

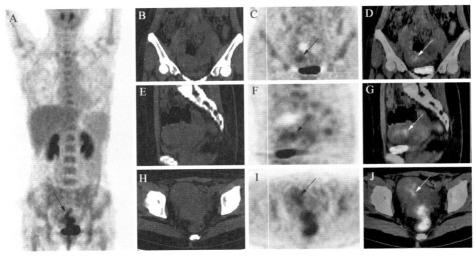

A—全身 PET MIP 图像；B~D—冠状位 CT、PET 和 PET/CT 融合图像；E~G—矢状位 CT、PET 和 PET/CT 融合图像；H~J—横断位 CT、PET 和 PET/CT 融合图像。

图 8-6　宫腔非典型息肉样腺肌瘤病灶的 PET/CT 图像

【组织病理学】

　　本院行"子宫颈切除术＋宫颈赘生物切除术"。病理学结果：（宫颈、宫腔）内膜腺体复杂性不典型增生，间质纤维组织增生，围绕腺体，考虑为非典型息肉样腺肌瘤（atypical polypoid adenomyoma，APA）。

　　免疫组化：

　　（1）肿瘤细胞：AE1/AE39（＋），ER（＋），PR（＋），P16（部分＋），Vimentin（＋），CEA（－），PAX8（＋），Ki-67（部分＋）。

　　（2）间质平滑肌纤维细胞：SMA（＋），Desmin（＋）。

【点评】

　　子宫 APA 是指具有不同程度非典型腺体成分的腺肌瘤样息肉，常发生于育龄和绝经前妇女，较为罕见。APA 病灶多呈息肉样，边界清，分叶状，属于良性病变的范畴，但具有一定的恶性潜能，少数可发展为子宫内膜样腺癌。85％发生在子宫内膜，仅 11.5％发生于宫颈。临床表现无特异性，一般表现为不规则阴道出血，经期紊乱，月经过多或不孕。其发生可能与长期服用雌激素有关。

　　APA 的影像学表现缺乏特异性，MRI 表现为 T1WI 等信号的息肉样结节，偶尔伴有低信号的囊性灶，T2WI 表现为稍高信号中混杂明显高信号，明显高信号的区域对应化生的子宫内膜,增强后病灶不均质强化。DWI 表现为高信号,ADC 值明显降低。APA 的 PET/CT 表现为病灶^{18}F－FDG 代谢增高。APA 代谢^{18}F－FDG 的机制并不明确,可能与内膜腺体上皮细胞增殖活跃有关。

目前,病理检查是明确诊断的唯一方法,APA 有明显的组织病理学特征,但组织学上易与高分化子宫内膜腺癌伴肌层浸润相混淆。

宫颈子宫内膜异位

【简要病史】

患者 37 岁,1 年前出现晨起面部浮肿。月经不规律,量多伴痛经,经期延长(10～14 天),末次月经 2018 年 5 月 4 日。外院 B 超提示左肾积水,宫颈占位。宫颈活检病理学结果:宫颈黏膜组织慢性炎,符合子宫内膜异位症。妇科检查示后穹窿可及肿块,累及盆壁。患者已婚已育,生育史不详。2015 年外院宫颈糜烂手术。本次 PET/CT 检查日期为 2018 年 5 月 11 日。

【实验室检查】

(1) 血常规:红细胞计数 3.7×10^9/L;血红蛋白 71 g/L;余血常规正常。

(2) 尿常规、粪常规、肝功能、肾功能、凝血功能正常。

(3) 梅毒、HIV 血清学检查正常。

(4) 肿瘤标志物:CA19－9 58.78 U/mL;CA12－5 156.6U/mL;HE4 210.8pmol/L;SCCA、AFP、CEA、NSE、β－HCG 均正常。

【其他影像学检查】

增强 MRI:宫颈稍增粗,与左侧宫旁软组织影组织分界不清,增强后可见明显强化,左侧输尿管受压扩张;两侧附件生理性改变。

【PET/CT 图像表现】

宫颈增粗,左侧宫旁组织明显增厚,无法测量大小,片状^{18}F－FDG 代谢增高,SUV_{max}＝4.6(见图 8－7,粗箭头所示);另见左侧肾盂、输尿管扩张积液(见图 8－7,细箭头所示)。

【组织病理学】

本院行宫颈病灶穿刺活检术。病理学结果:(宫颈肿块)增生的纤维间质,边缘见少量腺体及破碎腺上皮,周围围绕卵圆形间质样细胞,考虑子宫内膜异位。

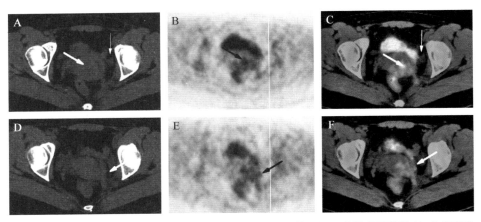

A~C—宫颈病灶(粗箭头所示)的 CT、PET 和 PET/CT 融合图像,另见左侧输尿管扩张(A、C,细箭头所示);D~F—左侧宫旁增厚的 CT、PET 和 PET/CT 融合图像。

图 8-7　宫颈子宫内膜异位的 PET/CT 图像

【点评】

子宫内膜异位症是指有活性的内膜细胞种植在子宫内膜以外的位置而形成的一种常见妇科疾病。由于子宫腔通过输卵管与盆腔相通,因此使得内膜细胞可经由输卵管进入盆腔异位生长。子宫内膜异位到宫颈(简称宫颈内异)较为少见。本病多发生于生育年龄,青春期前不发病,绝经后异位病灶可逐渐萎缩退化。PET/CT 在宫颈内异上的应用罕见。本病例仅表现为[18]F - FDG 代谢不均匀性增高,与宫颈其他疾病无法鉴别。MRI 检查具有特异性。

子宫肌瘤

【简要病史】

患者 38 岁,自觉腹部隆起 20 天。当地医院 B 超提示盆腔肿块。无腹痛、腹胀、腹泻。妇科检查提示下腹隆起,下腹扪及巨大肿块。外阴(一),阴道通畅、光滑,宫颈光滑,无举痛、触痛。患者已婚已育(1-0-0-1)。月经规则,月经量中等,$15\frac{7}{30}$ 2018 年 8 月 30 日,无痛经。否认手术史。本次 PET/CT 检查日期为 2018 年 9 月 30 日。

【实验室检查】

(1) 总胆红素 18.6 μmol/L。

（2）血常规、尿常规、粪常规、凝血功能正常。

（3）梅毒、HIV 血清学检查正常。

（4）肿瘤标志物：SCCA 1.6 ng/mL；CA19 - 9、CA12 - 5、AFP、CEA、HE4、β - HCG 均正常。

【其他影像学检查】

B 超：腹腔巨大非均质性团块（性质待定），团块下缘紧贴宫颈前缘，上缘达剑突下三横指，后缘紧贴脊柱，内回声不均，底部呈"网络"状显示；盆腔积液，子宫体未见占位，左侧卵巢显示清，右侧卵巢显示欠清。

【PET/CT 图像表现】

腹盆腔巨大囊实性肿块，肿块充满盆腔，上极达肾下极水平，与子宫、附件分界不清，边界光滑，内部密度不均匀，片状 ^{18}F - FDG 代谢略增高，$SUV_{max}=$ 3.9（见图 8 - 8）。图 8 - 8 中，A～J 均提示下腹部至盆腔巨大不均质肿块（星号所示）；另于直肠前方见低等密度结节样影，未见 ^{18}F - FDG 代谢，后病理证实系子宫内膜异位结节（K～M 中箭头所示）。

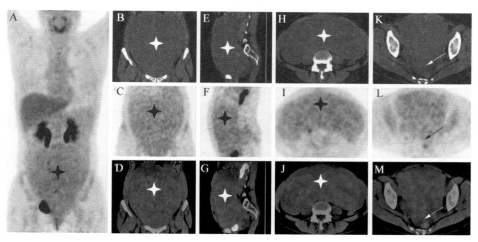

A—全身 PET MIP 图像；B～D—冠状位 CT、PET 和 PET/CT 融合图像；E～G—矢状位 CT、PET 和 PET/CT 融合图像；H～M—横断位 CT、PET 和 PET/CT 融合图像。

图 8 - 8　巨大子宫肌瘤的 PET/CT 图像

【组织病理学】

本院行"扩大性全子宫切除术＋盆腔巨大肿瘤切除术＋肠粘连松解术"。病理学结果：（巨大盆块＋扩大全子宫）肌壁间平滑肌瘤，2 枚，小者为 1.2 cm×0.5 cm×0.5 cm，大者为 25 cm×25 cm×9 cm，大者伴间质水肿；子宫内膜呈增生期形态,宫颈慢性炎,伴宫颈管息肉;(道格拉斯窝)可见子宫内膜异位。

【点评】

子宫肌瘤是女性生殖器官中最常见的一种良性肿瘤。肌瘤生长部位、速度、变性情况等方面的不同造成了不同的临床症状和影像学表现。大多数子宫肌瘤可以表现为^{18}F - FDG 代谢不高,少部分表现为^{18}F - FDG 代谢增高。^{18}F - FDG 代谢增高的子宫肌瘤需要与肌瘤恶变、肉瘤等相互鉴别。值得一提的是,少部分子宫肌瘤可表现为侵袭性的生物学行为,包括腹膜、肺部转移等。

子宫内膜癌

【简要病史】

患者 60 岁,已绝经,既往无痛经。3 个月前出现阴道不规则出血。外院行"宫腔镜检查+诊刮术",病理提示子宫内膜腺癌,Ⅰ~Ⅱ级。妇科检查提示阴道通畅、光滑;前位宫体,常大;宫颈萎缩;双侧宫旁软;两侧附件区未见明显占位。患者已婚已育(3-0-0-3)。无发热、腹痛、腹泻,两便如常。否认手术史。

【实验室检查】

(1)血常规、尿常规、粪常规、肝功能、肾功能、凝血功能正常。

(2)梅毒、HIV 血清学检查正常。

(3)肿瘤标志物:CA19 - 9 47.7 U/mL;HE4 230 ng/mL;SCCA、AFP、CA12 - 5、CEA 均正常。

【其他影像学检查】

无。

【PET/CT 图像表现】

子宫体见^{18}F - FDG 代谢异常增高灶,$SUV_{max} = 14.3$,浓聚灶范围约为 4.7 cm×3.9 cm(见图 8 - 9,箭头所示)。

【组织病理学】

本院行"子宫根治性切除术(改进)+双附件切除术+双侧盆腔淋巴结清扫术"。病理学结果:宫腔内膜样腺癌,Ⅱ级,肌层浸润深度<1/2 肌层;脉管侵犯(一),两侧宫旁组织(一),阴道切缘(一),双侧附件(一);淋巴结未见转移。

免疫组化结果:ER(+),PR(+),P53(一),HER - 2(一),P16(部分+),

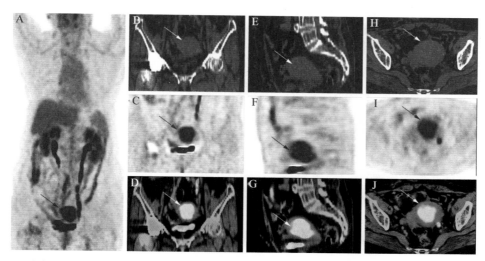

A—全身 PET MIP 图像（箭头示盆腔[18]F - FDG 代谢增高灶）；B～D—冠状位 CT、PET 和 PET/CT 融合图像；E～G—矢状位 CT、PET 和 PET/CT 融合图像；H～J—横断位 CT、PET 和 PET/CT 融合图像。

图 8 - 9　子宫内膜癌的 PET/CT 图像

hMLH1（＋），hMSH2（＋），hMSH6（＋），Ki - 67（＋，20％），β - Cat（膜＋），CyclinD1（部分＋），PTEN（＋），VEGF（－），NapsinA（－），PMS2（＋）。

【点评】

　　子宫内膜癌是发生于子宫内膜的上皮性恶性肿瘤，好发于围绝经期和绝经后，是最常见的生殖系统肿瘤之一，以阴道出血及月经紊乱为主要症状。根据发病机制和生物学特点，可分为雌激素依赖型（Ⅰ型）和非雌激素依赖型（Ⅱ型）。雌激素依赖型的子宫内膜癌绝大部分为子宫内膜样癌，少部分为黏液腺癌；非雌激素依赖型的子宫内膜癌包括浆液性癌、透明细胞癌等。PET/CT 显像通常表现为子宫腔内条状或团块样[18]F - FDG 代谢增高，可用于评估淋巴结转移情况、肿瘤复发或转移及预后评价等方面。

子宫平滑肌肉瘤

【简要病史】

　　患者 46 岁，5 个月前外院 B 超提示盆腔实性肿块。半月前 B 超提示盆腔肿块较前增大。妇科检查提示盆腔触及约 10 cm 包块，与宫颈关系紧密，偏左侧，质硬，活动欠佳，无压痛；阴道畅，宫颈轻度糜烂，无接触出血；外阴正常。

患者已婚已育(1-0-4-1)。2007年因子宫肌瘤、右附件囊肿行"子宫次全切除术+右侧附件切除术"。

【实验室检查】

（1）血常规、尿常规、粪常规、肝功能、肾功能、凝血功能正常。

（2）梅毒、HIV血清学检查正常。

（3）肿瘤标志物：HE4 110.56 pmol/L；CA19-9、CA12-5、CA72-4、CEA、AFP均正常。

【其他影像学检查】

B超：盆腔实性肿块，右肾集合系统轻度分离，左肾轻度积水；肿块明显增大，大小约为11.5 cm×10.4 cm×9.4 cm。

【PET/CT图像表现】

盆腔软组织肿块，大小约为12 cm×9 cm×11 cm，密度均匀，与宫颈无法分界，^{18}F-FDG代谢不均匀性增高，SUV_{max}＝8.8（见图8-10，星号所示）；肿块压迫左侧输尿管下段，左肾盂及输尿管全程扩张积液（见图8-10A，箭头所示）。

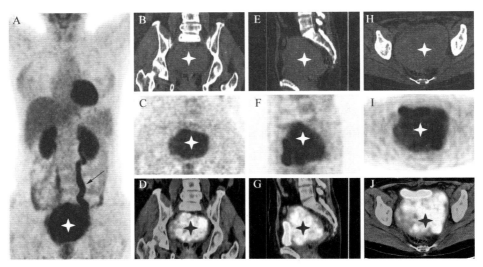

A—全身PET MIP图像；B～D—冠状位CT、PET和PET/CT融合图像；E～G—矢状位CT、PET和PET/CT融合图像；H～J—横断位CT、PET和PET/CT融合图像。

图8-10 子宫平滑肌肉瘤的PET/CT图像

【组织病理学】

本院行"盆腔包块切除术+左侧输尿管置管术"。病理学结果：（盆腔）平滑肌肉瘤,细胞丰富,有异型性,部分区细胞生长活跃,核分裂象易见($>$10/10HPF),肿瘤大小为 9.0 cm×9.0 cm×5.0 cm。

免疫组化结果:SMA($+$),MSA($+$),Des($+$),h - Caldesmon($+$),CD117($-$),DOG1($-$),CD34($-$),ER($-$),PR($-$)。

【点评】

恶性瘤主要来源于子宫肌层的平滑肌细胞,可单独存在或良性并存,是最常见的子宫肉瘤。子宫平滑肌肉瘤一般无特殊症状,在绝经后生长迅速,如原有子宫肌瘤生长突然加快,应考虑恶性的可能。多易血行转移或直接浸润。

卵巢黄体囊肿

【简要病史】

患者 22 岁,20 天前在无明显诱因下出现下腹痛,伴恶心、呕吐。外院血常规提示重度贫血,遂住院行输血、补液等对症处理后好转。住院期间 CT 提示盆腔包块,肿瘤标志物 AFP、CA12 - 5、CA19 - 9、CEA 均为阴性。妇科检查示外阴正常;阴道畅;后位子宫,子宫大小正常,宫颈轻糜;双附件扪及直径约 6 cm 囊性包块,活动一般,无压痛;双侧宫旁软。患者未婚,有性生活史。月经规则,量中,无痛经,$14\frac{5}{37}$2017 年 11 月 7 日。否认手术史。本次 PET/CT 检查日期为 2017 年 11 月 24 日。

【实验室检查】

(1) 血常规:血红蛋白 95 g/L,余血常规正常。

(2) 尿常规、粪常规、肝功能、肾功能、凝血功能正常。

(3) 梅毒、HIV 血清学检查正常。

(4) 肿瘤标志物:SCCA、CA19 - 9、CA12 - 5、CEA、AFP、CYFRA21 - 1、HE4、β - HCG 均为阴性。

【其他影像学检查】

增强 CT:双侧附件多个囊性灶,盆腔左缘可疑结节强化灶,盆腔、右侧结肠旁沟积液,转移性肿瘤可能;胆囊壁增厚;胃壁显示厚。

【PET/CT 图像表现】

双侧附件区稍高密度影(见图 8 - 11,箭头所示),大小分别为 6.4 cm×

2.8 cm(右)、6.2 cm×2.7 cm(左),实性部分^{18}F-FDG 代谢增高,SUV$_{max}$ 分别为 4.4(右)、5.2(左)。

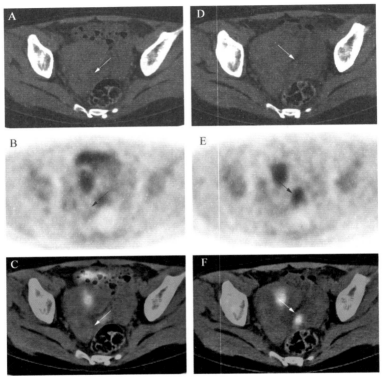

A~C—右侧附件占位的 CT、PET 和 PET/CT 融合图像;D~F—左侧附件占位的 CT、PET 和 PET/CT 融合图像。

图 8-11　卵巢黄体囊肿的 PET/CT 图像

【组织病理学】

　　本院行"双侧卵巢囊肿剥除术+肠粘连松解术"。病理学结果:(左侧卵巢囊肿)黄体组织伴囊肿;(右侧卵巢囊肿)黄体组织伴出血。

【点评】

　　盆腔内^{18}F-FDG 代谢增高的原因较多,子宫内膜和卵巢^{18}F-FDG 的生理性代谢是最常见的原因之一。已绝经的卵巢不存在生理性^{18}F-FDG 代谢。未绝经子宫内膜及卵巢生理性代谢并非少见,且与月经周期相关。在排卵期,卵巢呈卵圆形或者环形,多位于子宫后上方两侧或单侧,^{18}F-FDG 代谢一般为单侧或者双侧增高。有时 CT 扫描可见密度减低的黄体囊肿。

卵巢良性畸胎瘤

【简要病史】

患者 58 岁,绝经 15 年,既往无痛经。发现盆腔包块 1 月余。患者 1 个月前因咳嗽、肺部感染住院治疗,对症治疗后好转。住院期间盆腔 B 超提示盆腔包块, CA12 - 5 93.05 U/mL。妇科检查示外阴正常,阴道通畅,黏膜光滑,宫颈中度糜烂,宫体大小正常;左侧附件区增厚,右附件区软。患者已婚已育(2 - 0 - 0 - 2)。目前无发热、盗汗,无腹痛,无血尿、尿频、尿痛、尿急症状。否认手术史。

【实验室检查】

(1) 血常规、尿常规、粪常规、肝功能、肾功能、凝血功能均正常。

(2) 梅毒、HIV 血清学检查正常。

(3) 肿瘤标志物:SCC 2.0 ng/mL;CA12 - 5 116.0U/mL;CEA 8.47 ng/mL;HE4 124.2 pmol/L;CA19 - 9、AFP 正常。

【其他影像学检查】

B 超:子宫萎缩,宫腔积液,左侧附件区不均质包块,大小约为 3.9 cm× 3.7 cm×2.9 cm。

【PET/CT 图像表现】

左侧附件区混杂密度影,内见钙化及少许脂肪成分,大小约为 2.5 cm× 3.8 cm,未见^{18}F - FDG 代谢增高(见图 8 - 12,箭头所示)。

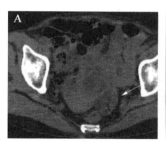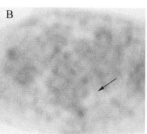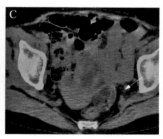

A—CT 图像;B—PET 图像;C—PET/CT 融合图像。

图 8 - 12　卵巢良性畸胎瘤的 PET/CT 图像

【组织病理学】

本院行"腹腔镜下单侧卵巢输卵管切除术"。病理学结果:(左附件)卵巢成熟性囊性畸胎瘤;输卵管组织。

【点评】

绝大多数囊性畸胎瘤为良性,是最常见的卵巢生殖细胞肿瘤,由多胚层结构构成:软骨、牙齿、平滑肌和脂肪。良性畸胎瘤 CT 平扫可见牙齿、骨组织、脂肪等成分,囊壁厚薄不等,可有弧形钙化,脂肪成分较正常脂肪密度高,随体位改变,囊性畸胎瘤可见脂肪-液面分层的特征性结构。通常 PET/CT 显像中病变部位未见^{18}F-FDG 代谢。

卵巢子宫内膜异位

【简要病史】

患者 23 岁,10 天前在无明显诱因下突发下腹痛,外院 B 超检查发现下腹部子宫前方包块,大小约为 15 cm×15 cm×7 cm,考虑左卵巢来源。MRI 提示盆腔子宫前方巨大囊性灶,囊壁厚薄不均,恶性肿瘤待排。外院检查 CA12-5 2 396 U/mL。患者未婚未育,有性生活史。月经规则,14$\frac{5\sim7}{28}$2017 年 8 月 29 日,无痛经。妇科检查提示外阴正常,阴道未婚式,子宫及附件大小扪及不清;盆腔内扪及一包块,约 15 cm,活动度可。患者无发热、盗汗,无腹痛,无血尿、尿频、尿痛、尿急症状。否认手术史。母亲患肠癌,父亲患肺癌。本次 PET/CT 检查日期为 2017 年 9 月 16 日。

【实验室检查】

(1) 血常规:血红蛋白 105 g/L;余血常规正常。

(2) 尿常规、粪常规、肝功能、肾功能、凝血功能正常。

(3) 梅毒、HIV 血清学检查正常。

(4) 肿瘤标志物:CA12-5 365.0 U/mL;CA15-3 26.71 U/mL;SCCA、CA19-9、HE4、CEA、AFP 均正常。

【其他影像学检查】

外院 MRI:盆腔子宫前方巨大囊性灶,囊壁薄厚不均,恶性肿瘤待排除。

【PET/CT 图像表现】

盆腔巨大不规则囊实性占位,与两侧附件区分界不清,最大截面约为 11.3 cm×11.2 cm,实性成分^{18}F-FDG 代谢增高,SUV$_{max}$=3.8(见图 8-13,星号所示)。

【组织病理学】

本院行"盆腔巨大肿瘤切除术＋双卵巢囊肿剥离术＋复杂肠粘连松解

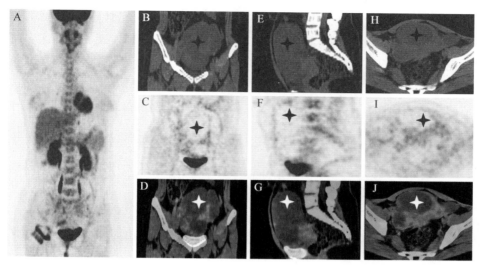

A—全身 PET MIP 图像；B～D—冠状位 CT、PET 和 PET/CT 融合图像；E～G—矢状位 CT、PET 和
PET/CT 融合图像；H～J—横断位 CT、PET 和 PET/CT 融合图像。

图 8－13　卵巢子宫内膜异位的 PET/CT 图像

术"。病理学结果：（左卵巢囊肿）符合子宫内膜异位囊肿，大小为 12 cm×
7 cm×1.8 cm；（右卵巢囊肿）符合子宫内膜异位囊肿，大小为 4 cm×3 cm×
1.5 cm，另见黄体伴出血。

【点评】

　　子宫内膜异位症是育龄期常见的良性疾病，发病机制尚未明确，临床表现
多样，具有复发、种植、侵袭转移等类似恶性肿瘤的特点。异位子宫内膜可侵
犯至全身各个部位，以卵巢部位为最常见。患者往往有痛经、月经异常、不孕
等症状。子宫内膜异位可伴有 CA12－5 及（或）CA19－9 异常升高。当子宫
内膜异位表现为盆腔囊实性肿块，伴 CA12－5 或 CA19－9 升高时，极易误诊
为卵巢恶性肿瘤。其诊断应结合实验室检查、患者年龄、月经情况等临床体征
及影像学检查综合考虑判断，以免误诊。

输卵管炎症伴脓肿

【简要病史】

　　患者 42 岁，1 个月前在无明显诱因下出现下腹隐痛不适，2 天后阴道出
血，量略少于月经量，持续 5 天后出血自止，经后腹痛无缓解，出现畏寒、发热，

体温最高 38.5℃，无阴道分泌物增多、异味。抗感染 5 天后体温恢复正常，仍有下腹隐痛不适，伴有排尿、排便次数增多。外院 B 超检查发现右附件区实质性包块；增强 CT 提示右侧附件区囊实性肿块，腹膜后及两侧髂血管旁多个稍大淋巴结。妇科检查提示阴道畅，子宫前位、略大，宫颈肥大，无接触性出血，活动差，无压痛；子宫右后方可及 8 cm 囊实性肿块，边界尚清晰，活动度差，轻压痛。患者已婚已育（1－0－2－1）。月经规则，量中，无痛经，12 $\frac{5\sim7}{28}$ 2017 年 8 月 29 日。2014 年 10 月于外院行子宫肌瘤剥除术。本次 PET/CT 检查日期为 2017 年 9 月 3 日。

【实验室检查】

（1）血常规、尿常规、粪常规、肝功能、肾功能、凝血功能正常。

（2）梅毒、HIV 血清学检查正常。

（3）肿瘤标志物：SCCA、CA19－9、CA12－5、CEA、AFP、CA12－5、HE4 均正常。

【其他影像学检查】

增强 CT：右侧附件区囊实性肿块，两侧髂血管旁多个稍大淋巴结，考虑肿瘤性病变；盆腔少量积液；右侧输尿管下段积水、扩张。

【PET/CT 图像表现】

双侧附件区囊实性肿块影（见图 8－14 B～D，箭头所示），大小约为 5.2 cm×4.1 cm（右）、3.7 cm×3.6 cm（左），与乙状结肠关系密切，右侧肿块实性部分 ^{18}F－FDG 代谢增高，SUV_{max}＝15.7；腹膜后、两侧髂外血管旁临界大小淋巴结（见图 8－14 H～J 和 B～D，箭头所示），^{18}F－FDG 代谢轻度增高，SUV_{max}＝3.5。

【组织病理学】

本院行"右附件切除术＋左侧输卵管切除术＋阑尾切除术＋盆腔粘连松解术"。病理学结果：（左侧输卵管）黏膜内见炎症细胞浸润及泡沫样组织细胞聚集，符合炎症性病变；（右）输卵管及卵巢间质见急慢性炎症细胞浸润，泡沫样组织细胞聚集，符合炎症性病变，局灶脓肿形成；（阑尾）慢性炎。

【点评】

输卵管、卵巢脓肿是盆腔炎的严重并发症，多数患者发病急、症状较重，好发于年轻女性，以双侧附件发病为主，少数病例为单侧。临床表现差异较大，急性期多出现持续性下腹部疼痛、发热等。慢性期可无症状或症状轻微。病

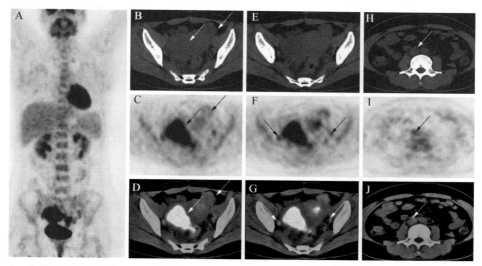

A—全身 PET MIP 图像;B~D—骨盆 CT 图像、PET 图像和 PET/CT 融合图像,可见双侧附件肿块(箭头所示);E~G—骨盆 CT 图像、PET 图像和 PET/CT 融合图像,可见双侧髂血管旁淋巴结(箭头所示);H~J—腹部 CT 图像、PET 图像和 PET/CT 融合图像,可见腹膜后淋巴结(箭头所示)。

图 8 - 14　输卵管炎症伴脓肿的 PET/CT 图像

原体主要经生殖道或淋巴系统上行蔓延导致炎症发生,少数可由腹腔及盆腔毗邻器官炎症直接蔓延所致。

　　CT 平扫表现为双侧附件区特异性的腊肠样较均匀低密度影,病灶周围腹腔、盆腔筋膜增厚及脂肪间隙模糊,部分患者骶前筋膜增厚,伴不同程度腹腔、盆腔积液,炎症累及毗邻肠管可导致局部肠管壁增厚。PET/CT 可表现为病变区 ^{18}F - FDG 代谢明显增高。较影像学表现,该病的诊断更重要的依据是患者血象、症状的改变。

卵巢结核

【简要病史】

　　患者 43 岁,3 个月前在无明显诱因下出现下腹部饱胀不适伴食欲减退,进食后明显,未予重视。腹胀症状进行性加重,遂入外院就诊。CT 提示纵隔淋巴结增大,左侧胸膜腔少量积液;左侧附件区占位、腹膜增厚、肝肾隐窝区肿大淋巴结及子宫后方似见结节影,转移灶可能,不排除原发左侧附件区占位并转移,腹盆腔积液。胃镜提示非萎缩性胃炎伴胃窦糜烂。妇科检查提示盆腔可触及大小约 12 cm×15 cm 类圆形肿块,质硬,活动度差,轻压痛。患者已婚已育(2-0-0-2)。月经规则,量中,无痛经,13$\frac{5}{30}$2017 年 10 月 31 日。患者无发热、盗汗,半年内体重下降 15 kg。剖宫产手术史。本次 PET/CT 检查日期为 2017 年 11 月 30 日。

【实验室检查】

(1) 血常规:中性粒细胞百分比 79.6%;血红蛋白 114 g/L;余血常规正常。

(2) 尿常规、粪常规、肝功能、肾功能、凝血功能正常。

(3) 梅毒、HIV 血清学检查正常。

(4) 肿瘤标志物:SCCA 5.14 ng/mL;CA12-5 517.5 U/mL;HE4 75.88 pmol/L;CA19-9、CEA、AFP、β-HCG 正常。

【其他影像学检查】

增强 CT:左附件占位,腹膜增厚,肝肾隐窝肿大淋巴结及子宫后方似见结节影,考虑转移可能,不排除原发左侧附件区占位并转移;腹盆腔积液。

【PET/CT 图像分析】

双侧附件区占位,大小分别为 4.6 cm×3.5 cm(左)、5.1 cm×2.9 cm(右),^{18}F-FDG 代谢增高,SUV_{max}=25.5;肝、脾包膜、大、小网膜、肠系膜、盆底腹膜广泛增厚伴结节形成,^{18}F-FDG 代谢增高,SUV_{max}=16.1;左锁骨上、两侧内乳、纵隔、左横膈前组、腹膜后、两侧髂血管旁多枚肿大淋巴结,^{18}F-FDG 代谢增高,SUV_{max}=7.6(见图 8-15)。

【组织病理学】

本院行"腹腔镜下腹壁肿瘤切除术"。病理学结果:(腹膜结节)纤维脂肪组织内见上皮样组织细胞聚集及多核巨细胞反应,伴炎细胞浸润,可符合肉芽肿性炎。

【点评】

生殖系统结核多继发于肺结核,是一种可治愈的感染性病变,因其存在腹痛、腹胀、大量腹腔积液、腹膜大网膜增厚、CA12-5 升高等特点,容易被误诊为晚期卵巢癌。卵巢结核与卵巢癌^{18}F-FDG 代谢并无明显差别,卵巢结核多为平滑的腹膜增厚、混浊的大网膜及盆腔各脏器表面云絮状增厚软组织影,而卵巢癌多表现为结节状的腹膜增厚与结节状或饼状的大网膜,且结核中肠系膜淋巴结肿大的比例较卵巢癌更高。

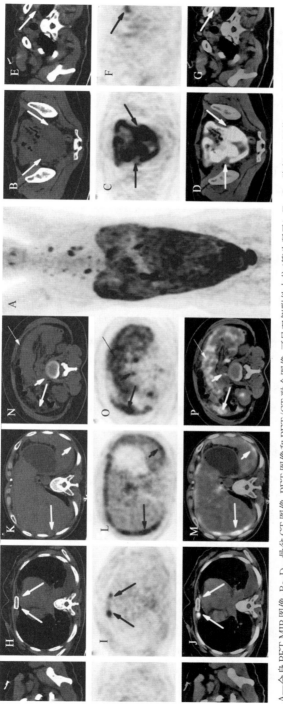

图 8 - 15　卵巢结核的 PET/CT 图像

A—全身 PET MIP 图像;B~D—骨盆 CT 图像,PET 图像和 PET/CT 融合图像,可见双侧附件占位(箭头所示);E~G—胸部 CT 图像,PET 图像和 PET/CT 融合图像,可见左侧锁骨上肿大淋巴结(箭头所示);H~J 胸部 CT 图像,PET 图像和 PET/CT 融合图像,可见两侧内乳淋巴结(箭头所示);K~M—腹部 CT 图像,PET 图像和 PET/CT 融合图像,可见肝包膜浸润(长箭头所示),脾包膜浸润(短箭头所示);N~P—腹部 CT 图像,PET 图像和 PET/CT 融合图像,可见大网膜(粗箭头所示)、肠系膜(细箭头所示)病灶,以及腹膜后小淋巴结(短箭头所示)。

229

卵巢浆液性囊腺瘤

【简要病史】

患者 84 岁,发现盆腔包块 2 周。两周前因"房颤"行永久性起搏器置入术,术前检查 B 超及 CT 发现盆腔囊性肿块。血 CA12－5＞1 000 U/mL。妇科检查提示外阴外观正常,阴道通畅;前位子宫,轻压痛;宫颈光滑;附件区可及大小约 15 cm 包块,活动度一般,轻压痛。患者已婚已育(3－0－0－3)。绝经,既往无痛经。患者无发热、盗汗,无腹胀,无阴道异常流血、排液,无体重下降。无手术史。

【实验室检查】

(1) 血常规:血红蛋白 87 g/L;余血常规正常。

(2) 尿常规、粪常规、肝功能、肾功能、凝血功能正常。

(3) 梅毒、HIV 血清学检查正常。

(4) 肿瘤标志物:CA19－9 31.32 U/mL;CA12－5 343.4 U/mL;CEA 3.17 ng/mL;SCCA、NSE、CEA、AFP、β－HCG 均正常。

【其他影像学检查】

(1) 增强 CT:双侧附件区囊性灶,子宫上方多发囊性灶,囊腺瘤可能。

(2) B 超:子宫萎缩,左侧附件区囊肿,右侧附件区巨大囊肿。

【PET/CT 图像表现】

盆腔多发囊实性肿块,与附件关系密切,大者约 16.7 cm×7.0 cm,以囊性为主,实性成分 ^{18}F－FDG 代谢轻度增高,SUV_{max}＝2.5(见图 8－16,星号所示)。

【组织病理学】

本院行"全子宫切除术＋双侧附件切除术＋阑尾切除术＋复杂肠粘连松解术"。病理学结果:(双附件)卵巢囊性肿瘤,符合浆液性囊腺瘤,局灶上皮增生,大小为 19 cm×13 cm×6.5 cm(右)、4 cm×3 cm×3 cm(左),输卵管无病理改变;(阑尾)轻度急性炎。

【点评】

卵巢浆液性囊腺瘤是来源于卵巢上皮的良性病变。影像学表现为一侧或两侧卵巢区囊性密度影,单房或多房,外缘光滑,密度接近水,囊壁及间隔均较薄且规整,厚度＜3 mm,偶见实性壁结节;增强后肿瘤囊壁和壁结节可强化。PET/CT 显像可见囊壁及间隔 ^{18}F－FDG 代谢轻度增高或不增高。

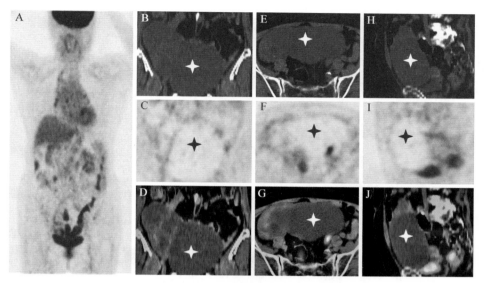

A—全身 PET MIP 图像；B～D—冠状位 CT、PET 和 PET/CT 融合图像；E～G—横断位 CT、PET 和 PET/CT 融合图像；H～J—矢状位 CT、PET 和 PET/CT 融合图像。

图 8‑16　卵巢浆液性囊腺瘤的 PET/CT 图像

卵巢卵泡膜‑纤维瘤

【简要病史】

患者 41 岁，1 个月前在无明显诱因下出现腹部隐痛，持续 1 天左右，自行缓解，未予重视。1 周前再次腹痛，间歇性，隐痛可忍，伴腹胀，偶有发热，最高至 38℃，B 超提示腹水、腹腔肿块。妇科检查提示腹部膨隆，下腹明显压痛，无反跳痛；肠鸣音稍亢；外阴外观正常，阴道通畅，宫颈重度糜烂，无触血；宫体及双侧附件触诊不满意，盆腔可及明显肿块，上至脐部，压痛（＋）。患者已婚已育（1‑0‑2‑1）。月经规则，量不多，有痛经，$15\frac{7}{29}$2013 年 10 月 21 日。患者无盗汗，无阴道异常流血、排液，无血尿、尿频、尿痛、尿急症状。1996 年剖宫产。本次 PET/CT 检查日期为 2013 年 11 月 4 日。

【实验室检查】

（1）血常规：血红蛋白 109 g/L；白细胞计数 15.0×10^9/L；中性粒细胞比例 85.3%；中性粒细胞计数 12.8×10^9/L。

（2）梅毒、HIV 血清学检查正常。

（3）肿瘤标志物：NSE 29.18 ng/mL；CA12 - 5 87.47 U/mL；SCCA、CEA、AFP、HE4、β - HCG 均正常。

【其他影像学检查】

B 超：腹盆腔实质性占位，性质待定，建议进一步检查；中等量腹腔积液。

【PET/CT 图像表现】

盆腔不规则软组织肿块影，与右侧附件分界不清，上缘达 L3 下缘，大小约为 12.9 cm×6.5 cm，内部密度不均，呈囊实性，实性部分^{18}F - FDG 代谢增高，SUV_{max}＝4.1（见图 8 - 17，星号所示）。子宫^{18}F - FDG 代谢弥漫性略增高，SUV_{max}＝3.9（见图 8 - 17，箭头所示）。

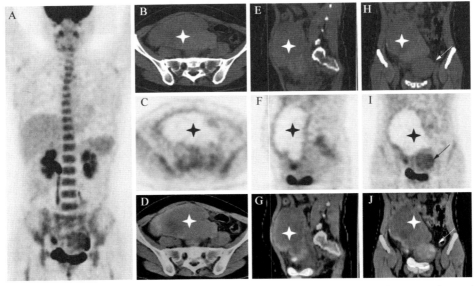

A—全身 PET MIP 图像；B～D—横断位 CT、PET 和 PET/CT 融合图像；E～G—矢状位 CT、PET 和 PET/CT 融合图像；H～J—冠状位 CT、PET 和 PET/CT 融合图像，另见子宫^{18}F - FDG 代谢弥漫性增高。

图 8 - 17 卵泡膜-纤维瘤的 PET/CT 图像

【组织病理学】

本院行"全子宫双附件切除术＋部分大网膜切除术＋阑尾切除术＋左侧盆腔肿大淋巴结切除术"。病理学结果：（左附件）梭形细胞肿瘤伴重度胶原化、出血、广泛退变梗死，结合 HE 形态及免疫组化标记，倾向卵泡膜纤维瘤，肿瘤大小为 16 cm×14 cm×10 cm；（右）卵巢黄体出血伴囊状滤泡形成，（右）

输卵管未见特殊;(子宫)平滑肌瘤,肿瘤 2 个,大小分别为 5.6 cm×5.5 cm× 5.0 cm 和 2.8 cm×2.0 cm×1.8 cm;(内膜)呈分泌期样形态;(宫颈)慢性炎; 阑尾、大网膜未见特殊。

【点评】

卵巢卵泡膜-纤维瘤属于卵巢性索-间质细胞的良性肿瘤,约占卵巢肿瘤的 4%。根据卵泡膜细胞和纤维成分的含量不同,分为卵泡膜细胞瘤、纤维瘤和卵泡膜-纤维瘤。肿瘤多为单侧,圆形、肾形或分叶结节状,实性,有包膜。15%卵巢纤维瘤可合并胸腹腔积液,成为梅格斯(Meigs)综合征,常误诊为卵巢癌。根据有限报道,在 PET/CT 显像中,卵泡膜-纤维瘤表现为^{18}F - FDG轻度代谢或不代谢,需与子宫阔韧带肌瘤、卵巢 Brenner 瘤、低级别肉瘤等孤立性附件区占位相鉴别[12]。

卵巢交界性浆液性肿瘤

【简要病史】

患者 40 岁,半年前无意中触及左下腹肿物,发现逐渐增大,当地医院 B 超提示盆腔巨大囊性包块,CA12 - 5 428.6 U/mL。妇科检查示外阴外观正常,阴道通畅,黏膜光;宫颈黏膜光滑;宫体大小正常;附件区可触及 10 cm 肿物,质稍硬,活动度差。患者已婚已育(1 - 0 - 0 - 1)。月经规则,量不多,无痛经,$15 \frac{7}{30}$2017 年 8 月 24 日。患者无发热、盗汗,无腹胀,无阴道异常流血、排液,无体重下降。无手术史。本次 PET/CT 检查日期为 2017 年 9 月 16 日。

【实验室检查】

(1) 血常规、尿常规、粪常规、肝功能、肾功能、凝血功能正常。

(2) 梅毒、HIV 血清学检查正常。

(3) 肿瘤标志物:HE4 141.6 pmol/L;CA12 - 5 383.7 U/mL;CA19 - 9、SCCA、CEA、AFP、HE4、NSE、β - HCG 均正常。

【其他影像学检查】

B 超:盆腔巨大囊性包块,盆腔积液。

【PET/CT 图像表现】

腹盆腔巨大囊实性肿块,内见分隔,部分囊壁及分隔伴钙化,大小约为

17.1 cm×12.4 cm×13.3 cm,实性部分^{18}F-FDG代谢增高,SUV_{max}=6.3(见图8-18,星号所示)。

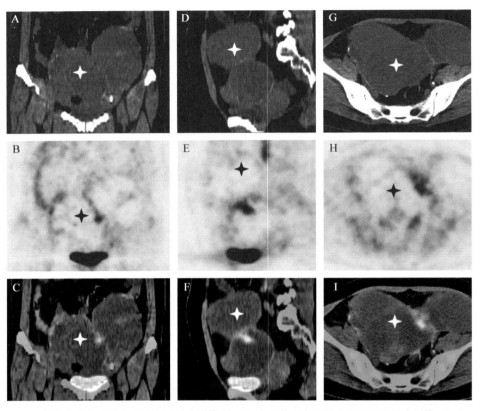

A~C—冠状位 CT、PET 和 PET/CT 融合图像;D~F—矢状位 CT、PET 和 PET/CT 融合图像;G~I—横断位 CT、PET 和 PET/CT 融合图像。

图 8-18　卵巢交界性浆液性肿瘤的 PET/CT 图像

【组织病理学】

本院行"全子宫切除伴双附件(腹式)术＋复杂粘连松解术＋直肠壁肿物切除术"。病理学结果:(左附件)卵巢交界性浆液性肿瘤,局部见微乳头结构(范围约为 0.3 cm×0.3 cm),肿瘤大小为 11 cm×9.5 cm×4.5 cm,输卵管未见肿瘤累及;(右附件)卵巢交界性浆液性肿瘤,大小约为 10 cm×8.5 cm×5 cm,输卵管浆膜面见小灶肿瘤累及;(全子宫)黏膜下、肌壁间多发性平滑肌瘤,直径为 0.5～1.7 cm,子宫内膜呈增生期形态,宫颈慢性炎;(直肠前壁肿块)见肿瘤种植,考虑促结缔组织增生型非浸润性种植;(阑尾、部分大网膜)未见肿瘤累及。

【点评】

　　卵巢交界性肿瘤（borderline ovarian tumor，BOT）又称低度恶性潜能肿瘤，发病年轻，进展缓慢，晚期复发，预后好，占卵巢上皮性肿瘤的 10%～15%，病理上以上皮细胞增生、轻-中度细胞异型性而无间质浸润为特点。BOT 的病理类型为浆液性、黏液性和其他亚型（包括浆黏液性、子宫内膜样、透明细胞性和 Brenner 肿瘤）。卵巢浆液性交界性肿瘤（serous borderline ovarian tumor，SBOT）是卵巢低级别浆液性癌（low grade serous carcinoma，LGSC）的前驱病变，与 KRAS 和 BRAF 基因突变有关，也是 BOT 中最为常见的病理类型，占所有 BOT 患者的 2/3～3/4。目前关于 SBOT 相关的 PET/CT 显像报道并不多见。根据现有文献报道，SBOT 普遍 ^{18}F - FDG 代谢略增高，SUV_{max} 平均在 2.9 左右[13]。但在本病例中，肿瘤 SUV_{max} 为 6.3，明显高于文献报道，说明 SBOT 的 ^{18}F - FDG 代谢程度差异较大。

卵巢交界性黏液性肿瘤

【简要病史】

　　患者 70 岁，2013 年体检发现盆腔肿块，直径约为 3 cm，未重视及治疗。2017 年 5 月 29 日，外院 B 超检查发现盆腔偏左侧混合回声包块。妇科检查示外阴外观正常，阴道通畅，黏膜光；阴道残端前方，直肠上方可及肿块，大小约为 5 cm×4 cm，质偏硬，固定。子宫及双附件缺如。无发热、盗汗，无腹胀，无阴道异常流血、排液，无体重下降。患者已婚已育（2－0－0－2）。1996 年子宫肌瘤行子宫切除，1999 年因卵巢浆液性囊腺瘤行"双侧卵巢＋残余宫颈切除术"。

【实验室检查】

　　（1）血常规、尿常规、粪常规、肝功能、肾功能、凝血功能正常。

　　（2）梅毒、HIV 血清学检查正常。

　　（3）肿瘤标志物：HE4、CA12－5、CA19－9、SCCA、CEA、AFP、HE4、NSE、β－HCG 均正常。

【其他影像学检查】

　　B 超：盆腔偏左侧混合回声包块，大小为 6.4 cm×5.0 cm，可见少量血流信号；左肾积水，左侧输尿管上段扩张，考虑中下段梗阻。

【PET/CT 图像表现】

　　盆腔左侧大小约为 5.4 cm×4.0 cm 囊实性占位，与阴道残端及膀胱左后壁分界欠清,实性部分^{18}F-FDG代谢增高,SUV$_{max}$=7.3;排尿后延迟显像,相应部位^{18}F-FDG代谢仍增高,SUV$_{max}$=5.4(见图8-19,箭头所示)。

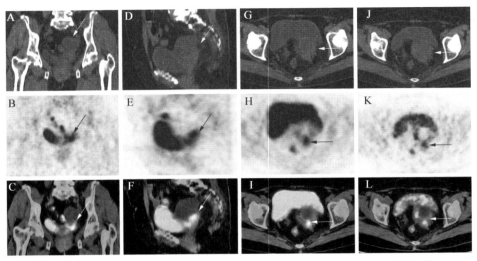

A~C—冠状位CT、PET和PET/CT融合图像;D~F—矢状位CT、PET和PET/CT融合图像;G~I—横断位CT、PET和PET/CT融合图像;J~L—排尿后延迟图像。

图8-19 卵巢交界性黏液性肿瘤的PET/CT图像

【组织病理学】

本院行"盆腔肿块切除术+左侧输尿管再植术+左侧输尿管支架植入术+阑尾切除术"。病理学结果:(左侧盆腔肿瘤)黏液上皮性肿瘤,被覆上皮轻-中度异型增生,考虑来源于卵巢的交界性黏液性囊腺瘤;(阑尾)慢性阑尾炎,部分腺体增生。

【点评】

与卵巢浆液性交界性肿瘤(SBOT)不同,黏液性交界性肿瘤(mucous borderline ovarian tumor,MBOT)的演变过程为良性→交界性→上皮内癌→间质微浸润癌→浸润癌,因此,临床认为MBOT是卵巢黏液性癌的癌前病变。MBOT肿瘤直径较大,多房黏液囊性率高,微浸润率较低。依靠PET/CT显像诊断MBOT比较困难。

卵巢浆液性囊腺癌

【简要病史】

患者39岁,3个月前在无明显诱因下出现腹痛、腹胀,1个月前症状逐渐加剧,外院 CT 提示腹腔大量积液,腹腔网膜结节样增厚,双侧卵巢可疑包块。CA12-5>5 000 U/mL,CEA 6.75 ng/mL。胃镜示慢性浅表性胃炎伴糜烂。腹部及妇科检查示腹部膨隆,外阴外观正常,阴道通畅、黏膜光,宫颈糜烂,宫体大小正常,子宫直肠陷凹结节,盆腔组织团块状。患者已婚已育(2-0-0-2)。月经规则,量中,无痛经,$15\frac{5}{30}$2017 年 5 月 2 日。患者无发热、盗汗,无阴道异常流血、排液。2001 年右侧卵巢畸胎瘤剥除。否认家族肿瘤病史。本次 PET/CT 检查日期为 2017 年 6 月 1 日。

【实验室检查】

(1) 生化指标:乳酸脱氢酶 296 U/L;余血生化、肝功能、肾功能均正常。

(2) 血常规、尿常规、粪常规、凝血功能正常。

(3) 梅毒、HIV 血清学检查正常。

(4) 肿瘤标志物:CA12-5>5 000 U/mL;HE4 761.1 pmol/L;SCCA 4.4 ng/mL;NSE 24.72 ng/mL;CA19-9、CEA、AFP、β-HCG 均正常。

【其他影像学检查】

(1) 增强 CT:腹腔大量积液,腹腔网膜结节样增厚,双侧卵巢可疑包块。

(2) B 超:双侧附件区不均质回声团块,腹盆腔积液。

【PET/CT 图像表现】

两侧附件区致密影(见图 8-20 B~D,粗箭头所示),大小分别为 5.4 cm×2.3 cm(左)和 4.1 cm×2.9 cm(右),^{18}F-FDG 代谢明显增高,SUV_{max}=11.1;肝(见图 8-20 K~M,粗箭头所示)、脾包膜(见图 8-20 H~J,粗箭头所示)、大网膜(见图 8-20 N~P,粗箭头所示)、肠系膜(见图 8-20 N~P,细箭头所示)、盆底腹膜结节样增厚,^{18}F-FDG 代谢异常增高,SUV_{max}=11.3;腹盆腔大量积液;两侧内乳、右侧横膈前组多枚淋巴结(见图 8-20 E~G,粗箭头所示),部分临界大小,^{18}F-FDG 代谢增高,SUV_{max}=5.9。

【组织病理学】

本院行"卵巢癌根治术(次广泛子宫双附件+大网膜+阑尾+盆底腹膜切除术+膈肌肿瘤切除术+复杂肠粘连松解术+瘤体减灭术)"。病理学结果:双侧卵巢、输卵管高级别浆液性癌。肿瘤大小:左侧为 5.5 cm×3.5 cm×3.5 cm;右侧为 5 cm×4 cm×3 cm。子宫体及宫颈浆膜面见癌累及,内膜增生改变。盆底腹膜、大网膜、脾门肿块,直肠壁肿瘤,升结肠旁沟结节,左侧结肠

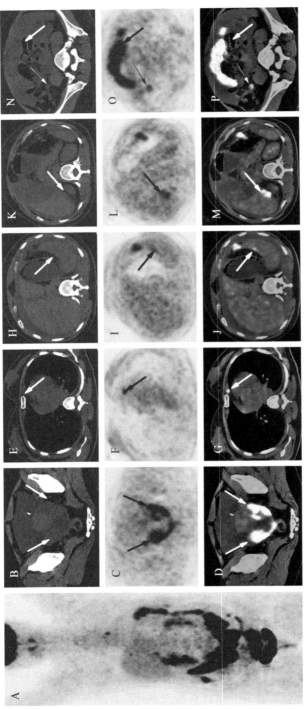

A—全身 PET MIP 图像；B~D—双侧附件伴占位（箭头所示）；E~G—左侧内乳淋巴结（箭头所示）；H~J—脾包膜病灶（箭头所示）；K~M—肝包膜病灶（箭头所示）；N~P—大网膜（粗箭头所示）、肠系膜（细箭头所示）病灶。

图 8 - 20　卵巢浆液性囊腺癌的 PET/CT 图像

旁沟结节,小肠系膜结节,横结肠系膜结节,肝缘韧带、肝肾隐窝肿瘤,膈肌肿瘤,阑尾见癌累及。

免疫组化结果:ER(部分+),PR(部分+),P53(-),WT1(弱+),Ki-67(+,80%),HER-2(弱+),HNF1β(-),NapsinA(-),P16(+),IMP3(-),PAX8(-)。

【点评】

卵巢浆液性囊腺癌是最常见的卵巢癌病理类型。PET/CT 在卵巢癌诊断、分期、疗效监测、生存分析等方面具有重要价值。

卵巢黏液性囊腺癌

【简要病史】

患者 58 岁,绝经 2 年,既往无痛经,绝经后无异常阴道流血。10 天前饭后出现腹痛不适,有发热,38.5℃左右,无恶心、呕吐。外院盆腔 B 超发现盆腔多发混合性占位。腹部及妇科检查提示腹部软,下腹部无明显压痛;外阴外观正常,阴道通畅,黏膜光;宫颈重度糜烂,无触血;宫体萎缩;盆腔扪及 10 cm 包块,活动度欠佳,无压痛。患者已婚已育(1-0-1-1)。1981 年因胆囊结石行胆囊切除术。2012 年 3 月 26 日,因右侧甲状腺腺瘤行右侧甲状腺次全切除术。父亲患肺癌,母亲患胆囊癌,大哥患肺癌,二哥患结肠癌。

【实验室检查】

(1)血常规、尿常规、粪常规、肝功能、肾功能、凝血功能正常。

(2)梅毒、HIV 血清学检查正常。

(3)肿瘤标志物:CA12-5 2 059.0 U/mL;HE4 413.71 pmol/L;CA19-9>1 000 U/mL;CEA、AFP、NSE、β-HCG 均正常。

【其他影像学检查】

增强 CT:盆腔内囊实性肿块(6.8 cm×13 cm×9 cm,CT 值为 17~41 HU 不等),伴腹盆腔积液。

【PET/CT 图像表现】

盆腔不规则囊实性肿块,与子宫及双侧附件分界不清,最大截面为 9.4 cm×7.8 cm,实性成分^{18}F-FDG 代谢异常增高,SUV_{max}=5.8(见图 8-21,星号所示)。

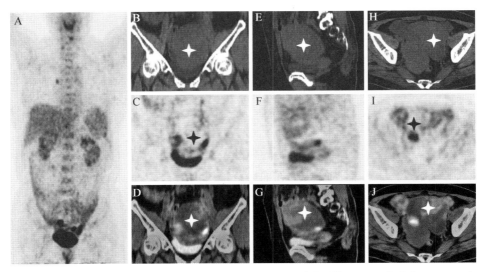

A—全身 PET MIP 图像；B～D—冠状位 CT、PET 和 PET/CT 融合图像；E～G—矢状位 CT、PET 和 PET/CT 融合图像；H～J—横断位 CT、PET 和 PET/CT 融合图像。

图 8－21　卵巢黏液性腺癌的 PET/CT 图像

【组织病理学】

本院行"全子宫＋双附件＋大网膜＋阑尾切除术"。病理学结果：双侧附件黏液性囊腺瘤，部分组织呈交界性改变，局部癌变。

【点评】

卵巢黏液性囊腺癌较浆液性囊腺癌少见。肿瘤呈多房性、子囊内出现小子囊为特征性表现。囊壁不均匀性增厚或结节，可出现壁内钙化。可伴有腹膜假性黏液瘤。黏液性成分在 PET/CT 上表现为 ^{18}F－FDG 低代谢。

卵巢透明细胞癌

【简要病史】

患者 50 岁，绝经 2 年，既往无痛经。2016 年 12 月，患者体检发现盆腔包块，大小约为 4 cm，未重视。1 个月前自觉腹部包块明显增大，赴外院就诊，B 超发现盆腔内混合型包块，大小约为 14 cm。腹部及妇科检查提示腹部软，下腹部无明显压痛；外阴外观正常，阴道通畅，黏膜光；宫颈重度糜烂，无触血；宫体萎缩；盆腔可及肿块，其大小约为 14 cm，活动度可。患者已婚已育（1－0－0－1）。患者无发热、盗汗，无阴道排液、出血。2011 年行皮肤纤维瘤手术。否认家族恶性肿瘤史。

【实验室检查】

（1）血常规、尿常规、粪常规、肝功能、肾功能、凝血功能正常。

（2）梅毒、HIV 血清学检查正常。

（3）肿瘤标志物：CA12‑5、HE4、CA19‑9、CEA、AFP、NSE、β‑HCG 均正常。

【其他影像学检查】

B 超：盆腔内见约 11.5 cm×10.3 cm×13.3 cm 低回声区，边界清晰、规则，内见约 7.1 cm×3.3 cm 高回声及点状回声。

【PET/CT 图像表现】

盆腔巨大囊实性肿块，大小约为 13.5 cm×10.8 cm，实性部分 ^{18}F‑FDG 代谢增高，$SUV_{max}=4.6$（见图 8‑22，星号所示）。

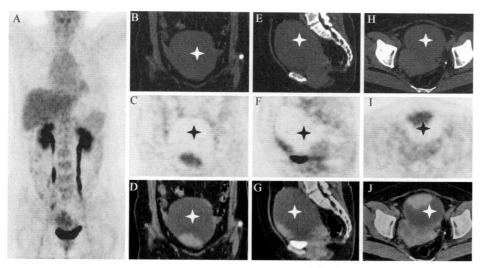

A—全身 PET MIP 图像；B～D—冠状位 CT、PET 和 PET/CT 融合图像；E～G—矢状位 CT、PET 和 PET/CT 融合图像；H～J—横断位 CT、PET 和 PET/CT 融合图像。

图 8‑22　卵巢透明细胞癌的 PET/CT 图像

【组织病理学】

本院行"卵巢癌根治术（全子宫伴双附件切除术＋盆腔巨大肿块切除术＋大网膜切除术＋阑尾切除术＋腹主动脉淋巴结切除术）"。病理学结果：（左附件）透明细胞癌；（子宫）肌间多发平滑肌瘤，最大径为 1.5～2.5 cm；内膜呈增生期改变；（宫颈）黏膜慢性炎；（右输卵管及右卵巢）未见特殊。

免疫组化结果：CK7(＋),ER(－),HNF1β(＋),NapsinA(部分＋),P16(－),P53(部分＋),PAX8(＋),PR(－),WT1(－)。

【点评】

卵巢透明细胞癌是一种起源于苗勒管的卵巢上皮恶性肿瘤,临床上比较少见,发病率仅占卵巢上皮恶性肿瘤的5%～10%。其恶性程度高,对化疗药物不敏感,治疗后易复发和转移,是卵巢上皮性恶性肿瘤中预后最差的一个亚型。多发生于围绝经期,单侧多见,有早期发病趋势,Ⅰ～Ⅱ期占60%以上。发病原因可能与子宫内膜异位有关。PET/CT常表现为盆腔肿块,肿块最长径常≥10 cm,以囊实混合型多见,囊性成分的CT值相对较高,常常提示合并出血。实性成分为^{18}F-FDG不同程度代谢增高的壁结节或肿块,囊性或坏死成分^{18}F-FDG代谢缺损。

卵巢内膜样腺癌

【简要病史】

患者32岁,10天前始感腹胀,进行性加重,伴腹围进行性增大,无腹痛,无不规则阴道出血等。B超发现大量腹水,右侧附件不均质占位。CA12-5 802.20 IU/mL。2017年11月外院腹腔穿刺,放腹水2 000 mL,腹水涂片未见肿瘤细胞。腹部及妇科检查提示腹部软,下腹部无明显压痛;外阴外观正常,阴道通畅,黏膜光;宫颈见赘生物,无触血;前位子宫,大小正常;右侧附件可及直径10 cm左右的囊实性包块,边界欠清,无压痛。患者已婚已育(1-0-0-1)。月经规则,量中,无痛经,13 $\frac{7}{30}$ 2017年11月1日。患者无发热、盗汗。否认手术史及家族恶性肿瘤史。本次PET/CT检查日期为2017年11月7日。

【实验室检查】

(1) 血常规:血红蛋白92 g/L;余血常规正常。

(2) 血常规、粪常规、肝功能、肾功能、凝血功能正常。

(3) 梅毒、HIV血清学检查正常。

(4) 肿瘤标志物:CA12-5 1 428.0 U/mL;HE4 99.72 pmol/L;CA19-9 188.3 U/mL;CEA 9.08 ng/mL;SCCA、AFP、NSE、β-HCG均正常。

【其他影像学检查】

B超：右侧附件不均质占位大小为8.1 cm×8.1 cm，左卵巢囊性包块大小为2.5 cm×2.0 cm，盆腔积液。

【PET/CT 图像表现】

盆腔囊实性肿块，大小约为9.4 cm×7.5 cm，实性部分$^{18}F-FDG$代谢明显增高，$SUV_{max}=10.7$（见图8－23，箭头所示）。

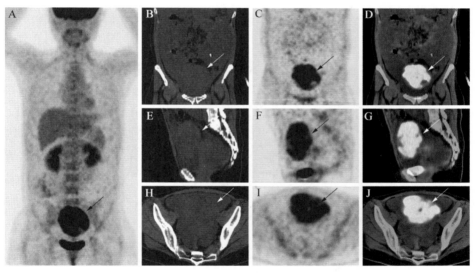

A—全身 PET MIP 图像；B～D—冠状位 CT、PET 和 PET/CT 融合图像；E～G—矢状位 CT、PET 和 PET/CT 融合图像；H～J—横断位 CT、PET 和 PET/CT 融合图像。

图 8－23　卵巢内膜样腺癌的 PET/CT 图像

【组织病理学】

本院行"卵巢癌根治术"。病理学结果：（右附件肿块）子宫内膜样腺癌，Ⅱ级，大小为12 cm×10 cm×6 cm；（左附件）卵巢黄体血肿；输卵管未见特殊；（全子宫）子宫内膜息肉，3枚，最大径约为1.3 cm，周围内膜呈增生期样形态；宫颈慢性炎。

免疫组化结果：ER（－），PR（－），AE1/AE3（＋），Calretinin（＋），D2－40（＋），CK5/6（少＋），Inhibin（－），CD68/kp1（组织细胞＋）。

【点评】

卵巢内膜样腺癌属于卵巢原发性上皮性恶性肿瘤，临床上较少见，约占卵巢上皮性肿瘤的10%。其组织学改变与子宫内膜样癌类似。临床表现无特异性,多因下腹胀、腹痛、自觉腹部或盆腔包块就诊,部分表现为子宫内膜癌症状,出现绝经后阴道出血。50～60 岁易发病,常伴有 CA12 - 5、CA19 - 9 升高,单侧多见,囊液多为血性。影像学多表现为圆形或类圆形肿块,直径一般较大,肿块多呈囊实性是重要特征之一。PET 代谢显像实性部分均呈现不同程度的明显^{18}F - FDG 高代谢。

卵巢恶性畸胎瘤

【简要病史】

患者 20 岁,腹痛半月余。2014 年 12 月 31 日月经来潮时腹部剧痛,伴腹胀感,自觉腹部肿块。外院 MRI 提示双侧卵巢囊实性占位。血 β - HCG 49.4 IU/L,AFP 19 379.9 ng/mL,CA12 - 5 204.1 U/mL,SCCA 1.8 ng/mL。腹部及妇科检查提示腹部软,下腹部无明显压痛。肛查:盆腔可扪及肿块 15 cm,平脐,活动度差,无明显压痛,退指无血迹。患者未婚未育,否认性生活史。平素月经不规则,有痛经,量不多,末次月经 2014 年 12 月 31 日。患者无发热、盗汗。2014 年 7 月曾行左卵巢囊肿剔除术,病理:卵巢囊性成熟性畸胎瘤。本次 PET/CT 检查日期为 2015 年 1 月 16 日。

【实验室检查】

(1) 生化指标:乳酸脱氢酶 435 IU/L;余肝、肾功能正常。

(2) 血常规、尿常规、粪常规、凝血功能均正常。

(3) 梅毒、HIV 血清学检查正常。

(4) 肿瘤标志物:CA12 - 5 176.3 U/mL;HE4 126.8 pmol/L;AFP＞3 630 ng/mL;SCCA 9.08 ng/mL;NSE CA19 - 9、β - HCG 均正常。

【其他影像学检查】

增强 MRI:双侧卵巢囊实性占位,考虑恶性畸胎瘤可能。

【PET/CT 图像表现】

盆腔不规则肿块,与两侧卵巢分界不清,大小约为 17.8 cm×9.4 cm×12.2 cm,内部密度不均,呈囊实性,内见钙化灶,局部^{18}F - FDG 代谢增高,SUV_{max}＝8.1(见图 8 - 24,星号所示)。另见右侧肾盂、输尿管扩张(见图 8 - 24 A,箭头所示)。

【组织病理学】

本院行"左侧附件切除术＋左侧卵巢血管高位结扎术＋部分大网膜切除

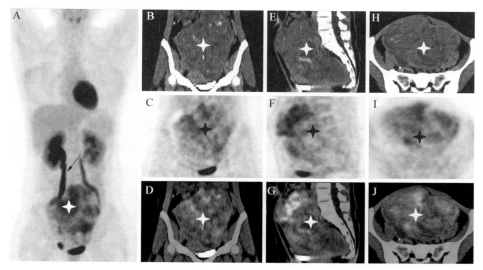

A—全身 PET MIP 图像；B~D—冠状位 CT、PET 和 PET/CT 融合图像；E~G—矢状位 CT、PET 和 PET/CT 融合图像；H~J—横断位 CT、PET 和 PET/CT 融合图像。

图 8-24　卵巢恶性畸胎瘤的 PET/CT 图像

术＋腹膜后淋巴结清扫术＋右侧卵巢囊肿剥除术"。病理学结果：（左附件）恶性混合性生殖细胞肿瘤，主要为未成熟畸胎瘤（Ⅲ级），少量卵黄囊瘤成分散在分布；（右侧卵巢囊肿）滤泡囊肿，直径为 0.7 cm。

免疫组化：

（1）未成熟神经管：OCT4（部分＋），SALL4（部分＋），D2-40（－），PLAP（－），AFP（－），EMA（－），GFAP（－），CD117（－），AE1/AE3（－），HNF-1b（－）。

（2）卵黄囊瘤成分：OCT4（－），SALL4（＋），D2-40（－），PLAP（－），AFP（＋/－），EMA（－），GFAP（－），CD117（－），AE1/AE3（＋），HNF-1b（－）。

【点评】

恶性卵巢畸胎瘤主要包括成熟畸胎瘤恶变及未成熟畸胎瘤，常伴有 AFP、HCG 升高。前者多见于绝经前后妇女，并伴有腹膜播散；后者好发于青少年。瘤内见散在不规则、条带状、点线状钙化及不规则、簇状、裂隙状脂肪等是提示诊断的重要征象。PET/CT 在恶性畸胎瘤中常表现为肿瘤局部 ^{18}F-FDG 高代谢。本病应结合患者年龄、肿瘤标志物、CT 征象及 PET/CT 表现进行综合诊断。

卵黄囊瘤

【简要病史】

患者 28 岁,20 天前顺产。10 天前在无明显诱因下突发右下腹阵发性胀痛,伴呕吐 1 次,周围无放射痛,咳嗽 2 天。外院超声提示盆腔包块,直径约为 13 cm,抗感染治疗 1 周后疼痛缓解,但出现干咳症状,卧床时明显。复查超声发现盆腔包块增大。CT 提示盆腹腔、胸腔积液。肿瘤标志物 AFP、CA12 - 5 明显升高。腹部及妇科检查提示腹部膨隆,下腹部触及包块,活动性欠佳,无压痛、反跳痛,移动性浊音阳性;外阴外观正常,阴道通畅,黏膜光,宫颈光滑,子宫大小正常,两侧宫旁软;附件可及明显肿块,约为 15 cm,质中,活动性欠佳,无压痛。患者已婚已育(1 - 0 - 1 - 1)。既往月经规则,无痛经,末次月经 2015 年 6 月 25 日。患者无发热、畏寒、盗汗。否认手术史及家族恶性肿瘤史。本次 PET/CT 检查日期为 2016 年 4 月 26 日。

【实验室检查】

(1) 血常规、尿常规、粪常规、肝功能、肾功能、凝血功能正常。

(2) 梅毒、HIV 血清学检查正常。

(3) 肿瘤标志物:CA12 - 5 457.9 U/mL;AFP>3 630 ng/mL;SCCA 1.8 ng/mL;CEA、HE4、NSE CA19 - 9、β - HCG 均正常。

【其他影像学检查】

增强 CT:盆腔前部见较大囊实性肿块,似与右侧附件区关系密切,考虑卵巢为恶性肿瘤可能性较大;腹盆腔大量积液,部分腹膜、网膜稍浑浊伴小结节影,转移待排除;子宫体积稍大,符合产后表现。

【PET/CT 图像表现】

腹盆腔巨大囊实性肿块,下缘与右侧附件分界不清,最大横截面约为 16.6 cm×10.9 cm,实性部分 ^{18}F - FDG 代谢异常增高,SUV_{max}=7.3(见图 8 - 25,星号所示)。

【组织病理学】

本院行"盆腔肿块切除术+右侧附件切除+大网膜切除+盆腔腹膜肿瘤切除+左侧卵巢囊肿切除术+子宫肌瘤切除术"。病理学结果:(右附件)结合免疫组化结果,符合卵黄囊瘤,大小为 20 cm×16 cm×7 cm。

免疫组化结果:AE1/AE3(+),AFP(+),CD30(-),CK7(-),EMA(-),ER

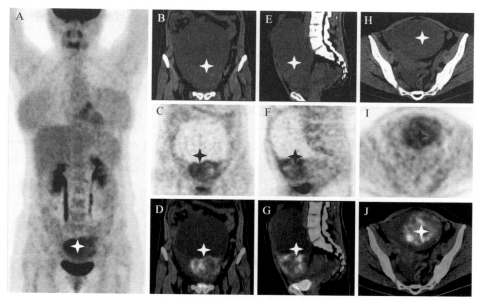

A—全身 PET MIP 图像；B～D—冠状位 CT、PET 和 PET/CT 融合图像；E～G—矢状位 CT、PET 和
PET/CT 融合图像；H～J—横断位 CT、PET 和 PET/CT 融合图像。

图 8－25　卵巢卵黄囊瘤的 PET/CT 图像

（－），Glypican3（＋），HNF1β（－），Inhibin（－），OCT4（－），PR（－），SALL4（＋）。

【点评】

　　卵黄囊瘤，又称内胚窦瘤，发病率低，恶性程度高，占卵巢恶性肿瘤的 1％。多见于儿童及年轻妇女，生长迅速，早期转移，预后差，AFP 明显增高。影像学表现多样，纯实性至纯囊性都有，多数为囊实性混杂，体积较大，富血供，增强后实性部分明显强化。卵黄囊瘤相关的 PET/CT 报道较少见，根据现有文献报道，[18]F－FDG 代谢情况与 AFP 水平呈正相关，不仅有助于疾病诊断，同时有助于发现转移灶[14]。

无性细胞瘤

【简要病史】

　　患者 18 岁，4 个月前反复发热 3 次，最高体温 40℃，每次持续约 4 天，外院抗感染后热退。5 天前开始发现腹部增大，略有腹胀，无腹痛。外院 CT 提示盆腔占位。腹部及妇科检查提示腹部膨隆，下腹部触及包块，活动度欠佳，无压痛，反跳痛，移动性浊音阳性。肛查：扪及盆腔巨大肿块，上界达脐，活动差,质硬,无压痛。患者未婚未育,否认性生活史。月经规则,量中,白带正常, $19\frac{6}{28}$ 2013 年 11 月 16 日。否认手术史及家族恶性肿瘤史。本次 PET/CT 检查日期为 2013 年 12 月 3 日。

【实验室检查】

（1）血常规：白细胞 $2.8\times10^9/L$；中性粒细胞 $2.0\times10^9/L$。

（2）尿常规、粪常规、肝功能、肾功能、凝血功能正常。

（3）梅毒、HIV 血清学检查正常。

（4）肿瘤标志物：CA12 - 5 200.2 U/mL；NSE ＞370 ng/mL；PRL 675.59 mIU/L；SCCA、CEA、AFP、HE4、NSE、CA19 - 9、β - HCG 均正常。

【其他影像学检查】

B 超：中下腹部实质不均质性包块,盆腔来源可能;盆腔少量积液。

【PET/CT 图像表现】

盆腔巨大囊实性肿块,与子宫、附件无法分界,边缘高低不整,上界达脐水平,下界平耻骨联合,约为 13.3 cm × 11.7 cm,^{18}F - FDG 代谢明显增高,$SUV_{max}=16.3$（见图 8 - 26,星号所示）。

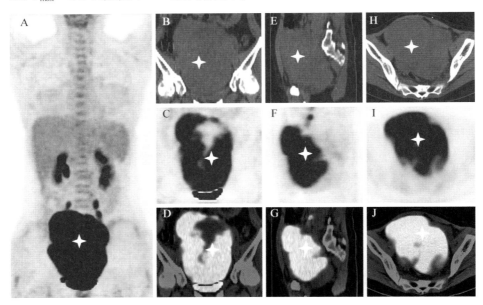

A—全身 PET MIP 图像;B～D—冠状位 CT、PET 和 PET/CT 融合图像;E～G—矢状位 CT、PET 和 PET/CT 融合图像;H～J—横断位 CT、PET 和 PET/CT 融合图像。

图 8 - 26　卵巢无性细胞瘤的 PET/CT 图像

【组织病理学】

本院行"左附件切除术＋右卵巢囊肿剥除术"。病理学结果：（左卵巢）无性细胞瘤伴坏死,肿瘤大小为 16 cm×13 cm×7 cm；左输卵管未见肿瘤累及；（右卵巢）黄体囊肿,大小为 2.5 cm×2.0 cm×0.2 cm。

免疫组化结果：CD117（部分＋）,D2-40（＋）,Oct-4（＋）,PLAP（－）,Vimentin（－）,CD30（－）,AFP（－）,CD20（－）,AE1/AE3（＋）。

【点评】

无性细胞瘤是最常见的卵巢恶性生殖细胞肿瘤,占卵巢恶性肿瘤的 5%,无内分泌功能,但 5% 含有合胞体滋养层细胞,产生 HCG。好发于 20～30 岁青春期及生育期妇女。对放疗敏感,5 年生存率达 90%。影像学具有特征性表现——分叶状实性肿块,伴明显纤维血管分隔。瘤内可有出血、坏死或斑点状钙化。本例 PET/CT 显像表现为 ^{18}F-FDG 代谢明显增高,但无特异性。

颗粒细胞瘤

【简要病史】

患者 17 岁,近 1 月来自觉进行性腹胀伴胀痛感,外院 B 超提示双侧混合块,卵巢来源可能,盆腔积液。进一步 CT 提示两侧附件占位,盆腔积液。因腹水和肥胖,腹部及妇科检查触诊不满意。患者未婚未育,否认性生活史。月经规则,量中,白带正常,无痛经,$11\dfrac{7}{30}$2014 年 5 月 23 日。患者无发热、畏寒、盗汗。2011 年因胆囊结石行胆囊切除术。外祖父患胃癌。本次 PET/CT 检查日期为 2014 年 6 月 9 日。

【实验室检查】

（1）血常规、尿常规、粪常规、肝功能、肾功能、凝血功能正常。

（2）梅毒、HIV 血清学检查正常。

（3）肿瘤标志物：PRL 826.97 mIU/L；NSE、SCCA、CEA、AFP、HE4、NSE、CA19-9、β-HCG 均正常。

【其他影像学检查】

增强 CT：两侧附件区占位,考虑癌伴腹、盆腔积液；宫腔少量积液；右侧腹股沟淋巴管囊肿可能。

【PET/CT 图像表现】

右侧附件囊实性占位,大小约为 4.5 cm×6.1 cm,囊性成分为主,实性成分^{18}F-FDG 代谢增高,SUV_{max}=4.4(见图 8-27,粗箭头所示);左侧附件致密结节影,大小约为 1.6 cm×1.8 cm,^{18}F-FDG 代谢增高,SUV_{max}=6.5(见图 8-27,细箭头所示);腹盆腔大量积液。

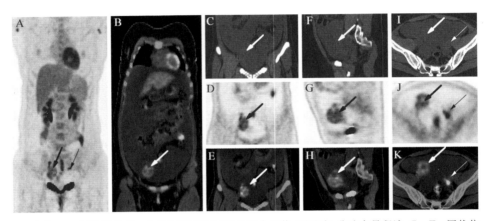

A—全身 PET MIP 图像;B—全身 PET/CT 冠状位融合图像,可见腹、盆腔大量积液;C~E—冠状位 CT、PET 和 PET/CT 融合图像(箭头所示为右附件肿块);F~H—矢状位 CT、PET 和 PET/CT 融合图像(箭头所示为右附件肿块);I~K—横断位 CT、PET 和 PET/CT 融合图像(粗箭头所示为右附件肿块,细箭头所示为左附件结节)。

图 8-27 卵巢颗粒细胞瘤的 PET/CT 图像

【组织病理学】

本院行"(右)卵巢囊肿剥离术+左卵巢楔形活检"。病理学结果:(右卵巢肿瘤)幼年性颗粒细胞瘤,送检囊壁样组织大小为 7.5 cm×4.5 cm×2.0 cm;(左卵巢)囊状滤泡。

免疫组化结果:Vimentin(+),WT1(+),Inhibin(部分+),CD99(+),Calre(部分+),ER(-/+,部分弱阳性),PR(部分+),AE1/AE3(-),CK7(-),EMA(-/+)。

【点评】

卵巢颗粒细胞瘤,属于性索间质肿瘤,占卵巢肿瘤的 2%~3%。是一种低度恶性肿瘤,预后较好,5 年生存率超过 80%,但有晚期复发的特点,临床较少见。卵巢颗粒细胞瘤可发生于任何年龄,多见于围绝经期妇女,中位年龄为 43 岁。肿瘤常分泌雌激素,引起相应的临床症状,引起早熟,1%~3%的肿瘤产生雄激素,引起男性化。肿瘤易破裂,特别在妊娠及分娩时,可引起严重腹腔内出血。影像学表现呈实性分叶状肿块,无特征性。肿块内可见出血、纤维变、分叶囊性变等,较大时可直接侵蚀骶骨。PET/CT 显像在颗粒细胞瘤中应用的报道不多见,一般表现为中-轻度^{18}F-FDG 代谢或不代谢。

转移性卵巢癌

【简要病史】

患者 63 岁,1 个月前出现腹胀,不伴腹痛,二便如常,无发热、恶心、呕吐,无阴道流血、流液。外院 MRI 提示双附件占位,盆腔大量积液,腹水涂片见少数肿瘤细胞,个别细胞有异形,疑恶性。血 CA19-9、CA72-4 及 CA12-5 增高,胃肠镜未见异常。腹部及妇科检查提示腹部软,移动性浊音阳性;外阴外观正常,阴道通畅,黏膜光;宫颈光滑;子宫大小正常,两侧宫旁软;附件区可及不规则活动肿块。患者已婚已育(1-0-1-1)。绝经 6 年,既往无痛经。否认手术史及家族恶性肿瘤史。

【实验室检查】

(1) 血常规、尿常规、粪常规、肝功能、肾功能、凝血功能正常。

(2) 梅毒、HIV 血清学检查正常。

(3) 肿瘤标志物:CA12-5 129.8 U/mL;CEA 25.15 ng/mL;HE4 72.61 pmol/L;CA19-9 173.3 U/mL;SCCA、AFP、NSE、β-HCG 均正常。

【其他影像学检查】

增强 MRI:两侧附件区占位,考虑卵巢癌可能,转移癌不能排除;子宫腔占位,恶性肿瘤可能;盆底、左下腹前壁腹膜异常强化,种植灶可能;盆腔大量积液。

【PET/CT 图像表现】

两侧附件区不均质密度影(见图 8-28 E～G,箭头所示),大小约为 3.2 cm×3.0 cm(左)、3.5 cm×2.3 cm(右),^{18}F-FDG 代谢增高,SUV$_{max}$= 4.1(左)、3.6(右);脾包膜、大网膜、肠系膜(见图 8-28 H～J,箭头所示)致密、浑浊,局部呈结节样,部分病灶^{18}F-FDG 代谢轻度增高,SUV$_{max}$=3.3;腹、盆腔大量积液。

【组织病理学】

本院行"全子宫、双附件切除术＋大网膜、阑尾切除术＋瘤体减灭术＋肠粘连松解术"。病理学结果:阑尾中-低分化腺癌,部分为印戒细胞癌,肿瘤大

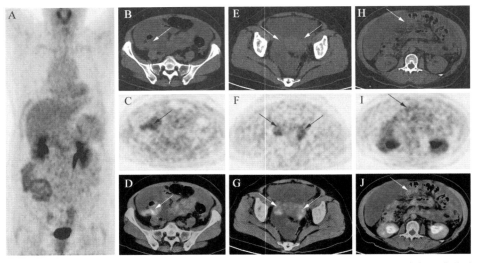

A—全身 PET MIP 图像;B~D—骨盆 CT 图像、PET 图像和 PET/CT 融合图像,可见回盲部腹膜增厚（箭头所示）;E~G—骨盆 CT 图像、PET 图像和 PET/CT 融合图像,可见两侧附件区肿块（箭头所示）;H~J—骨盆 CT 图像、PET 图像和 PET/CT 融合图像,可见肠系膜增厚（箭头所示）。

图 8-28　卵巢 Krukenberg 瘤的 PET/CT 图像

小约为 5.5 cm×2 cm×2 cm,浸润管壁全层至浆膜外脂肪组织;左、右卵巢见印戒细胞癌转移;左侧肿瘤大小为 4.5 cm×3.5 cm×3.2 cm,右侧肿瘤大小为 5.8 cm×3.8 cm×3.5 cm;左、右输卵管未见癌累及;子宫黏膜下平滑肌瘤,肿瘤大小为 3.3 cm×1.7 cm×1 cm;子宫内膜呈萎缩改变;宫颈黏膜慢性炎;大网膜见癌浸润。

　　免疫组化结果：CDX2(＋),villin(＋),CK20(＋),CK7(－),Ki-67(＋, 80%),MUC2(＋),CgA(－),Syn(－)。

【点评】

　　Krukenberg 瘤是指含大量印戒细胞的癌转移至卵巢,绝大多数是从胃肠道恶性肿瘤转移而来的,其他含黏液腺的器官（如阑尾等）亦可。一般表现为实性肿块或以实性为主的囊实性肿块,无特异性。PET/CT 最大的优势是对原发灶的检出。

卵巢癌肉瘤

【简要病史】

　　患者 49 岁,1 个月前体检时 B 超发现右侧附件肿块。1 周前复查 MRI 提示右侧附件占位,盆腔积液。腹部及妇科检查提示腹部软,外阴外观正常,阴道通畅,黏膜光;宫颈光滑;子宫正常;右侧附件可触及肿块。患者已婚已育$(1-0-3-1)$。月经规律伴痛经,$15\frac{6}{28}$2017 年 8 月 9 日。两年半前口服雌激素。患者无腹痛腹胀,无阴道异常流血、排液。1991 年剖宫产。父亲患胰腺癌,母亲患胆管细胞癌。本次 PET/CT 检查日期为 2017 年 8 月 15 日。

【实验室检查】

（1）血常规、尿常规、粪常规、肝功能、肾功能、凝血功能正常。

（2）梅毒、HIV 血清学检查正常。

（3）肿瘤标志物：CA12 - 5 72.02 U/mL；CEA 27.83 ng/mL；SCCA、CA19 - 9、HE4、AFP、NSE、β - HCG 均正常。

【其他影像学检查】

增强 MRI：右侧附件区占位(5.6 cm×4.7 cm),考虑卵巢癌可能大,盆腔少量积液。

【PET/CT 图像表现】

右侧附件囊实性不规则占位,大小约为 5.5 cm×4.8 cm,^{18}F - FDG 代谢明显增高,$SUV_{max}=22.4$(见图 8 - 29,箭头所示)。

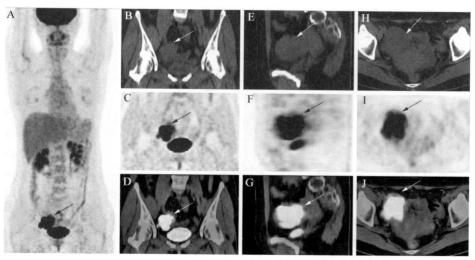

A—全身 PET MIP 图像；B～D—冠状位 CT、PET 和 PET/CT 融合图像；E～G—矢状位 CT、PET 和 PET/CT 融合图像；H～J—横断位 CT、PET 和 PET/CT 融合图像。

图 8 - 29 卵巢癌肉瘤的 PET/CT 图像

【组织病理学】

本院行"卵巢癌根治术＋盆腔肿瘤(肿块)切除术＋广泛肠粘连松解术"。病理学结果：(右附件)癌肉瘤；子宫内膜增生改变；宫颈慢性炎；子宫肌壁间平滑肌瘤(1 枚,直径为 0.6 cm)。

免疫组化：AE1/AE3(部分＋),Desmin(－),MyoD1(－),P16(＋),P53(＋),Vimentin(部分＋)。

【点评】

卵巢癌肉瘤是一种具有高度侵袭性的恶性肿瘤,组织中同时含有癌和肉瘤两种成分,发病率低,多见于绝经后妇女。该病早期诊断困难,就诊时多属晚期。与上皮性卵巢癌相比,其恶性程度更高,对化疗的敏感度更低,预后更差。因其高度侵袭性,PET/CT 常表现为^{18}F - FDG 高代谢。

卵巢肝样腺癌

【简要病史】

患者 57 岁,3 个月前在无明显诱因下出现腹胀,外院予奥美拉唑治疗。症状未改善。进一步查腹、盆腔 CT 提示盆腔低密度肿块,右侧输尿管下段受侵,考虑为恶性肿瘤；右肾盂、输尿管、肾周积液。腹部及妇科检查提示腹部软,轻微压痛,无反跳痛,下腹部巨大包块,占据整个盆腔,质地较硬,边界欠清,活动度差,肿块上界达脐耻之间,移动性浊音阴性；外阴外观正常,阴道通畅,黏膜光滑,宫颈尚光滑,宫口脱出一枚黄豆大小的囊肿,蒂细长,位于颈管内,接触性出血阴性；子宫及附件区欠清。已婚已育(1－0－2－1)。绝经 7 年,既往无痛经。患病期间患者偶有低热,37.8℃左右,无畏寒、寒战,患者无呕血、便血,无阴道流血、流液。否认手术史及家族肿瘤病史。

【实验室检查】

(1) 血常规：白细胞 $10.8×10^9$/L；中性粒细胞比例 82.9％；血红蛋白 102 g/L；余血常规正常。

(2) 尿常规、粪常规、肝功能、肾功能、凝血功能正常。

(3) 梅毒、HIV 血清学检查正常。

(4) 肿瘤标志物：CA12 - 5 313.4 U/mL；HE4 155.3 pmol/L；NSE 29.57 ng/mL；CEA、SCCA、CA19 - 9、AFP、β - HCG 均正常。

【其他影像学检查】

增强 CT：盆腔内囊实性占位累及右侧输尿管下段，右肾周积液，考虑子宫来源恶性肿瘤可能；右侧输尿管及右肾积水，肾周广泛渗出。

【PET/CT 图像表现】

盆腔巨大囊实性肿块，大小约为 13.5 cm×11.6 cm，实性部分^{18}F - FDG代谢增高，SUV_{max}＝12.6（见图 8 - 30，星号所示）；该病灶压迫两侧输尿管下段，致输尿管及肾盂扩张、积水（见图 8 - 30，箭头所示）。

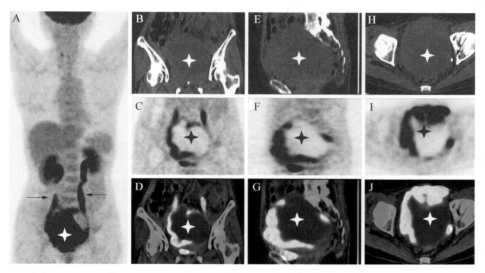

A—全身 PET MIP 图像；B～D—冠状位 CT、PET 和 PET/CT 融合图像；E～G—矢状位 CT、PET 和 PET/CT 融合图像；H～J—横断位 CT、PET 和 PET/CT 融合图像。

图 8 - 30　卵巢肝样腺癌的 PET/CT 图像

【组织病理学】

本院行"瘤体减灭术＋盆腔肿瘤切除术＋盆腔淋巴结切除术＋全子宫、双附件、大网膜、阑尾切除术"。病理学结果：（右卵巢）低分化肝样腺癌，肿瘤大小为 6.5 cm×5.0 cm×2.5 cm；（宫旁、盆腔、输尿管旁、盆底腹膜、右侧骶韧带、乙结肠系膜、阑尾、子宫动脉周围、子宫表面及肌壁、宫颈）见癌累及；（大网膜、左附件）未见癌累及；（子宫）宫颈息肉；萎缩性子宫内膜；（盆腔淋巴结）均为癌组织；（右盆腔）淋巴结（2/3）见癌转移。

免疫组化结果：AE1/AE3（部分＋），Desmin（－），MyoD1（－），P16（＋），P53（＋），Vimentin（部分＋）。

【点评】

　　卵巢肝样腺癌是一种具有肝组织样分化特征的腺癌,恶性度高,预后差,平均生存期为 2 年。目前仅见 20 余例发生在卵巢的报道。发病年龄为 42～78 岁,且均为绝经期妇女。临床表现以单侧或双侧下腹部包块为主,伴或不伴疼痛;约 91.6% 的患者血清 AFP、CA12-5 升高。本病较为罕见,影像诊断困难。MRI 大致表现如下:肿块多呈巨大囊实性,最大径常大于 10 cm,内部信号不均匀;实性部分类似于肝组织,T1WI 呈等低信号,T2WI 呈等高信号或高及略高混杂信号,可夹杂出血信号,实性部分多呈条索状走行,走行中夹杂囊性部分;囊性部分多呈椭圆形,长轴平行于走行方向,囊间有分隔;肿瘤有包膜,偶有包膜局部中断;增强扫描见肿瘤实性部分中等程度强化,囊性部分不强化,包膜明显强化。卵巢肝样腺癌需与卵巢肝样卵黄囊瘤、卵巢子宫内膜样腺癌及转移性肝细胞癌相鉴别。PET/CT 显像表现无特异性,表现为盆腔囊实性肿块,实性部分 ^{18}F-FDG 代谢增高。

卵巢恶性血管周上皮样细胞肿瘤

【简要病史】

　　患者 42 岁,2 个月前在无明显诱因下出现腹部不适,外院 B 超提示脾脏增大,腹腔内见囊实性包块,腹腔大量积液。血 CA12-5 490.5 U/mL。后行腹腔引流,涂片未见肿瘤细胞。患者已婚已育(2-0-2-1)。既往无痛经。腹部及妇科检查提示腹部软;外阴外观正常,阴道通畅,黏膜光滑;盆腔扪及结节感。患者近 1 周来时有低热,体温最高不超过 38℃,无畏寒,无恶心、呕吐,无腹痛。曾因子宫肌瘤行全子宫切除术。否认家族肿瘤病史。

【实验室检查】

　　(1) 血常规:红细胞 3.22×10^9/L;HGB 91 g/L;余血常规正常。

　　(2) 尿常规、粪常规、肝功能、肾功能、凝血功能正常,乙肝病史 12 年。

　　(3) 梅毒、HIV 血清学检查正常。

　　(4) 肿瘤标志物:CA12-5 587.0 U/mL;HE4 90.14 pmol/L;CEA、SCCA、CA19-9、AFP、β-HCG 均正常。

【其他影像学检查】

　　(1) 增强 CT:两肺下叶、右侧胸壁及腹腔多发病灶,考虑转移可能大;腹水。

（2）B 超：脾脏增大，腹腔内囊实性包块，腹腔大量积液。

【PET/CT 图像表现】

子宫术后缺如；两侧附件区囊实性肿块（见图 8 - 31 B～D，箭头所示），大小约为 7.3 cm×4.4 cm（右）、6.4 cm×5.4 cm（左），实性部分^{18}F - FDG 代谢不均匀性增高，SUV$_{max}$＝5.9（右）、8.4（左）；大网膜、肠系膜、结肠旁沟多发结节样、团块样增厚，^{18}F - FDG 代谢增高，SUV$_{max}$＝9.4；腹盆腔积液；右第 7 前肋水平皮下结节，大小约为 1.6 cm×1.0 cm，^{18}F - FDG 代谢增高，SUV$_{max}$＝4.6；两肺多发结节（见图 8 - 31 N～P，箭头所示），大者约为 1.7 cm×1.3 cm，部分^{18}F - FDG 代谢轻度增高，SUV$_{max}$＝2.7；右后胸膜结节样增厚（见图 8 - 31 K～M，箭头所示），^{18}F - FDG 代谢增高，SUV$_{max}$＝4.3。

【组织病理学】

本院行"双附件切除＋盆腔肿块切除＋大网膜切除＋阑尾切除＋肿瘤细胞减灭＋右侧胸壁皮下结节切除术"。病理学结果：（右卵巢）具有色素细胞分化的恶性肿瘤，考虑恶性血管周上皮样细胞肿瘤；另送检大网膜、胃表面肿瘤、结肠肝曲肿块、小肠结节、右胸壁皮下结节、盆底肿块，见肿瘤累及；（左卵巢）黄体囊肿；（双输卵管）未见肿瘤累及；阑尾慢性炎。

免疫组化结果：HMB45（＋），Vim（＋），Syn（＋/－），AE1/3（－），Desmin（－），CD99（－），PNL2（＋），A103（＋/－），S100（＋），PLAP（－）。

【点评】

血管周上皮样细胞肿瘤（perivascular epithelioid cell tumor，PEComa）是一组罕见的间叶源性肿瘤，在组织学和免疫组化上有独特的表现。WHO 将子宫 PEComas 定义为间叶性肿瘤，其具有独特的胞质透明、呈嗜酸性的上皮样细胞，常表达黑色素细胞及平滑肌细胞的特异性标记。生殖系统 PEComa 多发生于宫体，少数可发生于宫颈、阴道、外阴、阔韧带、圆韧带及卵巢等处。PEComa 有良、恶性区别。若肿瘤直径＞5 cm、肿瘤浸润性生长、细胞核异型性较高、细胞凝固性坏死、核分裂象≥1＋/50HPF、脉管受侵中具备 2 个及以上特征的则考虑为恶性 PEComa。若肿瘤直径＜5 cm、无细胞异型性和细胞凝固性坏死、无核分裂象，则为良性 PEComa。

卵巢 PEComa 在 PET/CT 显像中的表现鲜有报道。本病例中右侧附件 PEComa，伴腹膜、右胸膜、双肺及胸壁结节多发转移，^{18}F - FDG 代谢均异常增高。

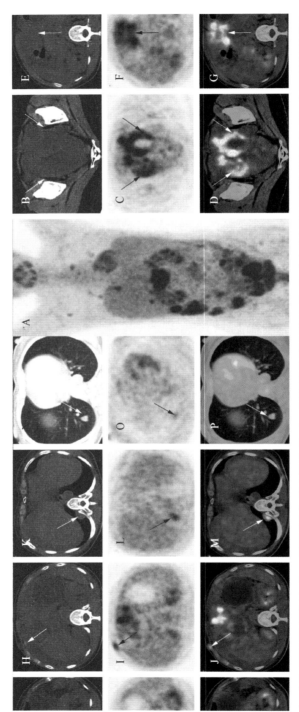

图 8 - 31　卵巢 PEComa 的 PET/CT 图像

A—全身 PET MIP 图像；B~D—双侧附件占位（箭头所示）；E~G—大网膜肿块（箭头所示）；H~J—右上腹皮下结节（箭头所示）；K~M—右侧胸膜结节（箭头所示）；N~P—右下肺结节（箭头所示）。

卵巢高钙血症型小细胞癌

【简要病史】

患者 22 岁,3 个月前自觉口干、乏力、恶心、呕吐,反复发热。查血钙 4.7 mmol/L,CA12-5 230.6 U/mL。腹部 CT 提示双侧附件肿块。外院予降钙、利尿等对症治疗后行"左附件、右卵巢部分切除＋大网膜切除"。病理本院会诊:左卵巢高钙血症型小细胞癌。患者未婚,否认性生活史。月经规律,中量,无痛经,$13\frac{5}{30}$2016 年 7 月 18 日。腹部及妇科检查提示腹部平软,无压痛;外阴外观正常。肛诊:子宫正常大小,活动,无压痛。有输血史。否认家族肿瘤病史。本次 PET/CT 检查日期为 2016 年 7 月 28 日。

【实验室检查】

(1) 血常规:红细胞计数 3.75×10^9/L;血钙 3.11 mmol/L;余血常规正常。

(2) 尿常规、粪常规、肝功能、肾功能、凝血功能正常。

(3) 梅毒、HIV 血清学检查正常。

(4) 肿瘤标志物:CA12-5 38.68 U/mL;HE4、CEA、SCCA、CA19-9、AFP、β-HCG 均正常。

【其他影像学检查】

术前增强 CT:双侧附件不均质肿块,恶性肿瘤可能。

【PET/CT 图像表现】

两侧附件区软组织致密影(见图 8-32 A,粗箭头所示;B～D,细箭头所示),大小为 5.0 cm×3.6 cm(左)、6.0 cm×3.9 cm(右),^{18}F-FDG 代谢异常增高,SUV_{max}=4.8(左)、4.6(右)。右侧颈根部稍大淋巴结(见图 8-32 A,细箭头所示;E～G,细箭头所示),直径约为 1.1 cm,^{18}F-FDG 代谢轻度增高,SUV_{max}=3.7。

【组织病理学】

本院行"卵巢癌根治术(次广泛子宫伴右附件切除术＋阑尾切除术＋盆腔巨大肿瘤切除术＋瘤体减灭术＋广泛肠粘连松解术)"。病理学结果:(右侧附件＋盆腔肿瘤)卵巢高钙血症型小细胞癌,肿瘤大小约为 7 cm×5 cm×2.6 cm;子宫内膜分泌期改变,宫颈慢性炎,子宫浆膜面见肿瘤累及;(左、右宫旁)见肿瘤累及;盆底、肝区、横结肠系膜、子宫直肠窝、直肠前壁、乙结肠系膜、右结肠旁沟、回盲部均见肿瘤累及;阑尾慢性炎,未见肿瘤累及;阴道壁切缘

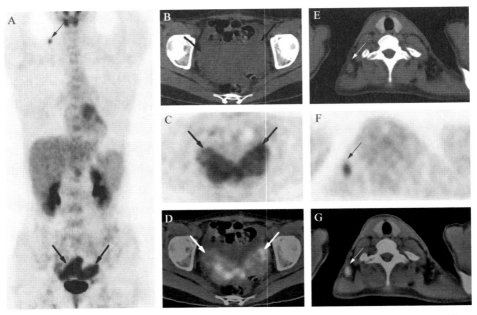

A—全身 PET MIP 图像（粗箭头所示为双侧附件[18]F‐FDG 代谢增高灶；细箭头所示为右下颈局灶性[18]F‐FDG 代谢增高灶）；B～D—双侧附件占位（粗箭头所示）；E～G—右下颈稍大淋巴结（细箭头所示）。

图 8‐32　卵巢高钙血症型小细胞癌的 PET/CT 图像

（一）。此外，行右下颈淋巴结穿刺，见大量淋巴细胞，涂片内未见恶性依据。

【点评】

卵巢小细胞癌是一种罕见的伴有高钙血症的高度恶性肿瘤，预后差。20％～25％的患者有肿瘤家族史，与 SMARCA4 突变有关。临床表现有腹胀、腹痛、下腹包块、腹腔积液等症状，但无特异性。大多数肿瘤发生在单侧卵巢，两侧的发生率几乎相等。腹膜是常见的转移部位，还可有盆、腹腔淋巴结转移及肝、肺、胸膜等远处转移。单侧附件包块的年轻妇女合并有高钙血症，除甲状旁腺、骨相关疾病、卵巢无性细胞瘤外，要高度怀疑本病。少数卵巢浆液性乳头状囊腺癌、恶性脂质细胞瘤等也可合并高钙血症，但发病年龄较大。关于卵巢小细胞癌 PET/CT 表现的报道很少见。

阴道癌

【简要病史】

患者 34 岁，于 2004 年和 2007 年因子宫、阴道先天缺失行"阴道成形术＋背部皮瓣移植术"。1 年半前出现接触性阴道流血,量少,色红。行阴道壁活检,病理提示高级别鳞状上皮内病变(Ⅲ级),予以保守治疗,仍有阴道少量出血。2018 年 7 月 23 日,外院阴道壁活检本院会诊:组织内见浅表破碎鳞状细胞癌。妇科检查提示阴道通畅,后壁触及直径约为 1.5 cm 的结节样肿瘤;宫颈、子宫缺如;附件区未及明显肿块;阴道旁组织软。患者已婚未育(0-0-0-0)。子宫、阴道先天缺失,无月经。患者无血尿,无尿频、尿急、尿痛,无发热。

【实验室检查】

(1) 血常规、尿常规、粪常规、肝功能、肾功能、凝血功能均正常。

(2) 梅毒、HIV 血清学检查正常。

(3) 肿瘤标志物:SCCA、CA19-9、CA12-5、AFP、CEA、HE4 均正常。

【其他影像学检查】

增强 MRI:阴道成形术后,阴道内见异常信号影,范围约为 1.6 cm× 3.5 cm×2.4 cm,T1 低信号,T2 稍高信号,不均匀强化,符合恶性肿瘤改变。

【PET/CT 图像表现】

阴道成形术后改变,阴道右后壁软组织影,[18]F-FDG 代谢异常增高, SUV_{max} ＝8.3(见图 8-33,箭头所示);子宫先天性缺如。

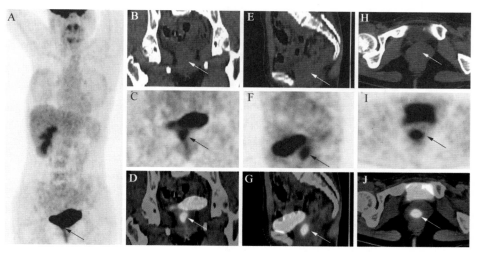

A—全身 PET MIP 图像;B～D—冠状位 CT、PET 和 PET/CT 融合图像;E～G—矢状位 CT、PET 和 PET/CT 融合图像;H～J—横断位 CT、PET 和 PET/CT 融合图像。

图 8-33　阴道鳞癌的 PET/CT 图像

【组织病理学】

　　未在本院行病理学检查。本院行双侧卵巢悬吊术后,予以阴道放疗。

【点评】

　　原发性阴道恶性肿瘤很罕见,约占生殖器官恶性肿瘤的 1%,主要是鳞癌、腺癌,其他如肉瘤及恶性黑色素瘤更为罕见。因阴道的继发性癌较多见,在诊断原发性肿瘤前应考虑及排除继发性阴道癌的可能性,而 PET/CT 在查找原发灶方面具有得天独厚的优势。

第9章

骨与软组织肿瘤

杨忠毅　郑营营　潘玲玲　张芳嵩　刘　畅

头面部皮肤血管肉瘤

【简要病史】

患者男性,79岁,发现额部皮肤破溃性肿块半年。

【实验室检查】

血常规:白细胞计数$8.8×10^9$/L;中性粒细胞比例58.2%;红细胞计数$3.53×10^{12}$/L;血红蛋白126 g/L;血小板计数$186×10^9$/L。

【其他影像学检查】

无。

【PET/CT图像表现】

左侧额部皮肤不规则混杂密度软组织肿块影(见图9-1,箭头所示),范围约为4.0 cm×2.2 cm,不均匀性^{18}F-FDG代谢增高,SUV_{max}=11.2;另见头部皮肤多处不规则增厚,^{18}F-FDG代谢略增高,SUV_{max}=3.7;右侧耳前皮下另见软组织结节影,范围约为3.7 cm×1.0 cm,^{18}F-FDG代谢略增高,SUV_{max}=2.2。另见两肺膨胀不全,两肺散在多发结节影,大者直径为1.6 cm,^{18}F-FDG代谢异常增高,SUV_{max}=6.8;右侧锁骨、右侧第2肋和第7肋、T12、两侧髂骨、左侧耻骨、右侧坐骨多处^{18}F-FDG代谢增高,SUV_{max}=4.1。

【组织病理学】

头顶肿物切除活检。病理学结果:血管肉瘤,部分瘤细胞呈上皮样。

免疫组化结果:CD31(+),CD34(+),D2-40(+),ERG(+),Fli-1(+),GLUT-1(灶+),AE1/AE3(-),INI-1(+),Ki-67(+,30%)。

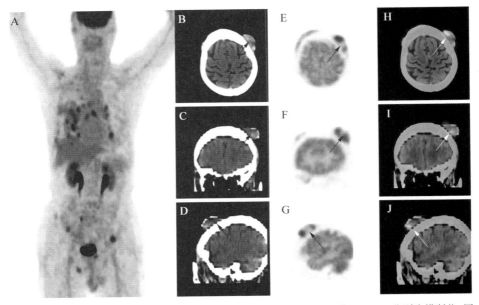

A—全身 PET MIP 图像；B～D—分别为横断位、冠状位、矢状位的 CT 图像；E～G—分别为横断位、冠状位、矢状位的 PET 图像；H～J—分别为横断位、冠状位、矢状位的 PET/CT 融合图像。

图 9-1　头面部皮肤血管肉瘤的 PET/CT 图像

【点评】

　　血管肉瘤（angiosarcoma，AS）又名恶性血管内皮细胞瘤，是起源于血管或淋巴管内皮细胞的恶性肿瘤，较罕见，仅占软组织肿瘤的 1%～2%，临床表现缺乏特异性，易误诊。该疾病多见于 60～80 岁的老年男性，可发生于任何部位，约 60% 发生于皮肤或浅表软组织，头面部好发。该病进展较快，多数患者初诊时就已失去了根治性手术的机会，且治疗后易发生复发、转移，5 年生存率仅为 27%～38%。

　　超声、CT 和 PET/CT 等影像学手段，有助于明确该病的 TNM 分期和了解局部病灶大小及全身转移情况，有望用于指导治疗和疗效、预后判断。Umemura 等[15] 的一项纳入 18 例皮下血管肉瘤的回顾性研究提示，^{18}F-FDG PET/CT 显像原发灶的 SUV_{max} 可作为独立的预后影响因子。但鉴于其较低的发病率、较差的预后，故相关文献报道较少，仍缺乏大样本、前瞻性的研究，有关 ^{18}F-FDG PET/CT 显像的价值仍待进一步探索。

头面部隆突性皮肤纤维肉瘤

【简要病史】

患者女性,51岁,右颊部肿块20余年,逐步增大。

【实验室检查】

无。

【其他影像学检查】

增强 MRI：右侧颊部见异常信号肿块、结节影,边界不清,范围约为 2.6 cm×1.8 cm,呈 T1WI 及 T2WI 低信号,增强后可见明显强化,局部皮肤可见结节样增厚;两上颈部见多发稍大淋巴结影。

【PET/CT 图像表现】

右侧颊部皮下多发结节(见图 9 - 2,箭头所示),大者约为 2.0 cm× 1.6 cm,^{18}F - FDG 代谢轻度增高,SUV$_{max}$=1.9;双上颈部临界大小淋巴结,大者直径约为 1.5 cm,^{18}F - FDG 代谢增高,SUV$_{max}$=4.3。

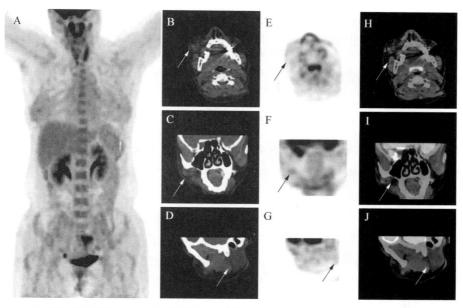

A—全身 PET MIP 图像;B～D—分别为横断位、冠状位、矢状位的 CT 图像;E～G—分别为横断位、冠状位、矢状位的 PET 图像;H～J—分别为横断位、冠状位、矢状位的 PET/CT 融合图像。

图 9 - 2　头面部皮肤隆突性皮肤纤维肉瘤的 PET/CT 图像

【组织病理学】

右颊部结节穿刺。病理学结果：隆突性皮肤纤维肉瘤。

免疫组化结果：CD34（＋），CD99（－），Bcl－2（－），S－100（－），SMA（弱＋）。

【点评】

隆突性皮肤纤维肉瘤（dermatofibrosarcoma protuberans，DFSP）是一种交界性纤维组织细胞性肿瘤，发病率较低，占所有软组织肿瘤的 6%，多发生于中青年患者躯干、四肢皮肤的真皮层。其发病原因尚不明确，可能与遗传、皮肤损伤、辐射等有关。临床多表现为无痛性皮下肿块。由于其生长缓慢，早期活动度好，故极易误诊为良性病变而行单纯肿块切除治疗，但切除不彻底极易造成复发。因此，术前正确诊断至关重要。

DFSP 的 CT 表现为等或稍低于肌肉密度病灶。MRI 表现为 T1W 低信号，T2W 稍高信号；病灶一般血供较为丰富，故增强后多呈中-重度不均匀强化，部分病灶可见特征性表现——"结节状"强化。鉴于 DFSP 较少发生远处转移，诊断一般以 CT 或 MRI 为主，^{18}F－FDG PET/CT 显像在其诊断中的应用仅见少量病例报道，且主要价值体现在复发后全身状况的评估；而一旦出现 ^{18}F－FDG 较高的代谢，多提示患者预后较差。随着 PET/MRI 的兴起，基于 MRI 良好的软组织分辨率，或将有助于提高其对原发灶的诊断价值。

侵袭性纤维瘤病

【简要病史】

患者男性，61 岁。右肩疼痛半年余。外院 CT 提示右侧肩胛骨前软组织肿块，考虑恶性肿瘤可能性大。为进一步确诊行 PET/CT 检查。

【实验室检查】

（1）血常规：白细胞计数 9.9×10^9/L；中性粒细胞计数 6.5×10^9/L；红细胞计数 5.15×10^{12}/L；血红蛋白 159 g/L；血小板计数 178×10^9/L。

（2）生化指标：碱性磷酸酶 98 U/L；谷丙转氨酶 21.6 U/L；乳酸脱氢酶 501 U/L。

【其他影像学检查】

MRI：右侧肩关节内前下方软组织肿块，血供丰富，考虑滑膜肉瘤可能性大。

【PET/CT 图像表现】

右侧肩胛骨前方见一不规则软组织肿块,范围约为 5.2 cm×7.8 cm,与肩胛下肌分界不清,^{18}F - FDG 代谢异常增高,SUV_{max}＝5.4(见图 9 - 3,箭头所示)。

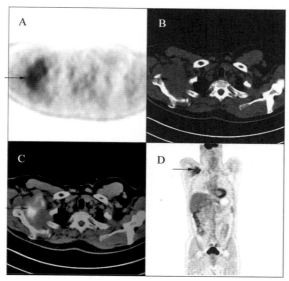

A～D—横断位 PET、CT、PET/CT 和全身 PET MIP 图像。

图 9 - 3　侵袭性纤维瘤病的 PET/CT 图像

【组织病理学】

病理学结果:侵袭性纤维瘤病。

免疫组化结果:β - Cat(部分＋),CD34(－),Desmin(－),SMA(－),S - 100(－),Ki - 67(＋,约 1%)。

【点评】

侵袭性纤维瘤病(aggressive fibromatosis)是一种少见的间叶组织源性肿瘤,起源于肌肉、筋膜或腱膜,由增生的成纤维细胞、成肌纤维细胞及胶原纤维组成。其具有进行性侵犯周围肌肉软组织、局部复发倾向、无转移的特点。恶性程度介于成纤维细胞瘤与纤维肉瘤之间,恶性倾向表现为侵袭性生长及术后顽固复发。复发灶病理及影像特征多与原发灶相同,但生长更迅速,侵犯范围更广泛,罕见恶变为纤维肉瘤。

本病好发于腹外、腹壁及腹内。腹外型好发于颈肩、胸壁和下肢。腹壁型好发于育龄女性,继发于妊娠及手术,肿瘤多位于腹直肌鞘内、切口瘢痕内,绝经后部分可自行消退。腹内型好发于肠系膜、后腹膜及盆腔或大网膜,常与家族性腺瘤性息肉病(FAP)、Gardner 综合征相关。

肋骨软骨肉瘤

【简要病史】

患者女性,63 岁。扪及右侧胸壁肿块 20 年,逐渐增大。本院增强 MRI 提示:右侧胸壁巨大肿块,考虑为恶性肿瘤;右乳晕后囊实性肿块,及其不规则小肿块,考虑为恶性肿瘤可能,BI - RADS 4C。为明确诊断行 PET/CT 检查。

【实验室检查】

(1) 血常规:白细胞计数 8.1×10^9/L;红细胞计数 4.18×10^{12}/L;血红蛋白 119 g/L。

(2) 生化指标:碱性磷酸酶 116.2 U/L;谷丙转氨酶 13.4 U/L;乳酸脱氢酶 253 U/L;白蛋白 42.8 g/L。

(3) 肿瘤标志物:CA12 - 5 157.8 U/mL;CA19 - 9 8.67 U/mL;CA15 - 3 6.83 U/mL;AFP 7.32 ng/mL;CEA 5.2 ng/mL。

【其他影像学检查】

(1) 钼靶:右侧乳后间隙高密度影,右乳晕后区肿块,右乳外侧可疑肿块,请结合 MRI,BI - RADS 0;左乳外侧肿块,考虑良性,BI - RADS 3;双乳良性钙化,BI - RADS 2。

(2) CT:右第 6 肋骨骨质异常伴局部软组织肿块,骨巨细胞瘤可能,请结合临床及其他检查。

【PET/CT 图像表现】

右侧第 6 肋骨质破坏,周围伴软组织肿块,推压右侧乳腺,其内见可见散见高密度影,范围约为 10.1 cm×7.7 cm,^{18}F - FDG 代谢不均匀性轻度增高,SUV_{max}＝2.6(见图 9 - 4,箭头所示)。

【组织病理学】

肋骨软骨肉瘤,Ⅱ级,侵及(肺)脏层胸膜及周围胸壁软组织,标本两长轴切缘、两短轴切缘均为阴性。肺实质未见肯定肿瘤累及。(胸膜结节)见肉芽组织及出血,部分区含铁血黄素沉着,其中见一小巢软骨样细胞巢,考虑为肿瘤累及。

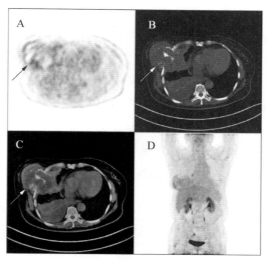

A～D—横断位 PET、CT、PET/CT 和 MIP 图像。

图 9‑4　软骨肉瘤的 PET/CT 图像

【点评】

　　原发性软骨肉瘤（primary chondrosarcoma）是一种以肿瘤细胞形成软骨基质并直接形成病灶为特征的恶性骨肿瘤。好发于四肢长骨，扁骨亦可发病。主要分为普通髓腔型、透明细胞型、间充质型、骨膜型、黏液型、去分化型。主要表现为不规则、囊状或溶骨性骨质破坏和软组织肿块，伴斑点状钙化或骨化影。

卡波西肉瘤

【简要病史】

　　患者男性，42 岁。肛瘘手术发现卡波西肉瘤 1 月余。2019 年 4 月，外院行肛瘘手术，术后病理：（瘘管壁）结合 HE 形态及免疫组化表型，符合卡波西型血管内皮瘤（生物学行为中间型，局部侵袭性）。为评估全身情况行 PET/CT 检查。

【实验室检查】

　　（1）血常规：白细胞计数 7.3×10^9/L；中性粒细胞计数 3.8×10^9/L；红细胞计数 5.1×10^{12}/L；血红蛋白 152 g/L；血小板计数 191×10^9/L。

　　（2）生化指标：碱性磷酸酶 84.4 U/L；谷丙转氨酶 9.4 U/L；乳酸脱氢酶

196 U/L。

【其他影像学检查】

无。

【PET/CT 图像表现】

左足底、双侧足趾皮肤多处稍增厚，^{18}F-FDG 代谢增高，SUV_{max}＝3.8（见图 9-5，箭头所示）；右前臂外侧皮肤局部稍增厚，^{18}F-FDG 代谢增高，SUV_{max}＝3.2；两侧腘窝及髂血管旁多发肿大淋巴结，较大者约为 2.1 cm×0.9 cm，^{18}F-FDG 代谢增高，SUV_{max}＝5.0。

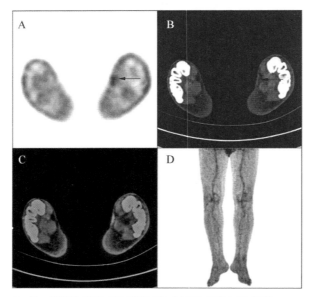

A～D—横断位 PET、CT、PET/CT 和下肢 PET MIP 图像。

图 9-5 卡波西肉瘤的 PET/CT 图像

【组织病理学】

左足趾活检，病理学结果：卡波西肉瘤。

免疫组化结果：CD31(＋)，CD34(＋)，Desmin(－)，ERG(＋)，HHV8(部分＋)，Ki-67(＋，5%)，SMA(－)，GLUT-1(－)。

复核肛瘘病理切片，镜下形态与左足趾病变相似，符合卡波西肉瘤。

【点评】

卡波西肉瘤(Kaposi's sarcoma，KS)是一种局部侵袭性的血管内皮肿瘤或血管增生性病变，该病与人疱疹病毒 8 型(HHV8)感染相关，属于一种病毒诱导的血管增生。该病多见于 50～70 岁男性,皮肤病灶为粉色、紫红色或棕色、棕黑色扁平状、斑片状或结节样损害,好发于下肢远端、手、前臂等处,可累及面部、耳、躯干及口腔,也可累及内脏及骨骼,可有烧灼、瘙痒、疼痛。KS 主要有 5 种亚型:经典型卡波西肉瘤、非洲皮肤卡波西肉瘤、非洲淋巴结病性卡波西肉瘤、艾滋病卡波西肉瘤、免疫抑制相关卡波西肉瘤。

腹膜后去分化脂肪肉瘤

【简要病史】

患者男性,65 岁。体检发现右侧腹膜后占位 1 月余。平扫 CT 提示:右侧腹膜后肿块,肝内多发低密度结节,请结合腹部检查。为进一步诊断行 PET/CT 检查。

【实验室检查】

(1) 血常规:白细胞计数 $10.7 \times 10^9/L$;中性粒细胞计数 $8.6 \times 10^9/L$;红细胞计数 $4.85 \times 10^{12}/L$;血红蛋白 127 g/L;血小板计数 $341 \times 10^9/L$。

(2) 生化指标:碱性磷酸酶 67.6 U/L;谷丙转氨酶 12.9 U/L;乳酸脱氢酶 98 U/L。

【其他影像学检查】

无。

【PET/CT 图像表现】

右侧腹膜后巨大肿块,累及邻近腹壁肌肉,侵犯腰大肌及后腹膜,挤压右肾致右肾前移,边界光滑,最大横截面约为 8.6 cm×6.9 cm,^{18}F - FDG 代谢异常增高,SUV_{max}＝6.8(见图 9 - 6,箭头所示)。

【组织病理学】

病理学结果:(右腹膜后)去分化脂肪肉瘤,去分化区域为多形性未分化肉瘤,局部伴有肌纤维母细胞分化。

免疫组化结果:AE1/AE3(－),Calponin(－),CD34(－),CDK4(＋),Desmin(部分＋),Ki - 67(＋,20%),kp1(＋),MDM2(＋),Myogenin(－),S-100(单抗)(－),SMA(－)。

【点评】

脂肪肉瘤起源于间叶组织,由不同分化程度及异型性的脂肪细胞组成;多发生于深部软组织,好发于大腿及腹膜后。按肿瘤细胞成分不同,可分为黏液

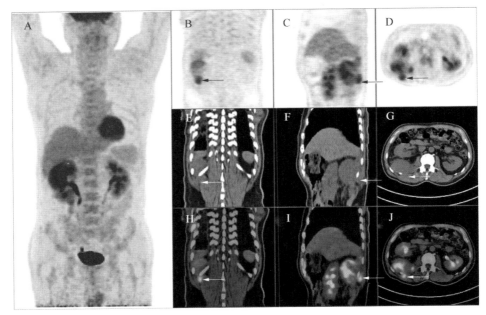

A—全身 PET MIP 图像;B～D—冠状位、矢状位及横断位 PET 图像;E～G—冠状位、矢状位及横断位
CT 图像;H～J—冠状位、矢状位及横断位 PET/CT 融合图像。

图 9-6　腹膜后去分化脂肪肉瘤的 PET/CT 图像

型、圆细胞型(恶性程度最高)、高分化型、多形性型及混合型。去分化脂肪肉瘤约占所有脂肪肉瘤的 18%,是腹膜后多形性肉瘤的常见类型。

腹膜后平滑肌肉瘤

【简要病史】

患者女性,54 岁。体检发现腹膜肿块 1 周余,为明确诊断行 PET/CT 检查。

【实验室检查】

(1) 血常规:白细胞计数 5.2×10^9/L;中性粒细胞计数 3.3×10^9/L;红细胞计数 5.22×10^{12}/L;血红蛋白 151 g/L;血小板计数 205×10^9/L。

(2) 生化指标:碱性磷酸酶 57.1 U/L;谷丙转氨酶 10.3 U/L;乳酸脱氢酶 187 U/L。

(3) 肿瘤标志物:NSE 28.81 ng/mL。

【其他影像学检查】

无。

【PET/CT 图像表现】

腹膜后巨大不规则软组织团块影,内伴低密度坏死灶,大小约为 6.6 cm×
10.0 cm×8.3 cm,局部与十二指肠水平部、左肾静脉及肾门分界不清,边缘清
晰,密度不均,^{18}F - FDG 代谢异常增高,SUV_{max}＝9.2(见图 9 - 7,箭头所示)。

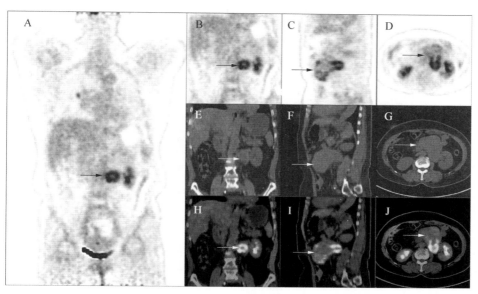

A—全身 PET 冠状位图像;B～D—冠状位、矢状位及横断位 PET 图像;E～G—冠状位、矢状位及横断
位 CT 图像;H～J—冠状位、矢状位及横断位 PET/CT 融合图像。

图 9 - 7　腹膜后平滑肌肉瘤的 PET/CT 图像

【组织病理学】

病理学结果:(腹腔肿块)平滑肌肿瘤,瘤细胞轻-中度异型,可见个别核分
裂象,倾向分化良好的平滑肌肉瘤。

免疫组化结果:Caldesmon(＋),Desmin(＋),SMA(＋),P16(＋),ER
(少弱＋),PR(－),PHH3(核分裂象＋),S - 100(－),Ki - 67(＋,20％)。

【点评】

平滑肌肉瘤多发生于 50～70 岁女性患者,起源于平滑肌(胃肠道、子宫等),
好发于子宫、胃肠、腹膜后,腹膜后平滑肌肉瘤起源于血管平滑肌、腹膜后间隙平
滑肌、胚胎残余平滑肌等。病灶内多见囊变、坏死,少见钙化。腹膜后肿块伴广
泛坏死、累及血管多提示该病可能大。还需与脂肪肉瘤相鉴别,后者也可出现坏
死,侵犯周围器官,但后者多见钙化和脂肪,可与平滑肌肉瘤相鉴别。

脊索瘤

【简要病史】

患者女性,76 岁,骶尾部及右下肢疼痛不适 2 年余。外院 CT 提示：骶尾部占位伴骨破坏。

【实验室检查】

血常规：白细胞计数 $7.8 \times 10^6 / L$；淋巴细胞比例 30.5%；中心粒细胞比例 58.2%；红细胞计数 $4.48 \times 10^{12} / L$；血红蛋白 $131 \, g/L$。

【其他影像学检查】

MRI：骶尾椎骨质破坏伴软组织肿块,考虑为恶性肿瘤,请结合穿刺。

【PET/CT 图像表现】

骶尾骨、右侧髂骨骨质破坏,伴周围软组织肿块形成,$^{18}F - FDG$ 代谢增高,$SUV_{max} = 5.0$(见图 9 - 8,箭头所示)。

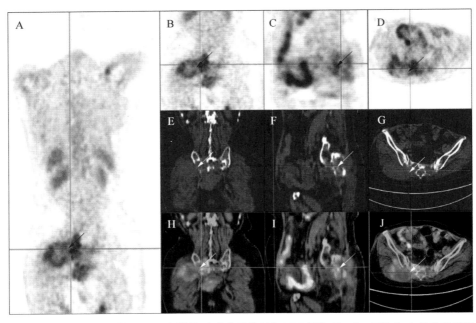

A—全身 PET 冠状位图像；B～D—冠状位、矢状位及横断位 PET 图像；E～G—冠状位、矢状位及横断位 CT 图像；H～J—冠状位、矢状位及横断位 PET/CT 融合图像。

图 9 - 8　脊索瘤的 PET/CT 图像

【组织病理学】

骶尾部肿块行空心针穿刺活检,黏液背景中见少许圆形、卵圆形细胞,胞浆丰富,倾向脊索瘤。

【点评】

脊索瘤是一种来源于胚胎时期残留或迷走的脊索组织的低度恶性的先天性肿瘤,好发于 50~60 岁的中老年人,分为经典型、软骨型、去分化型及肉瘤样脊索瘤 4 型。虽然其生长缓慢,但毗邻脊髓、脑干、神经和动脉等重要结构,故脊索瘤的全切仍极具挑战。脊索瘤影像学检查首选 MRI。MRI 能明确病变部位及其与周围结构的关系,还可用于其他软组织肿瘤的鉴别。PET/CT 检查可见骨质破坏伴软组织肿块、^{18}F - FDG 代谢增高情况,并且对发现转移灶也很有帮助。

外周原始神经外胚层肿瘤

【简要病史】

患者女性,47 岁,阴道出血 2 周。

【实验室检查】

血常规:白细胞计数 3.9×10^6/L;淋巴细胞比例 16.8%;中心粒细胞比例 74.5%;红细胞计数 4.02×10^{12}/L;血红蛋白 128 g/L。

【其他影像学检查】

无。

【PET/CT 图像表现】

宫颈肿块,累及阴道上段、右侧宫旁,与相邻膀胱壁、直肠壁分界不清,最大横截面约为 9.8 cm×8.9 cm,^{18}F - FDG 代谢异常增高,$SUV_{max} = 12.2$(见图 9 - 9);宫腔局部低密度影,^{18}F - FDG 代谢略增高,$SUV_{max} = 3.9$;两侧髂血管旁多发肿大淋巴结,^{18}F - FDG 代谢异常增高,$SUV_{max} = 10.7$。

【组织病理学】

病理学结果:(宫颈,活检)小圆细胞恶性肿瘤,结合免疫组化、HE 形态及分子检测,符合外周原始神经外胚层肿瘤。

免疫组化结果:CD99(＋),NKX2.2(＋),CD56(＋),Syn(＋),CgA(－),P16(－),AE1/AE3(－),SMARCA4(＋),CAM5.2(－),P63(－),CK5/6(－),LCA(－),Ki - 67(＋,70%)。

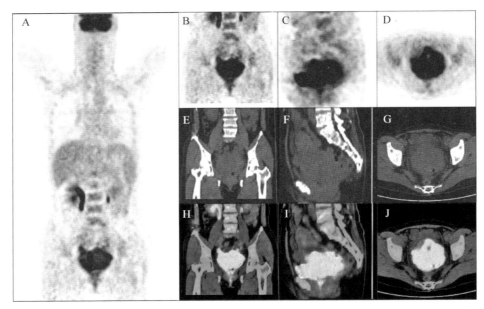

A—全身 PET 冠状位图像；B～D—冠状位、矢状位及横断位 PET 图像；E～G—冠状位、矢状位及横断位 CT 图像；H～J—冠状位、矢状位及横断位 PET/CT 融合图像。

图 9 - 9　外周原始神经外胚层肿瘤的 PET/CT 图像

【点评】

　　原始神经外胚层肿瘤为神经嵴衍生的较为原始的肿瘤，主要由原始神经外胚层细胞组成，可伴有向神经元、神经胶质和间叶方向分化的潜能。其具有高度的生物侵袭性，易复发，有转移倾向，治疗效果差。PET/CT 主要表现为边界不清的溶骨性骨质破坏，伴有显著的软组织肿块形成，通常没有骨膜反应。病变较小时，密度通常较均匀；病变较大时，肿块出现坏死、囊变，呈低密度区，出血见高密度区。病灶内通常没有钙化或肿瘤骨及骨化，即使有也常为细小的、针尖样钙化，均可见^{18}F - FDG 代谢均匀或不均匀性明显增高。

臀部近端型上皮样肉瘤

【简要病史】

　　患者男性，64 岁。扪及左侧臀部肿块半年余。外院 CT 提示左侧臀部较大肿块，考虑黏液性纤维肉瘤或脂肪肉瘤可能，血管瘤待排。为进一步诊断行 PET/CT 检查。

【实验室检查】

（1）血常规：白细胞计数 $6.6 \times 10^9/L$；中性粒细胞计数 $5.1 \times 10^9/L$；红细胞计数 $3.91 \times 10^{12}/L$；血红蛋白 $129\ g/L$；血小板计数 $322 \times 10^9/L$。

（2）生化指标：碱性磷酸酶 $63.8\ U/L$；谷丙转氨酶 $7.1\ U/L$；乳酸脱氢酶 $99\ U/L$。

【其他影像学检查】

MRI：左侧臀部肌层占位，考虑恶性肿瘤（肉瘤可能）。

【PET/CT 图像表现】

左侧臀部软组织肿块，与臀大肌分界不清，最大截面约为 $12.3\ cm \times 7.2\ cm$，内见点状钙化灶，$^{18}F - FDG$ 代谢异常增高，$SUV_{max} = 5.3$（见图 9 - 10，箭头所示）。

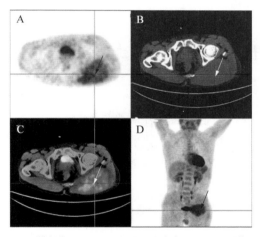

A～D—横断位 PET、CT、PET/CT 和全身 PET MIP 图像。

图 9 - 10　左侧臀部上皮样肉瘤的 PET/CT 图像

【组织病理学】

病理学结果：（左臀部骨骼肌软组织肿瘤）结合病史及 HE 形态，符合近端型上皮样肉瘤（proximal-type epithelioid sarcoma），表面皮肤、基底、两长轴及两短轴切缘均未见肿瘤累及。

免疫组化结果：AE1/AE3（散在＋），EMA（＋），CD34（＋），Vimentin（＋），Desmin（－），HMB45（－），INI - 1（－/＋）。

【点评】

上皮样肉瘤（epithelioid sarcoma，ES）是一种少见的、组织起源未定的软组织恶性肿瘤,根据肿瘤发生部位的不同,命名了近端型与远端型(亦称经典型)上皮样肉瘤,并发现两者在组织学特征和生物学行为等方面有着很大的差异。

近端型上皮样肉瘤多见于中老年患者,男性多见,通常为深部多发软组织肿块,体积较大,最大者直径可达 20 cm,主要位于骨盆、会阴和生殖器等,发生于盆腔者常产生压迫症状,肿物还可侵蚀淋巴管或血管引起远处淋巴结或肺转移,比经典型 ES 更具侵袭性,更易在早期复发和转移。

CT 表现多为等或略低密度软组织肿块。肿块较小时呈圆形或类圆形,密度可均匀。但随肿瘤增大,可呈分叶状,边缘多不清晰,包膜完整时边界清晰,单发或多发;体积较大时密度不均匀,易发生出血、坏死,偶见钙化,可伴邻近软组织、骨质侵犯,CT 对于良、恶性诊断十分困难。

PET/CT 融合了患者全身病灶的信息,大大提高对疾病良、恶性的诊断。同时,PET/CT 可以很好地发现远处转移灶,为临床相关诊疗策略提供帮助。

左侧胫骨骨肉瘤

【简要病史】

患者男性,52 岁。左下肢疼痛伴肿胀半年余。本院 X 线片提示:左侧胫骨骨肉瘤可能,请结合穿刺活检。为明确诊断行 PET/CT 检查。

【实验室检查】

无殊。

【其他影像学检查】

无。

【PET/CT 图像表现】

左侧胫骨骨质破坏,周围软组织肿块形成,内见不均匀骨样高密度影,最大截面约为 7.9 cm×8.9 cm,^{18}F - FDG 代谢浓聚,SUV_{max}=23.3(见图 9-11,箭头所示)。

【组织病理学】

细胞病理学结果:(左侧胫骨)骨肉瘤。

【点评】

骨肉瘤是最常见的原发性恶性骨肿瘤,是肿瘤细胞能直接形成肿瘤性类骨组织或骨组织的恶性肿瘤。该病多发生于青少年,15~25 岁最多,死亡率极高。早期诊断及早期治疗的意义重大。

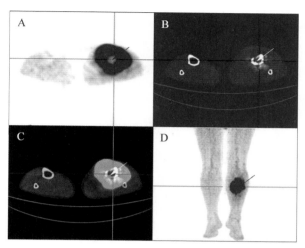

A～D—横断位 PET、CT、PET/CT 和下肢 PET MIP 图像。

图 9‑11　骨肉瘤的 PET/CT 图像

目前,明确病变性质的金标准为病理学检查,但其有创性成为其显而易见的缺点。

影像学检查在肿瘤的发现、诊断、化疗效果的监测以及随访中起着重要的作用。^{18}F‑FDG PET/CT 有效地克服了单纯 CT 或 PET 检查的不足,同机 CT 可精确定位病变,同时显示骨质破坏、肿瘤骨、骨膜反应或骨膜三角及软组织肿块,准确判定 PET 显像的生理性或病理性摄取,减少 PET 的假阳性与假阴性。一次 PET/CT 检查可以分别获得 PET、CT 和两者融合图像,同时提供功能、代谢和精确解剖学结构改变,两者相互印证,特别是在显示骨肉瘤恶性程度及肿瘤骨方面显得更为重要。因而,^{18}F‑FDG PET/CT 显像对于骨肉瘤早期明确诊断、分级及分期、选择治疗方案、判断患者预后都有很重要的意义。

第 10 章

恶性黑色素瘤

杨忠毅 孙玉云 宋少莉 李 楠 刘 帅

鼻腔及鼻旁窦恶性黑色素瘤

【简要病史】

患者女性,86 岁。在无明显诱因下左侧鼻出血 2 个月,鲜红色,少量,间歇性。在外院就诊行抗感染治疗后无明显改善。

【实验室检查】

血常规:白细胞计数 5.4×10^9/L;中性粒细胞比例 55.5%;红细胞计数 3.83×10^{12}/L;血红蛋白 100 g/L;血小板计数 281×10^9/L。

【其他影像学检查】

增强 MRI:左侧鼻腔内见软组织影,向后突入鼻咽腔,堵塞后鼻孔,范围约为 4.6 cm×1.6 cm,T1WI 呈稍高信号,T2WI 呈稍低信号,可见明显强化,海绵窦与强化灶分界不清;左侧眼眶内侧见强化结节影,直径约为 1.1 cm。

【PET/CT 图像表现】

左侧眼眶内侧、鼻腔软组织影(见图 10 - 1,箭头所示),左侧鼻腔堵塞,^{18}F - FDG 代谢异常增高,$SUV_{max} = 7.5$;全身其余部位目前未见明显^{18}F - FDG 代谢异常增高灶。

【组织病理学】

左侧鼻腔肿物活检。病理学结果:恶性黑色素瘤。

免疫组化结果:hMLH - 1(+),hMSH2(+),PMS2(+),hMSH6(+),PD - 1(-),PD - L1 22C3(-)。

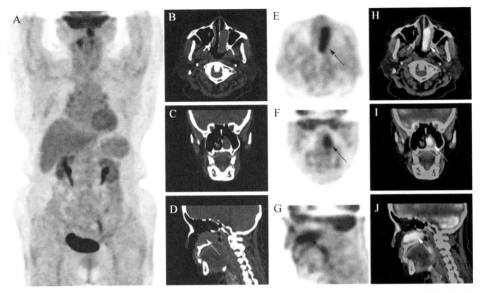

A—全身 PET MIP 图像；B~D—分别为横断位、冠状位、矢状位的 CT 图像；E~G—分别为横断位、冠状位、矢状位的 PET 图像；H~J—分别为横断位、冠状位、矢状位的 PET/CT 融合图像。

图 10‐1　鼻腔及鼻旁窦恶性黑色素瘤的 PET/CT 图像

【点评】

鼻腔、鼻窦恶性黑色素瘤（melanoma）是一种罕见的肿瘤，仅占头颈部恶性肿瘤的 1%~2%，占全身恶性黑色素瘤的比例不足 1%。好发年龄为 40~70 岁，无明显性别差异。早期临床表现以单侧鼻出血或鼻塞多见，易误诊、漏诊；晚期由于肿瘤侵犯邻近器官或组织，可出现头痛、视觉模糊、嗅觉下降等症状。鼻腔、鼻窦恶性黑色素瘤易局部复发及转移，5 年生存率约为 24%。早发现、早治疗是提高患者生存率的关键。

CT 表现为鼻腔、鼻窦内不规则稍高或等密度肿块，增强后不均匀的中-重度强化。MRI 可多方位成像，提供肿瘤的位置、大小、病变程度和范围等信息，典型者表现为短 T1、短 T2，但信号强度受黑色素含量、出血量及出血时相等因素的影响，部分患者可不典型。[18]F‐FDG PET/CT 在鼻腔、鼻窦恶性黑色素瘤分期中具有较高的价值。据文献报道，其对原发灶的诊断灵敏度、特异性、阳性预测值、阴性预测值均可达 100%，转移淋巴结分别为 91.7%、100%、100% 和 87.5%，远处转移则分别为 85.7%、100%、100% 和 92.3%，可改变 25%（分期）和 43%（再分期）患者的治疗决策[16]。

眼及眼眶恶性黑色素瘤

【简要病史】

患者男性,40 岁,左眼视物模糊半年,进行性加重。

【实验室检查】

无。

【其他影像学检查】

外院超声提示左眼视盘见黑色增生物,MRI 提示左侧眼球内侧壁恶性黑色素瘤。

【PET/CT 图像表现】

左侧眼球内侧壁见大小约为 1.5 cm×1.2 cm 的高密度结节(见图 10 - 2,箭头所示),^{18}F - FDG 代谢略高,$SUV_{max}=3.9$。

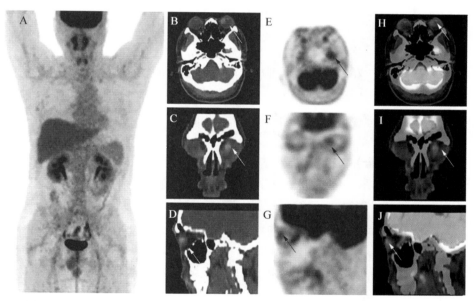

A—全身 PET MIP 图像;B~D—分别为横断位、冠状位、矢状位的 CT 图像;E~G—分别为横断位、冠状、矢状位的 PET 图像;H~J—分别为横断位、冠状位、矢状位的 PET/CT 融合图像。

图 10 - 2　眼及眼眶恶性黑色素瘤的 PET/CT 图像

【组织病理学】

外院行左眼球摘除术。病理学结果:(左眼球)恶性黑色素瘤。

【点评】

脉络膜恶性黑色素瘤(choroidal melanoma)是成人最常见的眼内原发恶性肿瘤,男性略多于女性,常见于中老年人,几乎都是单侧发病,此肿瘤易致失明和死亡,恶性程度高,临床早期诊断困难。

MRI 无辐射和骨质伪影干扰,可多参数、多方位、动态成像,软组织分辨率高,对眼部病变检查有较大的优势。MRI 是目前最能反映脉络膜恶性黑色素瘤(含有色素)组织细胞学特征的影像检查方法,且可准确诊断和评估肿瘤眼球外扩散。脉络膜恶性黑色素瘤在 MRI 平扫时相对玻璃体呈 T1WI 高信号,T2WI 及 T2WI 脂肪抑制序列呈低信号,增强后病灶中度强化。脉络膜恶性黑色素瘤特异的信号改变主要是因为瘤体中所含有的黑色素是一种顺磁性物质,可显著缩短组织的 T1 及 T2 值。PET/CT 对脉络膜恶性黑色素瘤的诊断及判断远处转移具有重要作用。

皮肤、皮下组织恶性黑色素瘤

【简要病史】

患者男性,47 岁,左足跟黑色肿块 1 年,表面破溃 3 个月,右上臂肿块 3 个月。

【实验室检查】

血常规、尿常规、粪常规、肝功能、肾功能均未见明显异常,肿瘤标志物未查。

【其他影像学检查】

胸部 CT 提示右肺中叶胸膜下小结节,转移待排,请结合临床并短期随访。右侧肋骨局部致密,请结合骨 ECT(发射型计算机断层成像)检查。

【PET/CT 图像表现】

左足底皮肤增厚伴结节形成,放射性浓聚,$SUV_{max}=12.3$(见图 10-3 $A_1 \sim$ A_3 和 F,箭头所示),右下肢未见异常密度影及 ^{18}F-FDG 代谢增高灶(见图 10-3 F);右上肢皮肤结节,大小约为 3.4 cm×3.4 cm,^{18}F-FDG 代谢异常增高,$SUV_{max}=7.5$(见图 10-3 $B_1 \sim B_3$ 和 G,箭头所示);左侧腘窝(见图 10-3 $C_1 \sim$ C_3,箭头所示)、髂血管旁及腹股沟(见图 10-3 $D_1 \sim D_3$,箭头所示)多发肿大淋巴结,部分内见坏死,大者约为 5.8 cm×5.4 cm,^{18}F-FDG 代谢异常增高,$SUV_{max}=14.8$,腹膜后、右侧髂血管旁及腹股沟未见明显肿大淋巴结;L3~L4 椎体、左髂骨、第 7 后肋和第 10 后肋、右肱骨、左侧股骨 ^{18}F-FDG 代谢异常增高,

$SUV_{max}＝7.1$，局部可见明显溶骨性骨质破坏（见图 $10-3\ E_1\sim E_3$，箭头所示）。

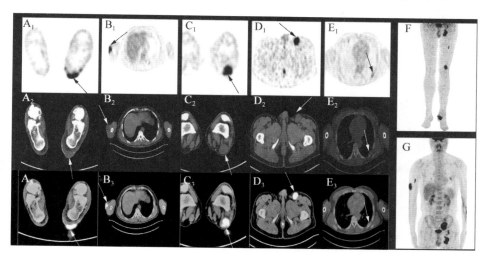

$A_1\sim E_1$—横断位 PET 图像；$A_2\sim E_2$—横断位 CT 图像；$A_3\sim E_3$—横断位 PET/CT 融合图像；F—双下肢 PET MIP 图像；G—全身 PET MIP 图像。

图 10-3　皮肤、皮下组织恶性黑色素瘤伴全身转移的 PET/CT 图像

【组织病理学】

病理学结果：（左足根部）恶性黑色素瘤，溃疡（＋），大小为 3.8 cm×3.0 cm×2.0 cm，Clark 分级为Ⅴ级，Bresow 厚度为 1.9 cm，标本长轴两侧切缘、短轴两侧切缘及基底切缘均未见肿瘤累及，并见多枚卫星结节，直径为0.5~1 cm，可见脉管侵犯，未见肯定神经侵犯。

免疫组化结果：MelanA（＋），AE1/AE3（－），BRAF（－），HMB45（＋），P16（－），PNL2（＋），SOX10（＋）。

【点评】

恶性黑色素瘤常见于皮肤，亦见于黏膜、眼脉络膜等部位。恶性黑色素瘤是皮肤肿瘤中恶性程度最高的瘤种，容易出现远处转移。原发于皮肤的恶性黑色素瘤大多与痣、外伤、感染等各种刺激后恶变有关。由于原发病灶小且表浅，PET/CT 显像对于原发灶的诊断价值并不高，因此主要依靠详细的病史、体征及病理学结果。但 ^{18}F-FDG PET/CT 对于恶性黑色素瘤的 M 分期及 N 分期的准确性高于常规检查方法，如单独的 CT 以及超声等。恶性黑色素瘤原发灶及转移灶常表现为 ^{18}F-FDG 高代谢，[18]F-FDG 诊断区域淋巴结转移的敏感度为 16.7%，特异度为 95.8%；判断 M 分期的灵敏度为 97%，特异性为 100%，准确性为 98%。

骨原发恶性黑色素瘤

【简要病史】

患者女性,56岁,腰背部疼痛不适半年。

【实验室检查】

血常规未见明显异常。

【其他影像学检查】

CT：脊柱旁肿块,累及椎体,深入椎管；左侧颈部及左侧锁骨区多发肿大淋巴结,考虑转移。

【PET/CT 图像表现】

C3~C4 椎体骨质破坏伴软组织肿块形成(见图 10-4 A_1~A_3,箭头所示),^{18}F-FDG 代谢异常增高,$SUV_{max}=7.5$,余所见骨骼放射性分布未见明显异常。左侧颈部、锁骨上多枚淋巴结,部分肿大,^{18}F-FDG 代谢增高,$SUV_{max}=4.3$

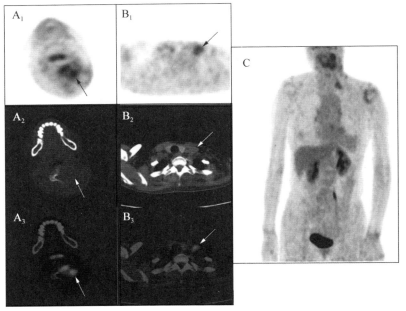

A_1、B_1—骨恶性黑色素瘤及左锁骨上转移淋巴结 PET 图像；A_2、B_2—骨恶性黑色素瘤及左锁骨上转移淋巴结 CT 图像；A_3、B_3—骨恶性黑色素瘤及左锁骨上转移淋巴结 PET/CT 融合图像；C—全身 PET MIP 融合图像。

图 10-4　骨原发恶性黑色素瘤的 PET/CT 图像

（见图 10 - 4 B$_1$～B$_3$，箭头所示），右侧颈部及锁骨上淋巴结未见明显肿大及 ^{18}F - FDG 代谢异常。

【组织病理学】

病理学结果：C3～C4 椎间恶性黑色素瘤。

免疫组化结果：A103 - Red（＋），HMB45 - Red（＋），PNL2 - Red（＋），Ki - 67 - Red（＋，20％），P16（部分＋），BRAF - Red（－），SOX10 - Red（＋），GFAP（－），EMA（－）。

【点评】

恶性黑色素瘤可来源于软脑膜黑色素细胞小泡或蛛网膜黑色素细胞，因而可发生于颅内和硬脊膜的任何部位。本例患者全身其余部位均未见色素沉着或黑痣恶变现象，仅发现于颈椎，可考虑来源于椎管内的硬脊膜，或可能是在胚胎发育时期由神经嵴的黑母细胞残留于骨内恶变而成。本例中椎体及附件溶骨性破坏，也有膨胀性改变，可见粗大的骨碎片存在于软组织中。MRI 表现为 T1WI 呈高信号，T2W1 呈低信号，^{18}F - FDG 代谢增高。骨原发性恶性黑色素瘤虽属罕见，但遇到骨肿瘤的 CT 与 MRI 表现均呈溶骨性破坏，且伴有膨胀性改变，瘤内可见不规则的粗大骨嵴，周围有较大软组织肿块，椎管受侵扩大时，应考虑到有相应部位骨原发性恶性黑色素瘤的可能性。

肺部恶性黑色素瘤

【简要病史】

患者男性，72 岁，2018 年 7 月初患者在无明显诱因下出现左胸痛，可耐受，伴食欲缺乏。

【实验室检查】

无。

【其他影像学检查】

CT：右肺上叶肺门旁肿块影，大小约为 4.2 cm×3.6 cm，左侧斜裂及胸膜多发结节样增厚，左侧胸腔积液；左侧肺门肿大淋巴结。

【PET/CT 图像表现】

右肺上叶肿块（见图 10 - 5 B～J，黑色及白色箭头所示），大小约为 4.1 cm×3.6 cm，放射性浓聚，SUV$_{max}$＝14.0；两肺上叶另见多发结节（见图 10 - 5 B～J，蓝色箭头所示），大者直径约为 1.8 cm，^{18}F - FDG 代谢略高，

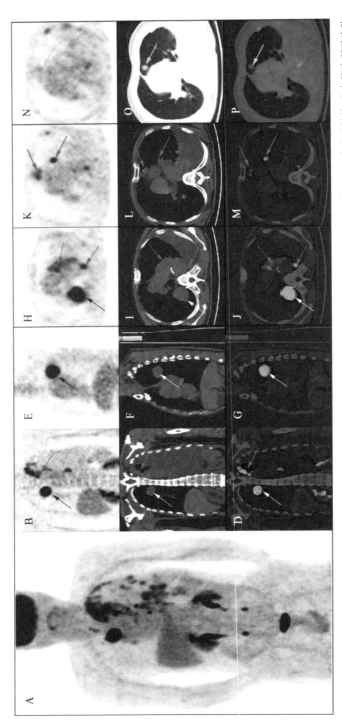

图 10 - 5　肺部恶性黑色素瘤的 PET/CT 图像

A—全身 MIP 图像；B~J—右肺肿块及主要胸膜病灶横断、冠状及矢状面 CT,PET 和 PET/CT 融合图像(黑色及白色箭头所示为右肺肿块,蓝色箭头所示为胸膜病灶);K~M—部分纵隔及肺门转移淋巴结(红色箭头所示);N~P—左肺结节(黄色箭头所示)。

$SUV_{max}＝3.1$；左下肺肺不张；左侧胸膜多处增厚伴结节、肿块影（见图 10－5 N～P，黄色箭头所示），$^{18}F-FDG$ 代谢异常增高，$SUV_{max}＝7.5$；左侧胸腔积液；右侧气管食管沟、主肺动脉窗、隆突下及两侧肺门多发肿大淋巴结（见图 10－5 K～M，红色箭头所示），大者约为 1.7 cm×1.4 cm，$^{18}F-FDG$ 代谢异常增高，$SUV_{max}＝8.4$。

【组织病理学】

本院行右肺肿块穿刺活检术。病理学结果：（右肺）小细胞恶性肿瘤，结合 HE 形态和 IHC 标记结果，符合恶性黑色素瘤。

免疫组化结果：HMB45（＋），S100（＋），A103（＋），SOX10（＋），AE1/AE3（－），Ki-67（＋，30%）。

2018 年 8 月 9 日，基因检测结果：NRAS 基因第 3 外显子呈突变型，BRAF、kit 基因无突变。

【点评】

恶性黑色素瘤是一种来源于黑色素细胞的高度恶性肿瘤，可发生于身体的任何部位。肺原发恶性黑色素瘤较为罕见，目前国内外仅有少数个案报道，尚缺乏关于其发病率的数据。一般认为，肺原发恶性黑色素瘤来源于肺残留的成黑色素细胞或鳞状上皮化生。该肿瘤男女比例相当。症状无特异性，表现为咳嗽、咯血、胸痛等局部症状，以及体重减轻、盗汗、发热等系统症状。约 30% 的病例无临床症状，仅在胸部 X 线片检查时偶然发现。影像学表现为孤立的结节或团块，直径为 1～10 cm。位于段或叶支气管的病变还可以引起阻塞性肺炎、肺叶萎陷或肺不张等改变。

诊断肺原发恶性黑色素瘤需要具备以下 3 个条件：① 肺大体见孤立性肿物；② 形态学上符合原发性肿瘤的特点；③ 没有发现其他部位的原发恶性黑色素瘤，特别是皮肤及眼部。

宫颈恶性黑色素瘤

【简要病史】

患者 63 岁，近 1 个月在无明显诱因下出现阴道少量流血，无腹痛，至外院行阴道肿瘤活检，病理本院会诊提示宫颈、阴道后壁恶性黑色素瘤。患者已婚已育（7-0-1-7），绝经 15 年，既往无痛经。妇科检查提示阴道畅，穹隆存在，阴道中段后壁偏左侧一直径约为 2.5 cm 的肿物，表面呈紫蓝色；宫颈肥大、陈旧性裂伤,糜烂样改变;双侧附件无包块、无压痛;宫旁组织软,未见包块。

【实验室检查】

（1）白细胞计数 $2.8 \times 10^9/L$;D-二聚体 $0.72\ \mu g/L$。

（2）梅毒、HIV 血清学检查正常。

（3）肿瘤标志物:SCCA、CA19-9、CA12-5、CEA 均正常。

【其他影像学检查】

增强 MRI:宫颈管密实增粗,见软组织异常信号影形成,表面不规则,T2WI 呈较高信号,T1WI 呈等信号,增强后明显强化,宫旁浸润尚不明显;子宫体略前倾,宫腔未见明显扩张;阴道中段壁见肿块影,明显强化,膀胱充盈可,壁无明显增厚;直肠无殊;盆组淋巴结不大,盆腔未见明显积液。

【PET/CT 图像表现】

宫颈低密度灶,大小约为 $1.7\ cm \times 2.5\ cm$,^{18}F - FDG 代谢增高,$SUV_{max}=19.5$(见图 10-6,箭头所示)。

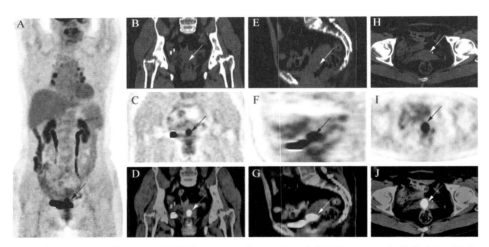

A—全身 PET MIP 图像;B~D—冠状位 CT、PET 和 PET/CT 融合图像;E~G—矢状位 CT、PET 和 PET/CT 融合图像;H~J—横断位 CT、PET 和 PET/CT 融合图像。

图 10-6 宫颈恶性黑色素瘤的 PET/CT 图像

【组织病理学】

本院行"广泛子宫双附件切除术＋全阴道切除术＋盆腔淋巴结清扫术"。病理学结果:宫颈外口(4 cm×3 cm×2.5 cm)、阴道壁(1.5 cm×1.5 cm×1.4 cm)恶性黑色素瘤;宫颈纤维肌壁 2/3 层浸润,阴道壁近全层,脉管内癌栓(一),神经侵犯(一),左宫旁组织(一),右宫旁组织(一),伴发的癌前病变

（一），阴道切缘（一）；宫体内膜呈萎缩性形态，双侧附件未见癌转移；淋巴结（0/24）未见转移。

免疫组化结果：AE1/AE3（一），P63（一），LCA（一），S-100（+），HMB45（+），A103（散在+），PNL-2（+）。

【点评】

宫颈原发性恶性黑色素瘤是指源于宫颈上皮基底层黑色素细胞的恶性肿瘤，是极为罕见的妇科肿瘤。女性生殖器恶性黑色素瘤仅占所有恶性黑色素瘤的 3%～7%，以外阴、阴道多见，宫颈、卵巢等部位较为罕见。因发病位置隐匿，发病初期无明显症状，不易在早期发现，发现时常已为晚期。基于这一特性，PET/CT 是检查是否伴有远处转移的最佳影像手段。

阴道恶性黑色素瘤

【简要病史】

患者女性，81 岁，1 个月前在无明显诱因下出现阴道少量流血，无腹痛，至外院就诊，行诊刮并阴道前壁肿块活检。病理会诊：（阴道壁肿块）恶性黑色素瘤。患者已婚已育（5-0-0-5）。既往无痛经。妇科检查提示外阴未见异常，阴道畅，阴道前壁靠近尿道口扪及结节样肿块，大小约为 2 cm×2 cm，肿块表面散在黑色素沉着。无手术史。

【实验室检查】

（1）白细胞计数 $2.4×10^9$/L；红细胞计数 $3.78×10^{12}$/L；血红蛋白110 g/L。

（2）梅毒、HIV 血清学检查正常。

（3）肿瘤标志物：CEA 11.91 ng/mL；SCCA、CA19-9、CA12-5、HE4、AFP 均正常。

【其他影像学检查】

无。

【PET/CT 图像表现】

阴道壁结节，大小约为 1.6 cm×1.5 cm，^{18}F-FDG 代谢增高，SUV_{max}=9.6，符合恶性黑色素瘤表现（见图 10-7，箭头所示）。

【组织病理学】

本院行"阴道肿瘤（块）切除（剥离）术"。病理学结果：（阴道肿瘤）可符合

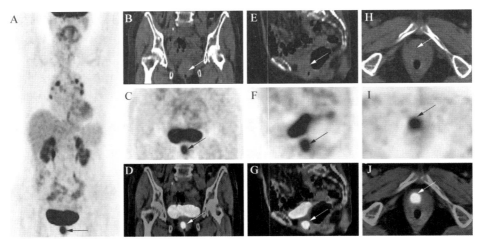

A—全身 PET MIP 图像;B~D—冠状位 CT、PET 和 PET/CT 融合图像;E~G—矢状位 CT、PET 和 PET/CT 融合图像;H~J—横断位 CT、PET 和 PET/CT 融合图像。

图 10 - 7　阴道恶性黑色素瘤的 PET/CT 图像

恶性黑色素瘤,肿瘤大小为 4.5 cm×1.5 cm×0.5 cm,侧切缘烧灼缘(一);肿瘤基底见肿瘤累及。

【点评】

　　原发于阴道的恶性黑色素瘤的恶性程度高,其生存率远较外阴和非生殖道恶性黑色素瘤低,5 年生存率仅为 0%~25%。且阴道存在丰富的淋巴及脉管系统,易于血行转移,因此,阴道恶性黑色素瘤进展迅速,易转移,预后差,死亡率高。PET/CT 常用于分期、转移、疗效评价及治疗后随访等。PET/CT 难以鉴别阴道恶性黑色素瘤及其他阴道恶性肿瘤,而 MRI 可特征性地诊断恶性黑色素瘤。

第 11 章
血液系统、淋巴结病变

蒋津津　杨忠毅　顾丙新　马　光　刘　成　徐俊彦　胡四龙

郑营营　刘　畅　孙　昱　刘　帅　张芳菘　朱蓓玲

原发中枢系统弥漫大 B 细胞淋巴瘤

【简要病史】

患者男性,43 岁。3 个月前在无明显诱因下出现左侧肢体无力,无头晕、头痛、恶心、呕吐,无视物模糊,无记忆力减退等。近 10 天来左侧肢体无力加重,无法独立行走,小便失禁 1 周左右。1 周前癫痫发作 1 次,表现为左侧肢体抽搐,意识清楚,持续 20 分钟。体格检查:神志尚可,坐轮椅状态。

【实验室检查】

(1)血常规:未见异常。

(2)肿瘤标志物:铁蛋白 402 ng/mL;CA19 - 9、CA12 - 5、CA15 - 3、AFP、CEA、CYFRA21 - 1、NSE 均正常。

(3)生化、免疫指标:未见异常。

【其他影像检查】

(1)头颅 CT:左侧额叶、右侧额颞顶枕叶、基底节区、右侧丘脑、脑干右侧、右侧小脑及小脑蚓部异常密度影。

(2)头颅 MRI:双侧大脑半球、小脑多发占位。

【PET/CT 图像表现】

颅内散在多发稍高密度结节灶,部分伴片状低密度水肿区,大者约为 2.0 cm×3.1 cm,^{18}F - FDG 代谢异常增高,$SUV_{max} = 26.9$(见图 11 - 1,箭头所示)。

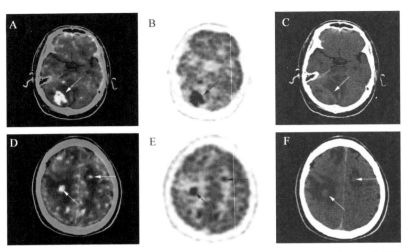

A—横断位 PET/CT 融合图像;B—横断位 PET 图像;C—横断位 CT 图像;D—横断位
PET/CT 融合图像;E—横断位 PET 图像;F—横断位 CT 图像。

图 11-1　原发中枢系统弥漫大 B 细胞淋巴瘤的 PET/CT 图像

【组织病理学】

右额叶占位手术切除。病理学结果：结合免疫组化结果,符合弥漫大 B 细胞淋巴瘤,如肿瘤局限于中枢神经,则符合原发性中枢神经系统弥漫大 B 细胞淋巴瘤。

免疫组化结果：CD20(+),CD3(-),PAX5(+),Bcl-2(+,约 80%),Bcl-6(+),CD10(-),CD30(-),CD5(-),C-myc(+,约 30%),MUM1(+)ATRX(+),GFAP(-),H3K27me3(+),P53(-),H3K27M(-),Olig2(-),IDH1(-),Ki-67(+,80%~90%)。

分子病理结果：

(1) Sanger 测序显示 IDH1 基因第 4 外显子和 IDH2 基因第 4 外显子未见肯定突变。

(2) FISH 法检测 1p36 及 19q13 基因缺失：均为(-),即无 1p36 及 19q13 基因缺失。

【点评】

原发性中枢神经系统淋巴瘤(primary central nervous system lymphoma, PCNSL)是一种仅发生于脑和脊髓而没有全身其他淋巴结或淋巴组织浸润的淋巴瘤,弥漫大 B 细胞淋巴瘤是 PCNSL 最常见的病理类型,非生发中心型多见。该病具有中高度侵袭性,生长速度、预后与病灶情况、LDH、年龄、KPS 评分等相关。

PET/CT 显示全身病灶情况,故有助于鉴别原发和继发性中枢神经系统淋巴瘤。

眼及眼眶 MALT 淋巴瘤

【简要病史】

患者男性,71 岁,发现右眼结膜结节 1 年余。

【实验室检查】

(1) 血常规:白细胞计数 5.7×10^9/L;中性粒细胞比例 52.5%;红细胞计数 4.42×10^{12}/L;血红蛋白 143 g/L;血小板计数 240×10^9/L。

(2) EBV - DNA 低于检测值下限。

【其他影像学检查】

无。

【PET/CT 图像表现】

右眼结膜软组织稍增厚(见图 11 - 2,箭头所示),^{18}F - FDG 代谢略增高,$SUV_{max} = 3.8$。

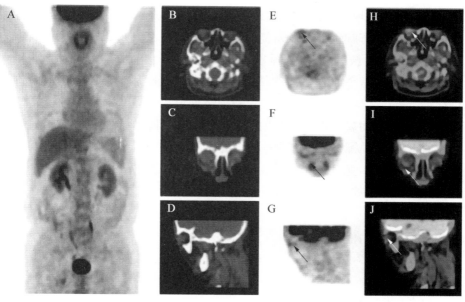

A—全身 PET MIP 图像;B~D—分别为横断位、冠状位、矢状位的 CT 图像;E~G—分别为横断位、冠状位、矢状位的 PET 图像;H~J—分别为横断位、冠状位、矢状位的 PET/CT 融合图像。

图 11 - 2　眼及眼眶 MALT 淋巴瘤的 PET/CT 图像

【组织病理学】

右眼结膜活检。病理学结果：(右眼结膜)少量组织内见形态单一的不典型淋巴细胞浸润,结合形态、免疫表型和分子生物学检测结果,符合 B 细胞性非霍奇金淋巴瘤(non-Hodgkin's lymphoma，NHL),首先考虑黏膜相关淋巴组织结外边缘区淋巴瘤。

免疫组化结果：CD20(＋),PAX5(＋),Bcl-2(＋),Bcl-6(－),CD10(＋/－),CD3(－),CD5(－),CD43(－),cyclin D1(－),CD21(－),CD23(－),MUM1(－),Ki-67(＋,约 10%)。

【点评】

黏膜相关淋巴组织(mucosa-associated lymphoid tissue，MALT)淋巴瘤发生于黏膜和腺体等组织,具有边缘带 B 细胞分化和表型,属于低度恶性的淋巴结外 B 细胞淋巴瘤。眼附属器淋巴瘤中最常见的类型即为 MALT 淋巴瘤,占 50%～76%,好发部位为结膜、眶内和泪腺。由于临床表现与眼眶炎性假瘤、淋巴组织非特异性增生等多种疾病相似,临床上容易误诊。

影像学检查对明确分期、治疗方案选择和预后判断至关重要。B 超、CT 和 MRI 可确定 MALT 淋巴瘤的大小、浸润范围和与邻近组织的关系。影像学上的特征性表现为"铸造样"改变,即眼球周围被肿瘤组织紧密包绕,但肿瘤组织并不突破眼球壁,眼环多完整。PET/CT 对侵袭性淋巴瘤检查诊断价值已获广泛认可,被写进美国国家综合癌症网络(National Comprehensive Cancer Network，NCCN)等多项指南中,但其对眼附属器淋巴瘤的诊断价值仍存一定争议。MALT 淋巴瘤作为一种惰性淋巴瘤,可表现为 ^{18}F-FDG 低代谢,尤其在眼附属器部位出现时,由于受周围如脑组织等生理性 ^{18}F-FDG 代谢的干扰,极易漏诊。但作为一种全身显像,PET/CT 有助于发现全身其他部位的侵犯情况,尤其是当 ^{18}F-FDG 代谢程度较高时,往往提示 Ki-67 阳性,即增殖旺盛,故有望用于治疗决策的指导。

腮腺 MALT 淋巴瘤

【简要病史】

患者女性,48 岁,双侧腮腺肿胀 3 年余。

【实验室检查】

(1)血常规：白细胞计数 5.2×10^9/L;中性粒细胞计数 3.7×10^9/L;红细

胞计数 $4.58 \times 10^{12}/L$；血红蛋白 139 g/L；血小板计数 $218 \times 10^{9}/L$。

（2）生化指标：碱性磷酸酶 53.2 U/L；谷丙转氨酶 21.0 U/L；乳酸脱氢酶 168 U/L；EBV - DNA（－）。

【其他影像学检查】

（1）增强 CT 提示：两侧腮腺增大，强化显著。

（2）增强 MRI：双侧腮腺增大伴强化，可符合淋巴瘤表现；左侧颈部多发稍大淋巴结，双侧颌下腺中度强化，建议结合其他检查；左侧口咽部囊性灶，建议随访。

【PET/CT 图像表现】

两侧腮腺增大，^{18}F - FDG 代谢弥漫性增高，$SUV_{max} = 3.8$（见图 11 - 3，箭头所示）。

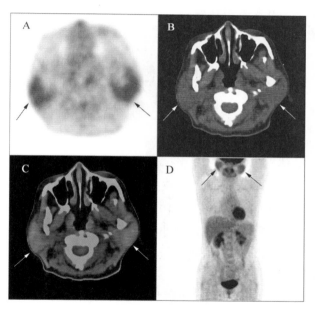

A—横断位 PET 图像；B—横断位 CT 图像；C—横断位 PET/CT 融合图像；D—全身 PET MIP 图像。

图 11 - 3　腮腺 MALT 淋巴瘤的 PET/CT 图像

【组织病理学】

组织病理学结果：（左、右腮腺）黏膜相关淋巴组织（MALT）结外边缘区淋巴瘤，伴显著浆细胞性分化。

免疫组化结果：CD20（＋），CD79a（＋），CD10（－），Bcl - 6（－），MUM1（－），CD21（－），CD23（－），cyclin D1（－），CD5（－），CD43（－），CD20（－），

CD79a(＋),MUM1(＋),kappa(＋),lambda(－),Ki－67(＋,5％～20％),CD21(＋),CD23(＋),AE1/AE3(＋)。

【点评】

黏膜相关淋巴组织(MALT)淋巴瘤是一类低度恶性的 B 细胞淋巴瘤,常发生在黏膜和腺上皮有关的结外器官,以胃黏膜为最常见,其次为眼附属器、唾液腺等部位。腮腺 MALT 淋巴瘤是最常见的唾液腺淋巴瘤。

PET/CT 检查在腮腺 MALT 淋巴瘤的临床分期,肿瘤侵犯部位、治疗后残留病灶与坏死组织的鉴别,肿瘤复发的监测及疗效预后评价,治疗计划制订等方面具有重要价值。本例患者双侧腮腺肿胀 3 年余,PET/CT 提示双侧腮腺^{18}F－FDG 代谢轻度增高,提示为低度恶性的肿瘤,最终明确诊断以及肿瘤分型依赖于组织学和免疫组化检查。本病需与腮腺炎症、腮腺癌等疾病相鉴别。结合病史及病灶^{18}F－FDG 情况,鉴别不难。

鼻腔及鼻旁窦弥漫大 B 细胞淋巴瘤

【简要病史】

患者男性,66 岁。无意中发现右侧鼻腔肿物 1 月余,并逐步增大至豌豆大小,鼻塞渐加重,伴有耳鸣,听力下降,站立时偶有复视,时有右侧头痛。

【实验室检查】

(1) 血常规:白细胞计数 $5.4×10^9$/L;中性粒细胞比例 57％;红细胞计数 $4.86×10^{12}$/L;血红蛋白 152 g/L;血小板计数 $166×10^9$/L。

(2) EBV－DNA 低于检测值下限。

【其他影像学检查】

CT:双鼻腔鼻中隔两侧面均见肿块占位,考虑恶性肿瘤,首先考虑淋巴瘤可能;鼻咽部少许淋巴组织增生可能。

【PET/CT 图像表现】

双侧鼻腔软组织增厚(见图 11－4,箭头所示),^{18}F－FDG 代谢异常增高,SUV_{max}＝11.3。

【组织病理学】

右鼻腔活检。病理学结果:结合形态和免疫表型,符合高度侵袭性 B 细胞性淋巴瘤。

免疫组化结果:CD20(＋),CD10(＋),BCL2(＋,约 80％),C－myc(＋,

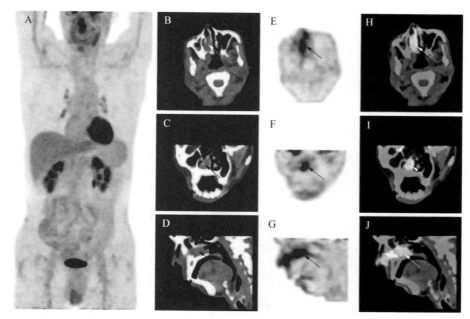

A—全身 PET MIP 图像;B～D—分别为横断位、冠状位、矢状位的 CT 图像;E～G—分别为横断位、冠状位、矢状位的 PET 图像;H～J—分别为横断位、冠状位、矢状位的 PET/CT 融合图像。

图 11－4　鼻腔及鼻旁窦弥漫大 B 细胞淋巴瘤的 PET/CT 图像

约 80％),Bcl6(－),Mum1(－),CD21(－),Ki－67(＋,约 80％),EBER(－)。

【点评】

　　弥漫大 B 细胞淋巴瘤(diffuse large B cell lymphoma,DLBCL)是一种恶性程度比较高的淋巴瘤,具有高度异质性。原发鼻腔、鼻窦的淋巴瘤占所有淋巴瘤的8.3％～20.4％,在亚洲人群中以 NK/T 细胞淋巴瘤为多见,DLBCL 较为罕见。临床表现无明显特异性,CT 检查提示鼻腔异常软组织影,多位于单侧,可呈轻-中度均匀强化。易与慢性鼻炎混淆,早期误诊率高,确诊依赖于组织病理学检查。[18]F－FDG PET/CT 显像能全面反映鼻腔淋巴瘤的各种病变特征,可早期、客观、全面地诊断,显示其侵犯范围及程度,在淋巴瘤的分期、再分期、疗效评估、预后分析等诊治各环节均有较高的价值,已被写入淋巴瘤诊治的各项指南中。

鼻咽部 NK/T 细胞淋巴瘤

【简要病史】

　　患者女性,51 岁,鼻塞 6 个月。

【实验室检查】

无。

【其他影像学检查】

外院 CT：鼻咽顶后壁弥漫性软组织增厚，双侧咽隐窝变浅。

【PET/CT 图像表现】

鼻咽顶后壁及两侧壁轻度增厚（见图 11 - 5，箭头所示），两侧咽隐窝变浅，^{18}F - FDG 代谢异常增高，$SUV_{max}=6.7$；右侧上颈小淋巴结，^{18}F - FDG 代谢略增高。

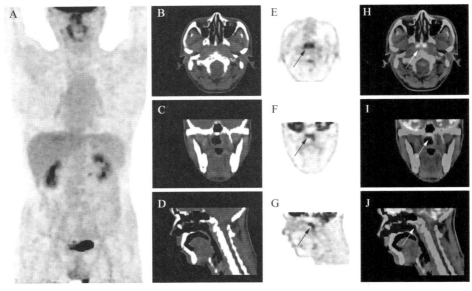

A—全身 PET MIP 图像；B～D—分别为横断位、冠状位、矢状位的 CT 图像；E～G—分别为横断位、冠状位、矢状位的 PET 图像；H～J—分别为横断位、冠状位、矢状位的 PET/CT 融合图像。

图 11 - 5 NK/T 细胞淋巴瘤的 PET/CT 图像

【组织病理学】

左侧鼻咽部活检，结合形态和免疫表型，符合结外 NK/T 细胞淋巴瘤，鼻型。

免疫组化结果：CD20（－），PAX5（－），CD3（＋），CD56（＋），GB（＋），TIA1（＋），EBER（＋），CK（－），Ki - 67（＋，约 70%）。

经随访，右侧上颈小淋巴结考虑炎性增生。

【点评】

NK/T 细胞淋巴瘤是一种与 EB 病毒感染相关的侵袭性淋巴瘤，大部分起源于成熟的 NK 细胞。临床表现不具有特异性。本病例来源于上呼吸道,临床表现为鼻塞、流涕、血涕或鼻出血,也可以发生于皮肤、胃肠道、睾丸、眼部、肺部、肾脏、胰腺等处。病理组织学检查及免疫组化检查是诊断本病的主要方法,诊断时需与鼻咽癌、腺样囊腺癌等相鉴别。

牙龈淋巴瘤

【简要病史】

患者男性,64 岁,右牙龈肿胀半月。

【实验室检查】

(1) 血常规:白细胞计数 $6.8×10^9/L$;中性粒细胞比例 71.3%;红细胞计数 $4.82×10^{12}/L$;血红蛋白 153 g/L;血小板计数 $216×10^9/L$。

(2) EBV - DNA 低于检测值下限。

【其他影像学检查】

增强 CT:右上颌区占位,恶性可能,累及颅底;右侧颈Ⅱ区淋巴结转移待排。

【PET/CT 图像表现】

右上颌巨大占位,侵犯右颌面部皮下、上颌骨、上颌窦、牙弓,^{18}F - FDG 代谢异常增高,$SUV_{max}=25.3$(见图 11 - 6,箭头所示);右侧口咽旁多发小淋巴结,^{18}F - FDG 代谢增高,$SUV_{max}=4.4$。

【组织病理学】

右上颌牙龈活检。病理学结果:弥漫大 B 细胞淋巴瘤。

免疫组化结果:CD20(+),CD79a(+),PAX5(+),CD10(-),Bcl - 6(+),Bcl - 2(+,约 90%),MUM1(+),MYC(欠满意),cyclin D1(-),CD23(-),CD3(-),Ki - 67(+,约 80%)。

【点评】

原发于口腔牙龈上的 NHL 较少见,仅占所有口腔恶性肿瘤的 5%,占淋巴瘤的 1%,患者常是 HIV 携带者或是其他免疫功能缺陷者。大约 3% 的 HIV 患者并发 NHL,其发病率为普通人的 60 倍。原发于牙龈上的 NHL 临床表现多样,一些案例报道的表现类似于侵袭型牙周炎或牙周脓肿的急性损伤,另一些则表现为牙龈或牙槽骨黏膜上弥漫或集中的肿物。由于常规检查无特异性,因此诊断存在一定难度。^{18}F - FDG PET/CT 在淋巴瘤中的应用已获广泛认可,对牙龈 NHL 而言,可为活检部位选择提供参考,并可用于治疗前

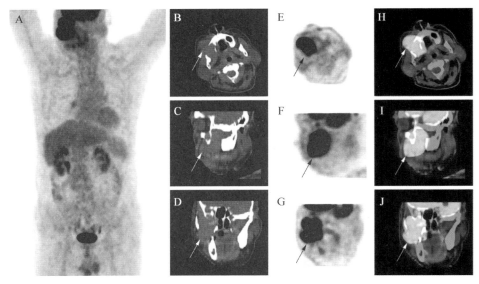

A—全身 PET MIP 图像；B～D—分别为横断位、冠状位、矢状位的 CT 图像；E～G—分别为横断位、冠状位、矢状位的 PET 图像；H～J—分别为横断位、冠状位、矢状位的 PET/CT 融合图像。

图 11-6　牙龈淋巴瘤的 PET/CT 图像

分期和疗效监测，从而协助治疗决策的制定。

甲状腺淋巴瘤（1）

【简要病史】

　　患者男，47 岁。发现右颈部肿块半月余。体格检查：甲状腺结节质硬，活动度差。

【实验室检查】

　　（1）血常规：未见异常。

　　（2）肿瘤标志物：未查。

　　（3）生化、免疫指标：未见异常。

　　（4）EBV-DNA：低于检测下限。

【其他影像检查】

　　本院超声：右侧甲状腺不均质团块状改变。

【PET/CT 图像表现】

　　甲状腺右叶明显增大伴肿块，沿气管生长，累及峡部及左叶，向下累及上纵隔,范围约为 6.4 cm×6.2 cm×7.6 cm,^{18}F－FDG 代谢异常增高,SUV_{max}＝24.1(见图 11－7,箭头所示)。

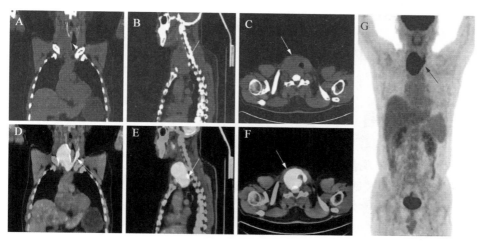

A～C—冠状位、矢状位、横断位 CT 图像;D～F—冠状位、矢状位、横断位 PET/CT 融合图像;G—全身 PET MIP 图像。

图 11－7　甲状腺淋巴瘤(1)的 PET/CT 图像

【组织病理学】

甲状腺右叶结节穿刺活检。病理学结果:大小为 0.05 cm,纤维结缔组织中见淋巴样细胞增生,淋巴细胞中大有异型。

免疫组化结果:CD20(＋),PAX5(＋),Bcl－2(少＋,约 10％),Bcl－6(＋),CD10(＋),CD21(＋/－),CD3(－),CD5(－),CD30(－),LCA(＋),cyclin D1(－),P53(＋,约 10％),Ki－67(＋,约 80％)。

结合 HE 形态与免疫组化表型,考虑为高级别 B 细胞性淋巴瘤,弥漫大 B 细胞淋巴瘤可能大。

【点评】

原发性甲状腺淋巴瘤(primary thyroid lymphoma,PTL)较罕见,占所有甲状腺恶性肿瘤的 0.65％～5.0％,占结外淋巴瘤的 2.2％～6.5％,好发于老年女性,以弥漫大 B 细胞淋巴瘤和 MALT 淋巴瘤为主。近年来对结外淋巴瘤的临床病理研究显示,两者的生物学行为和预后的差异有统计学意义,MALT 型 NHL 可以转化为 DLBCL,临床上可表现为颈前肿块短期内迅速增大,肿瘤恶性程度增加,预后变差,这是基于大细胞转化理论;目前认为桥本甲状腺炎是该病发病的高危因素。该病在影像学上缺乏特异性表现,需与甲状腺癌、甲状腺炎相鉴别。

甲状腺淋巴瘤(2)

【简要病史】

患者男性,53 岁,颈部粗大半年余。

【实验室检查】

无殊。

【其他影像学检查】

本院超声：双侧甲状腺不均质性肿大,气管右移(TI-RADS 4A)。

【PET/CT 图像表现】

双侧甲状腺区见巨大软组织密度影,左侧为著,病灶上界达喉咽,下界达上纵隔,病灶内部见多发片状密度减低区,^{18}F-FDG 代谢异常增高,SUV_{max} = 20.3,图 11-8 中可见^{18}F-FDG 代谢不均匀性增高的甲状腺肿块(箭头所示)。

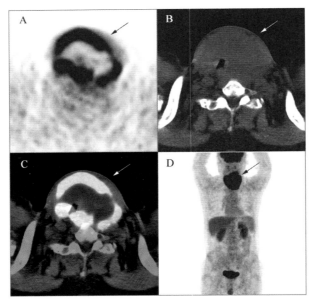

A—横断位 PET 图像;B—横断位 CT 图像;C—横断位 PET/CT
融合图像;D—全身 PET MIP 图像。

图 11-8 甲状腺淋巴瘤(2)的 PET/CT 图像

【组织病理学】

甲状腺肿块穿刺细胞病理学结果：免疫表型检测结果显示 SSC 值高的 B

细胞具免疫球蛋白轻链表达限制性。结合穿刺细胞涂片形态,考虑为 B 细胞性非霍奇金淋巴瘤。

【点评】

原发性甲状腺淋巴瘤绝大部分为原发性甲状腺非霍奇金淋巴瘤。临床典型表现为快速增大的颈部肿块伴压迫症状,多伴有桥本甲状腺炎。PET/CT 在原发性甲状腺淋巴瘤的诊断及疗效预测中具有重要价值。本例患者具有典型的颈部肿块伴压迫症状,^{18}F - FDG PET/CT 表现为甲状腺双叶弥漫性肿大,伴^{18}F - FDG 高代谢,为其典型表现。

乳腺淋巴瘤

【简要病史】

患者女性,55 岁,无意中发现右乳房包块 2 月余,大小约为 4 cm,质硬,无疼痛,无乳头溢液,遂至本院就诊。乳腺 B 超提示:右乳上方及皮下不均质性团块(BI - RADS 4A,炎性病变可能),右侧腋下淋巴结(反应性增生存疑)。乳腺肿块穿刺,病理显示:(右乳)乳腺组织,间质中见淋巴细胞浸润,肉芽肿性小叶炎不能完全排除。予抗生素口服 3 周,后患者自觉右乳肿块进行性增大,再次至本院就诊。患者无乏力、盗汗,无畏寒、发热,无头晕、头痛,无恶心、呕吐,无咳嗽、咳痰,无腹痛、腹泻,饮食睡眠可,二便正常。近半年体重无明显减轻。

【实验室检查】

肝功能、肾功能、血常规无特殊异常。

【其他影像学检查】

(1)超声:右乳内不均质病变(BI - RADS 4A,结合病史,炎症可能);左乳内上实质结节(BI - RADS 3,乳腺病可能);右侧腋下淋巴结(炎性可能)。

(2)CT:右乳肿块,请结合乳腺专项检查;右腋下肿大淋巴结;两肺未见明显异常病变。

【PET/CT 图像表现】

右乳明显增大(见图 11 - 9,箭头所示),内见软组织肿块伴周围多发结节,累及皮肤,^{18}F - FDG 代谢弥漫性异常增高,$SUV_{max}=19.6$;右腋下数枚小淋巴结,直径约为 0.8 cm,^{18}F - FDG 代谢轻度增高,$SUV_{max}=2.1$;右上颈一枚淋巴结,短径约为 1.0 cm,^{18}F - FDG 代谢异常增高,$SUV_{max}=5.3$;T1、T8~T9、

L4～L5 椎体及附件、左髂骨、右髋臼、肩胛骨、两侧肱骨多处^{18}F-FDG 代谢异常增高，$SUV_{max}=8.5$，CT 未见明显骨质破坏。

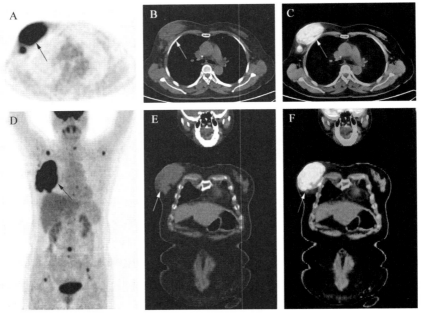

A～C—横断位 PET、CT 和 PET/CT 融合图像；D—PET MIP 图像；E～F—冠状位 CT 和 PET/CT 融合图像。

图 11-9　乳腺淋巴瘤的^{18}F-FDG PET/CT 图像

【手术、组织病理学】

右乳肿块空心针穿刺标本：(右乳)弥漫大 B 细胞淋巴瘤。

免疫组化结果：CD20(＋)，CD3(－)，CD10(－)，Bcl-6(＋)，Bcl-2(＋，40%～50%)，MUM1(＋)，cyclin D1(－)，MYC(＋，60%)，CD5(－)，CD23(－)，Ki-67(＋，70%～90%)；滤泡树突细胞 CD21(＋)；上皮细胞 AE1/AE3(＋)；MYD88 基因第 5 外显子未见肯定突变。

骨髓活检标本：(髂前上棘，骨髓活检)骨髓组织，造血细胞与脂肪比例约为 1∶1，三系造血细胞形态、比例大致正常，未见明确恶性证据。

【点评】

原发乳腺淋巴瘤(primary breast lymphoma，PBL)是一种发病率较低的原发于乳腺组织的结外淋巴瘤，占乳腺恶性肿瘤的 0.04%～1%，在所有非霍奇金淋巴瘤中比例低于 1%，占结外淋巴瘤的 1.7%～3%。同时，原发乳腺淋巴瘤通常是以偶然发现乳腺结节或伴有同侧腋窝淋巴结肿大为首发症状,与乳腺癌的临床表现无明显差异,因此容易误诊或漏诊。原发乳腺淋巴瘤的^{18}F-FDG PET/CT 表现具有一定的特征性:多以单发结节或肿块起病,病灶边界清晰,边缘光滑,液化、坏死或钙化少见;肿块较大时,可见明显占位效应,但是很少累及邻近皮肤;而多发结节、肿块可互相融合,但是融合肿块边界仍较清晰;而当乳腺表现为弥漫性侵犯时,可见坏死,可累及肿块后方脂肪间隙,但是"乳头凹陷症"少见;可伴有同侧腋窝淋巴结肿大,肿大淋巴结与乳腺原发病灶具有相似的特征,^{18}F-FDG 代谢均较高,但是无论是单发、多发还是弥漫性,乳腺病灶的 SUV_{max} 差异均无统计学差异($P>0.05$)。PBL 的^{18}F-FDG PET/CT 表现主要是与乳腺癌进行鉴别。乳腺癌分叶及毛刺明显,沙粒样钙化常见;当肿块较大或较表浅时,常伴有皮肤增厚和乳头凹陷,而上述表现PBL 均少见。目前有学者认为,PBL 的^{18}F-FDG 代谢可能高于乳腺癌[17],但由于 PBL 少见,目前关于 PBL 与乳腺癌的 SUV 值比较还未见大宗报道。

原发纵隔(胸腺)大 B 细胞淋巴瘤

【简要病史】

患者女性,33 岁。发热,最高体温达 38.0℃,伴咳嗽,偶感胸闷、气促 3 个月。

【实验室检查】

(1)血常规:白细胞计数 $18.4×10^9$/L;淋巴细胞比例 2.0%;中性粒细胞比例 88.6%;红细胞计数 $5.4×10^{12}$/L;血红蛋白 145 g/L。

(2)生化、免疫指标:未见异常。

【其他影像学检查】

胸部 CT 提示:纵隔巨大占位(10.4 cm×7.7 cm)。

【PET/CT 图像表现】

前中纵隔稍低密度肿块,最大截面为 18.3 cm×6.6 cm,累及血管、心包、前胸壁,^{18}F-FDG 代谢异常增高,SUV_{max}=23.6,图 11-10 中可见^{18}F-FDG 代谢异常增高的软组织团块(箭头所示)。

【组织病理学】

外院行纵隔肿块穿刺病理显示:弥漫大 B 细胞淋巴瘤。本院病理会诊显示:(前纵隔,活检)B 细胞非霍奇金淋巴瘤,首先考虑为原发纵隔(胸腺)大 B

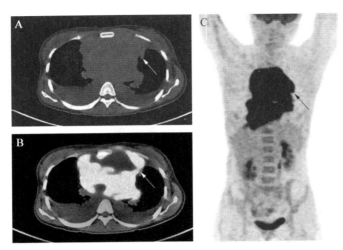

A—横断位 CT 图像；B—横断位 PET/CT 图像；C—全身 PET MIP 图像。

图 11-10　原发纵隔（胸腺）大 B 细胞淋巴瘤的 PET/CT 图像

细胞淋巴瘤。

免疫组化及原位杂交结果：

（1）肿瘤细胞：CD20（＋），PAX5（＋），CD10（－），Bcl-6（－），CD3（－），CD5（－），cyclin D1（－），CD23（灶性＋），Ki-67（＋，部分区 40%～60%），EBER（－），CD21（－）。

（2）上皮细胞：AE1/AE3（＋）；（MUM1、Bcl-2、C-myc、PD-L1）均欠满意。

【点评】

原发纵隔（胸腺）大 B 细胞淋巴瘤（primary mediastinal large B-cell lymphoma，PMBCL）是弥漫大 B 细胞淋巴瘤的一个特殊亚型。一般表现为纵隔大肿块和局部压迫症状，超过 10 cm 的大肿块较常见，约 50% 的患者可出现上腔静脉阻塞综合征；80% 的患者为 I 或 II 期，常伴有邻近器官如肺部、胸膜及心包的浸润，远处淋巴结转移相对少见。PMBCL 含大量纤维成分，与结节硬化型霍奇金淋巴瘤（Hodgkin's lymphoma，HL）在临床特征和生物学特征上相似，在治疗后常残有病灶，PET/CT 较常规影像学检查对鉴别肿瘤残留还是纤维组织有明显优势。有研究发现，"R-化疗＋放疗"方案结束后 PET 评分高低对患者的预后评估有重要价值，PET 评分为 1～3 分的 PFS（无进展生存期）和 OS（总生存期）要明显优于 PET 评分为 4～5 分的患者[18]。

肺、胃边缘区淋巴瘤

【简要病史】

　　患者男性,49 岁。体检发现肺内结节,无其他不适主诉。

【实验室检查】

　　(1) 血常规:未见异常。

　　(2) 生化、免疫指标:未见异常。

【其他影像学检查】

　　(1) CT:右上肺混杂磨玻璃结节及实性结节。

　　(2) 体检胃镜提示:胃体小溃疡。病理:(胃体大弯)黏膜固有膜内淋巴组织弥漫性增生,结合免疫组化符合黏膜相关淋巴组织结外边缘区淋巴瘤。HP(−),Ki-67(+,5%)。

【PET/CT 图像表现】

　　左上肺纵隔旁结节影,大小约为 1.3 cm×0.7 cm,^{18}F-FDG 代谢异常增高,SUV_{max}=3.1(见图 11-11,箭头所示);胃壁未见明显增厚及 ^{18}F-FDG 代谢异常增高灶。

【组织病理学】

　　本院行左肺结节切除术。结合 HE 形态与免疫组化表型,可符合(左上肺)黏膜相关淋巴组织结外边缘区淋巴瘤(MALT 淋巴瘤)。免疫组化结果:CD20(+),PAX5(+),Bcl-2(+),CD43(+/−),CD3(−),CD5(−),CD10(−),Bcl-6(−),cyclin D1(−),CD21(滤泡树突网+),Ki-67(+,约10%)。

　　超声胃镜:快速尿素酶 Hp(+)。超声探查:胃体中部大弯处探及胃壁增厚,约为 7 mm,胃壁 1~3 层层次消失,病变融合呈均匀低回声改变,病变侵及第 4 层,第 5 层(浆膜层)光滑完整;病变附近及腹膜后未见多发低回声肿大淋巴结影;胃淋巴瘤(T2Nx)。

　　活检后我院病理:胃体中部大弯黏膜相关淋巴组织结外边缘区淋巴瘤。免疫组化结果:CD20(+),CD79a(+),CD10(−),Bcl-6(−),Bcl-2(+),MUM1(−),MNDA(+),kappa(+),lambda(−),CD3(−),CD5(−),CD43(−),cyclin D1(−),CD21(+),Ki-67(+,2%~5%);滤泡树突细胞 CD23(+);上皮细胞 AE1/AE3(+)。

【点评】

　　黏膜相关淋巴组织结外边缘区淋巴瘤(mucosa-associated lymphoid

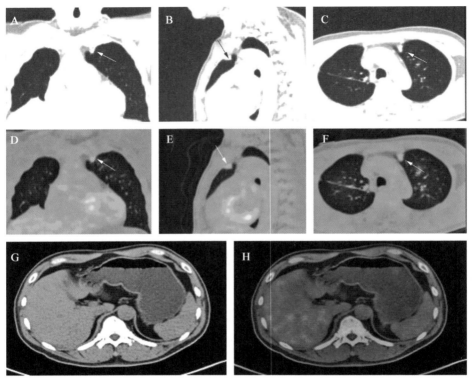

A～C—胸部冠状位、矢状位、横断位 CT 图像;D～F—胸部冠状位、矢状位、横断位 PET/CT 融合图像;G—上腹部横断位 CT 图像;H—上腹部横断位 PET/CT 融合图像。

图 11-11　肺、胃边缘区淋巴瘤的 PET/CT 图像

tissue lymphoma，MALT)是一类惰性淋巴瘤,恶性程度较低,肺部和胃部均为 MALT 的好发部位。肺部 MALT 的 CT 表现多样,可成肿块型、弥漫肺炎型和实变型,^{18}F - FDG 代谢多为轻度增高,需与一些炎性病变相鉴别,而 PET/CT 对早期胃 MALT 的敏感性较非胃 MALT 更低,仅约 40%。该病例合并肺及胃的 MALT 淋巴瘤较少见,PET/CT 诊断也较困难,还需依靠病理。本例中胃的病灶也是出现了假阴性的情况,可见 PET/CT 对胃 MALT 淋巴瘤的阳性率较低,应警惕 PET/CT 检查假阴性的可能。

胃淋巴瘤

【简要病史】

患者男性,55 岁,上腹部不适 5 月余。外院胃镜:胃体上段及全胃底见一巨大不规则溃疡，累及贲门下。活检病理提示弥漫大 B 细胞淋巴瘤。

【实验室检查】

（1）血常规：白细胞计数 $6.0 \times 10^9 / L$；中性粒细胞计数 $3.7 \times 10^9 / L$；红细胞计数 $3.56 \times 10^{12} / L$；血红蛋白 112 g/L；血小板计数 $5.26 \times 10^9 / L$；淋巴细胞比例 20.3%；中性粒细胞比例 61.4%；淋巴细胞计数 $1.2 \times 10^9 / L$。

（2）肝功能：谷丙转氨酶 5.6 U/L；谷草转氨酶 12.9 U/L；白蛋白 36.3 g/L；白球比例 1.06；前白蛋白 161 m g/L；余均在正常范围。

（3）肿瘤标志物：未查。

【其他影像学检查】

本院 CT 提示贲门及胃体胃壁增厚，伴周围多发淋巴结肿大，可符合淋巴瘤表现。

【PET/CT 图像表现】

胃体、胃底胃壁弥漫性增厚，累及贲门，^{18}F - FDG 代谢异常增高，$SUV_{max} = 19.3$（见图 11 - 12，箭头所示）；胃周多发肿大淋巴结，大者约为 2.1 cm×2.6 cm，^{18}F - FDG 代谢异常增高，$SUV_{max} = 14.2$；左侧肺门淋巴结影，^{18}F - FDG 代谢异常增高，$SUV_{max} = 11.6$（见图 11 - 13，箭头所示）。

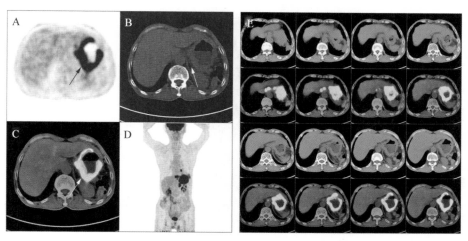

A~C—胃壁弥漫性增厚的 PET、CT 和 PET/CT 融合图像；D—全身 PET MIP 图像；E—胃壁弥漫性增厚连续层面图像（第 1 排和第 3 排为 CT 图像，第 2 排和第 4 排为 PET/CT 融合图像）。

图 11 - 12 胃淋巴瘤胃壁浸润的 PET/CT 图像

【组织病理学】

胃镜活检病理学结果：贲门弥漫大 B 细胞淋巴瘤。

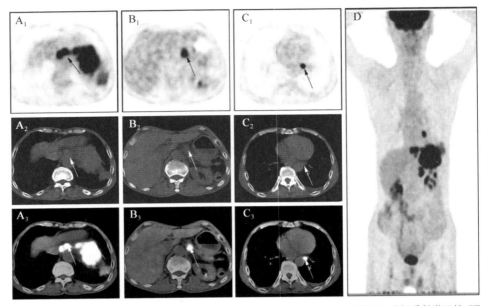

A_1、B_1、C_1—纵隔、胃周和左肺门受侵淋巴结 PET 图像；A_2、B_2、C_2—纵隔、胃周和左肺门受侵淋巴结 CT 图像；A_3、B_3、C_3—纵隔、胃周和左肺门受侵淋巴结 PET/CT 融合图像；D—全身 PET MIP 图像。

图 11 - 13　胃淋巴瘤全身淋巴结受侵的 PET/CT 图像

免疫组化结果：CD20（＋），PAX5（＋），CD10（－），Bcl - 6（＋），Bcl - 2（＋，20%～30%），MUM1（＋），CD30（＋，部分细胞阳性），CD21（＋），CD23（＋），cyclin D1（－），CD3（－），CD5（－），TdT（－），Ki - 67（＋，约 70%）；上皮细胞 CK（＋）。

【点评】

原发性胃淋巴瘤绝大部分病理类型为非霍奇金淋巴瘤（NHL），最常见的病理亚型为弥漫大 B 细胞淋巴瘤（DLBCL）和黏膜相关淋巴组织 B 细胞淋巴瘤（MALT），胃 MALT 属于低度恶性肿瘤。胃淋巴瘤起源于黏膜下层，首先在黏膜下浸润生长，所以多数侵犯范围较广。淋巴瘤常累及胃窦、胃体、胃底，通常以胃体、胃窦为多见，多数侵犯 2 个以上部位，但很少累及幽门。表现为弥漫性增厚、节段性增厚、局限性增厚等，大多数表现为弥漫性增厚，累及范围超过胃壁全周的 50%，黏膜皱襞明显肥大呈梳齿状，胃淋巴瘤往往密度均匀，坏死、囊变少见。胃周组织侵犯少见，易合并腹部淋巴结肿大，绝大多数病例合并脾肿大。不同病理亚型的胃淋巴瘤 SUV_{max} 不同，但 ^{18}F - FDG PET/CT 在淋巴瘤活性、疗效评价等方面具有不可替代的优势。

结肠淋巴瘤

【简要病史】

患者男性,28 岁。2 个月前在无明显诱因下出现右下腹隐痛,症状偶发,无恶心、呕吐,无大便带血及黑便,无发热、体重减轻。

【实验室检查】

(1) 血常规:白细胞计数 8.5×10^9/L;淋巴细胞比例 25.4%;中性粒细胞比例 65.5%;红细胞计数 4.77×10^{12}/L;血红蛋白 110 g/L;血小板计数 419×10^9/L。

(2) 大便隐血(—)。

(3) 肿瘤标志物:CA19 - 9、CA72 - 4、CA50、CA24 - 2、AFP、CEA 均为阴性。

【其他影像学检查】

上腹部增强 CT:升结肠恶性肿瘤(结肠癌可能大),并周围肠系膜淋巴结肿大。

【PET/CT 图像表现】

回肠末端至升结肠肠壁明显增厚,肠腔狭窄,形成巨大软组织肿块影,最大截面约为 8.5 cm×5.5 cm,^{18}F - FDG 代谢异常增高,$SUV_{max} = 25.9$(见图 11 - 14,箭头所示);肠周脂肪间隙模糊,系膜内见多发肿大淋巴结,^{18}F - FDG 代谢增高,$SUV_{max} = 5.2$(见图 11 - 15,箭头所示)。

【组织病理学】

手术见升结肠回盲部巨大占位,大小约为 10 cm × 8 cm,呈浸润性生长,浆膜面明显受累。病理学结果:(右半结肠)弥漫大 B 细胞淋巴瘤,部分区域为滤泡性淋巴瘤,3A 级;肿瘤大小累犯肠壁全层;标本远、近切缘均为阴性;淋巴结(1/22)见肿瘤累及,其中,最高群(1/5)、肿瘤近端(0/5)、肿瘤远端(0/2)、肿块周围(0/3)、肠系膜(0/4)、网膜(0/3)。

免疫组化结果:CD20(+),CD10(+),Bcl - 6(+),Bcl - 2(+,约 80%),MUM1(+),MYC(+,20%~30%),cyclin D1(—),CD3(—),CD5(—),Ki - 67(+,80%~90%)。

【点评】

弥漫大 B 细胞淋巴瘤(diffuse large B cell lymphoma,DLBCL)是一种高度异质性、侵袭性的 B 细胞性淋巴瘤,原发于胃肠道的结外非霍奇金淋巴

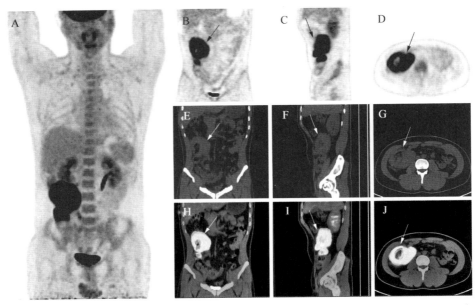

A—全身 PET MIP 图像;B~D—冠状位、矢状位、横断位 PET 图像;E~G—冠状位、矢状位、横断位 CT 图像;H~J—冠状位、矢状位、横断位 PET/CT 融合图像。

图 11‑14 大肠淋巴瘤的 PET/CT 图像

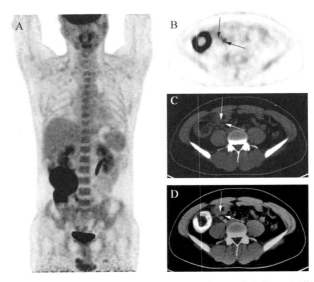

A—全身 PET MIP 图像;B—横断位 PET 图像;C—横断位 CT 图像;D—横断位 PET/CT 融合图像,均提示回盲部淋巴结侵犯(箭头所示)

图 11‑15 大肠淋巴瘤的肿大淋巴结 PET/CT 图像

瘤,DLBCL 是最常见的病理亚型,占 45%～66%。回盲部是最常见的发病部位,可能与该处淋巴滤泡组织非常丰富有关。临床表现缺乏特异性,以腹部不适、腹部肿块、大便带血等为主要表现。CT 上表现为肠壁增厚或肿块形成,易与结肠癌相混淆。结肠淋巴瘤起源于结肠黏膜固有层或黏膜下层的淋巴组织,常在黏膜固有层或黏膜下层沿器官长轴生长;而结肠癌是结肠黏膜上皮和腺体发生的恶性肿瘤,常向周边浸润性生长,这就导致两者在影像上的特征不尽相同。增强 CT 动脉期上结肠淋巴瘤往往具有较完整的黏膜线,而结肠癌会见到不同程度的黏膜线中断;结肠淋巴瘤少有周边脏器的浸润,但可出现腹腔广泛的淋巴结肿大,有时候甚至出现非引流区域的淋巴结受侵的情况,而结肠癌常见周围脏器的浸润,淋巴结转移多局限于系膜内及引流区域;淋巴瘤病变段肠壁有一定扩张性和柔软度,即使病变段肠壁弥漫性增厚,梗阻征象也较少见,而且由于淋巴瘤细胞浸润性生长并破坏肠壁间神经节细胞,肠壁肌张力下降或丧失可使肠腔出现特征性的"动脉瘤样扩张"表现。在此例病例中,可见升结肠即使病变弥漫,但未见肠梗阻征象,也没有明确的周围脏器的浸润。PET/CT 在淋巴瘤的诊断分期、疗效评估、预后预测中的价值已得到临床的广泛认可,尤其是在弥漫大 B 细胞淋巴瘤及霍奇金淋巴瘤中的应用,已为各大指南所推荐,但在结肠癌与结肠淋巴瘤在 PET/CT 的鉴别上无明显代谢差异。虽然结肠淋巴瘤相对罕见,但在对结肠肿块的鉴别诊断中,仍需要考虑到存在淋巴瘤的可能性。

脾脏弥漫大 B 细胞淋巴瘤

【简要病史】

患者男性,64 岁。半月前因摔倒致左侧肋骨骨折,左侧腹部疼痛至今,近期明显加重;摔跤前左上腹胀。

【实验室检查】

(1) 血常规:白细胞计数 $9.9×10^9$/L;中性粒细胞计数 $6.5×10^9$/L;红细胞计数 $4.73×10^{12}$/L;血红蛋白 129 g/L;血小板计数 $328×10^9$/L。

(2) 肿瘤标志物:外院 AFP、CEA、CYFRA21‐1 均为阴性。

【其他影像学检查】

(1) 外院 CT:脾脏低密度肿块伴腹膜后多发肿大淋巴结,考虑脾脏占位伴淋巴结转移;左侧第 11 肋骨骨折。

（2）外院超声：脾内不均质低回声。

【PET/CT 图像表现】

脾脏明显增大，内见不规则低密度影，边界不清，内见坏死，^{18}F-FDG 代谢不均匀性异常增高，异常增高病灶大小约为 9.7 cm×7.0 cm，SUV_{max}= 31.8（见图 11-16，箭头所示）；脾门、胃周、胰尾旁、腹主动脉旁、左侧膈脚后多发肿大淋巴结，^{18}F-FDG 代谢异常增高，SUV_{max}=4.5～25.2。

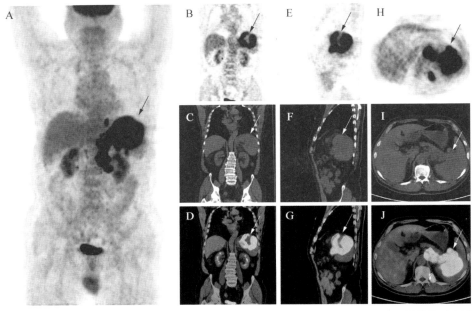

A—全身 PET MIP 图像（前后位）；B～D—分别为脾脏病灶部位 PET、CT 和 PET/CT 冠状位融合图像；E～G—分别为脾脏病灶部位 PET、CT 和 PET/CT 矢状位融合图像；H～J—分别为脾脏病灶部位 PET、CT 和 PET/CT 横断位融合图像。

图 11-16　脾脏弥漫大 B 细胞淋巴瘤的 PET/CT 图像

【组织病理学】

病理学结果：（脾）弥漫大 B 细胞淋巴瘤。

免疫组化结果：肿瘤细胞 CD20(＋)，CD10(－)，Bcl-6(＋)，Bcl-2(＋，50～80%)，MUM1(＋)，CD30(＋)，MYC(＋，40%～60%)，P53(＋，50%～70%)，CD3(－)，CD5(－)，Ki-67(＋，90%)。

【点评】

脾淋巴瘤分为原发和继发两种类型，以继发者多见，脾脏原发性淋巴瘤（primary splenic lymphoma，PSL）较为罕见，约占全身淋巴瘤的 1%。根据形态又可分为弥漫浸润型、粟粒结节型、多发肿块型和巨块型。CT 表现如下：弥漫浸润型淋巴瘤表现为脾弥漫性增大；粟粒结节型可在增大的脾背景中检出弥漫性低强化小结节；肿块型和巨块型表现为脾内低密度实性灶，密度多均匀，较少出现出血、坏死、钙化，增强扫描多呈中-低度均匀强化，与高强化的脾界限清晰。^{18}F-FDG PET/CT 在检测淋巴瘤早期脾脏侵犯的灵敏度和特异度方面优于 CT 等常规影像检查，不仅对脾脏原发及继发淋巴瘤的鉴别具有重要意义，而且有利于病变的分期，直接影响治疗方案的选定。

鉴别诊断：

（1）继发性淋巴瘤：原发病的晚期表现，脾脏受累只是全身征象之一。

（2）脾脏血管瘤：CT 增强动脉期病灶周围见结节状强化，静脉期造影剂向病灶内充填，更重要的是血管瘤^{18}F-FDG 代谢不增高。

（3）脾脏转移瘤：多见于其他部位原发性肿瘤广泛转移的晚期，多伴其他脏器和淋巴结转移。

（4）脾脏血管肉瘤：平扫表现为单发或多发低密度结节，边界不清，可见出血或坏死；增强后病灶呈簇状多发强化，肝脏及腹膜后淋巴结转移常见。

（5）脾脏炎性假瘤：CT 三期增强呈缓慢向心性强化，而淋巴瘤病灶常呈轻度强化，两者^{18}F-FDG 均呈高代谢。

脾脏滤泡性淋巴瘤

【简要病史】

患者男性，59 岁。外院体检彩超提示脾脏多发占位，外院进一步 CT 检查提示脾脏多发占位，考虑淋巴瘤可能。

【实验室检查】

（1）血常规：白细胞计数 6.1×10^9/L；淋巴细胞比例 29.5%；中性粒细胞比例 62.9%；中性粒细胞计数 3.8×10^9/L；红细胞计数 4.41×10^{12}/L；血红蛋白 136 g/L；血小板计数 202×10^9/L。

（2）肿瘤标志物：FERR 285.90 ng/mL；CA19-9、CA12-5、CA50、CA24-2、AFP、CEA 均为阴性。

【其他影像学检查】

增强 CT 提示：脾脏内见多发结节肿块（见图 11-17，箭头所示），大者约为 4.1 cm×4.9 cm，边界不清，见强化，淋巴瘤可能，脾门淋巴结肿大。

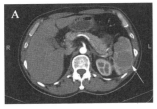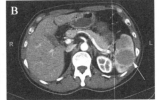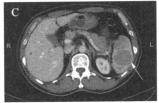

A、B、C—分别为动脉早期、动脉晚期、门脉期增强横断位 CT 图像。

图 11‑17　脾脏三期增强 CT 图像

【PET/CT 图像表现】

　　脾脏多发等密度结节，局部融合，^{18}F‑FDG 代谢异常增高，$SUV_{max} = 7.5$（见图 11‑18，箭头所示）；脾门肿大淋巴结，^{18}F‑FDG 代谢异常增高，$SUV_{max} = 6.6$；腹膜后、两侧髂血管旁及腹股沟未见明显肿大淋巴结；气管隆嵴下、两肺门稍致密淋巴结，^{18}F‑FDG 代谢略增高，$SUV_{max} = 3.6$。

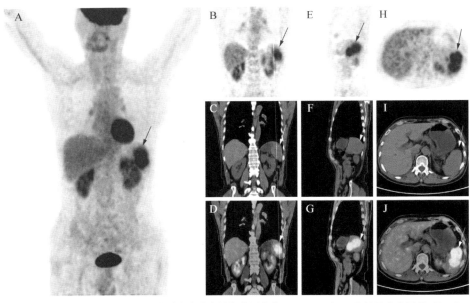

A—全身 PET MIP 图像；B～D—分别为脾脏病灶部位冠状位 PET、CT 和 PET/CT 融合图像；E～G—分别为脾脏病灶部位矢状位 PET、CT 和 PET/CT 融合图像；H～J—分别为脾脏病灶部位横断位 PET、CT 和 PET/CT 融合图像。

图 11‑18　脾脏滤泡性淋巴瘤的 ^{18}F‑FDG PET/CT 图像

【组织学病理】

　　脾脏切除。病理学结果：（脾）滤泡性淋巴瘤，3A 级，滤泡为主性。

免疫组化结果：CD20（＋），CD79a（＋），CD10（＋），Bcl - 6（＋），Bcl - 2（－），MUM1（－/＋，少数细胞阳性），MYC（欠满意），CD21（－），CD23（－），cyclin D1（－），CD3（－），CD5（－），Ki - 67（＋，50％～70％）；滤泡树突细胞CD21（＋），CD23（＋）。

【点评】

脾脏原发性淋巴瘤（primary splenic lymphoma，PSL）包括非霍奇金淋巴瘤和霍奇金淋巴瘤。临床 NHL 多见，多为大 B 细胞淋巴瘤，较为少见的 PSL 为套细胞淋巴瘤、边缘区淋巴瘤、滤泡型淋巴瘤、小细胞 B 细胞淋巴瘤等。PSL 多见于中老年人，男多于女，临床常表现为左上腹部疼痛或扪及包块，部分伴有不明原因的低热、贫血等。淋巴瘤脾脏浸润[18]F - FDG PET/CT 主要表现为脾大伴[18]F - FDG 代谢弥漫性增高或脾脏结节/团块状[18]F - FDG 高代谢。[18]F - FDG 代谢增高需与转移癌、血管肉瘤、恶性纤维组织细胞瘤、淋巴管瘤等其他恶性脾肿瘤相鉴别，也要与炎性肌纤维母细胞瘤、炎性假瘤等脾脏非恶性病变相鉴别。

肾淋巴瘤

【简要病史】

患者男性，74 岁，2 个月前出现左侧腰背部胀痛，后疼痛逐渐加重。外院行 CT 检查提示左肾及肾周恶性肿瘤，侵及相邻后腹膜结构，考虑淋巴瘤，脂肪肉瘤不能排除，遂来本院进一步诊治。

【实验室检查】

（1）血常规：淋巴细胞比例 12.9％；单核细胞比例 14.2％；嗜碱性细胞比例 1.24％；红细胞计数 2.65×10^{12}/L；血红蛋白 82 g/L；红细胞比容 24.9％；血小板分布宽度 12％；红细胞分布宽度-CV 15％；红细胞分布宽度-SD 49％；其余在正常范围。

（2）肿瘤标志物：PSA、AFP、CEA、CA19 - 9 均为阴性。

（3）尿常规：均在正常范围。

【其他影像学检查】

超声：左上腹膜后探及 9.5 cm×8.8 cm 低回声，形态不规则，边界清，内部血流不明显。

【PET/CT 图像表现】

左肾巨大肿块，内部密度欠均匀，纵径范围大致为 T10 下缘至 L4 上缘，最大截面约为 12.8 cm×11.2 cm，包绕左肾动静脉、腹主动脉；侵及左膈脚、左侧肾上腺及腰大肌等周围结构，^{18}F - FDG 代谢浓聚，SUV_{max}＝28.9（见图 11 - 19，箭头所示）。

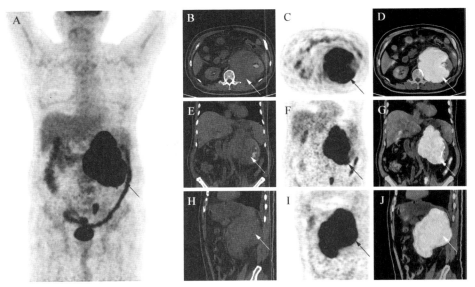

A—全身 PET MIP 图像；B～D—横断位 CT、PET 和 PET/CT 融合图像；E～G—冠状位 CT、PET 和 PET/CT 融合图像；H～J—矢状位 CT、PET 和 PET/CT 融合图像。

图 11 - 19　肾淋巴瘤的 PET/CT 图像

【组织病理学】

行"左侧腹膜后淋巴瘤活检术"，术中见左侧腹膜后质硬肿块，包绕肾脏，取直径 2 cm 组织送检。病理学结果：弥漫大 B 细胞性淋巴瘤。

免疫组化结果：CD20（＋），bcl - 2（＋），bcl - 6（＋），MUM1（＋/－），CD10（－），CD3（－），AE1/AE3（－），CK7（－），CD3（－），RCC（－）。

【点评】

肾淋巴瘤（renal lymphoma）是发生于肾的淋巴造血组织的实体肿瘤，根据病理组织学分型分为非霍奇金淋巴瘤和霍奇金淋巴瘤。非霍奇金淋巴瘤又分为 B 细胞型和 T 细胞型。肾淋巴瘤大多数缺乏肾病变的临床症状，当局部肿块压迫时会出现腰腹痛、血尿等症状，晚期或病变较弥散者，可出现发热、消瘦或盗汗等。以中老年多见,性别差异不明显。影像上常表现为肾及肾周单发或多发肿块或结节,密度均一,轻度强化,或肾弥漫性增大,淋巴结、肝、脾增大,^{18}F-FDG PET/CT 上病灶部位^{18}F-FDG 代谢浓聚。临床需与肾细胞癌、肾尿路上皮癌、后腹膜及肾周恶性肿瘤、炎症如急性肾盂肾炎和黄色肉芽肿性肾盂肾炎等鉴别。本例影像学检查提示左肾及肾周肿块,包绕肾动静脉、腹主动脉,侵犯邻近结构,^{18}F-FDG 代谢异常浓聚,考虑淋巴瘤可能。活检病理显示弥漫大 B 细胞淋巴瘤。

睾丸淋巴瘤

【简要病史】

患者男性,75 岁。1 个月前无意间发现右侧睾丸肿大、发红,无结节,无疼痛,外院 B 超提示右侧睾丸肿大伴回声改变,考虑占位性病变,双侧睾丸鞘膜积液。遂来本院进一步治疗。

【实验室检查】

（1）血常规:单核细胞比例 11.8%;PLT 分布宽度 9%;其余在正常范围。

（2）肿瘤标志物:AFP、HCG-β 均为阴性。

【其他影像学检查】

无。

【PET/CT 图像表现】

右侧睾丸增大,^{18}F-FDG 代谢浓聚,$SUV_{max}=11.3$(见图 11-20,箭头所示),左侧睾丸未见增大及异常密度影,少量^{18}F-FDG 代谢生理性分布;两侧睾丸鞘膜积液;腹膜后、两侧髂血管旁及腹股沟淋巴结未见肿大及^{18}F-FDG 代谢异常增高。

【组织病理学】

病理学结果:右侧睾丸弥漫大 B 细胞淋巴瘤,大小约为 3.5 cm×2.5 cm×2.5 cm。

免疫组化结果:CD20(+),PAX5(+),CD3(-),CD10(-),Bcl-6(少量弱+),Bcl-2(+,90%,强),MUM1(+),C-myc(+,40%),CD30(-),Ki-67(+,约 95%)。

【点评】

原发性睾丸淋巴瘤主要是指睾丸为主要侵犯器官而引起的病症或首发

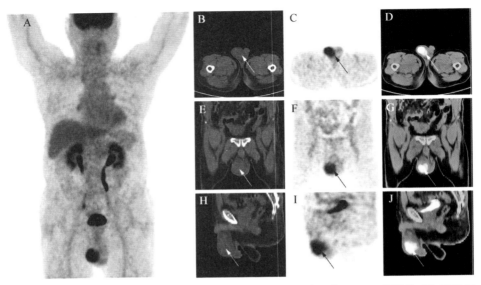

A—全身 PET MIP 图像；B～D—横断位 CT、PET 和 PET/CT 融合图像；E～G—冠状位 CT、PET 和 PET/CT 融合图像；H～J—矢状位 CT、PET 和 PET/CT 融合图像。

图 11 - 20　右侧睾丸淋巴瘤的 PET/CT 图像

症状是以睾丸肿块为主的一种淋巴瘤，发病率不高，主要发生在 50 岁以上患者。最常见的临床症状是单侧无痛性睾丸弥漫性肿大，少数患者伴有睾丸疼痛或不适，睾丸肿大可缓慢发展或迅速增长。查体可见肿大的睾丸，质地硬，表面光滑或有结节，无压痛。晚期常延至精索、附睾、淋巴转移或浸润血管并发生血行转移。大多数睾丸原发淋巴瘤是非霍奇金淋巴瘤，主要是弥漫大细胞性淋巴瘤，从免疫表型方面进行分析，主要为 B 系，只有少部分为 T 系。临床主要依赖病理和免疫组化进行确诊。本例患者 75 岁，右侧睾丸肿大，发红，无痛，血 AFP 及 HCG - β 在正常范围内，影像学检查发现右睾肿大，^{18}F - FDG 代谢浓聚，考虑右睾恶性肿瘤。手术后病理诊断为弥漫大 B 细胞淋巴瘤。

卵巢淋巴瘤

【简要病史】

　　患者 59 岁，1 月前出现腹胀，外院就诊，B 超发现盆腔包块。CT 发现双侧附件占位，腹膜后及腹盆腔内多发淋巴结肿大，腹水及双侧胸腔积液。胃镜检查示慢性浅表性胃炎。腹部及妇科检查示腹部软,外阴外观正常,阴道通畅,黏膜光;宫颈光滑;中后位子宫,增大如孕 2 月大小;双附件区未及异常。患者已婚已育(1-0-0-1)。绝经 14 年,既往轻度痛经。患者无发热、畏寒、盗汗,无阴道出血、排液。否认手术史及家族恶性肿瘤史。

【实验室检查】

（1）血常规、尿常规、粪常规、肝功能、肾功能、凝血功能正常。

（2）梅毒、HIV 血清学检查正常。

（3）肿瘤标志物:CA12 - 5 514.8 U/mL;HE4 72.61 pmol/L;NSE 16.5 ng/mL;SCCA、CA19 - 9、CEA、AFP、β - HCG 均正常。

【其他影像学检查】

增强 CT:双附件区占位,腹膜后、双侧膈肌下、网膜囊、双腹股沟及盆腔内多发淋巴结肿大;腹水、双侧胸腔积液;子宫肌瘤。

【PET/CT 图像表现】

双侧附件区软组织密度占位(见图 11 - 21,星号所示),边界不清,包绕子宫,^{18}F - FDG 代谢增高,SUV_{max} = 29.0;双侧颈部、锁骨上、纵隔、两侧肺门、膈上、内乳、肝门区、肝胃间隙、腹膜后、两侧膈脚后、髂血管旁多发肿大淋巴结,^{18}F - FDG 代谢明显增高,SUV_{max} = 31.6(见图 11 - 21,箭头所示);两侧胸膜局部增厚,^{18}F - FDG 代谢增高,SUV_{max} = 11.5。

【组织病理学】

本院行“腹盆腔肿块穿刺活检”。病理学结果:弥漫大 B 细胞淋巴瘤。

免疫组化结果:CD20(＋),CD10(＋),Bcl - 6(＋),Bcl - 2(＋,90%),MUM1(＋),MYC(＋,约 75%),CD3(－),CD5(－),cyclinD1(－),Ki - 67(＋,＞90%),CD21(－),CD23(－)。

【点评】

卵巢弥漫大 B 细胞淋巴瘤患者的临床表现无特异性,可发生在任何年龄,多为 30～40 岁。常见的症状和体征有腹腔或盆腔痛、腹水、异常阴道出血、月经紊乱和快速生长的腹部包块,10%～33% 的患者会出现高热、盗汗和体重减轻。影像学无特异性。与其他部位淋巴瘤一样,PET/CT 主要用于疾病分期、疗效评价、复查随访等方面。

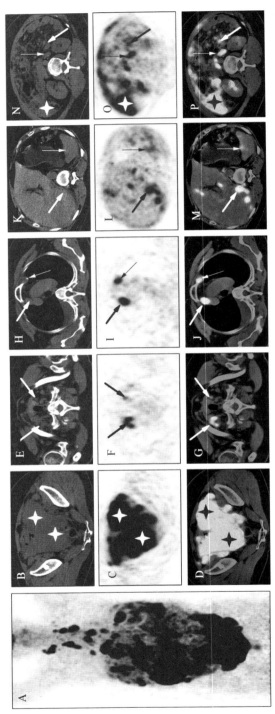

图 11 - 21　卵巢淋巴瘤的 PET/CT 图像

A—全身 PET MIP 图像;B~D—双侧附件占位(星号所示);E~G—双侧锁骨上肿大淋巴结(星号所示);H~J—两侧内乳淋巴结(箭头所示);K~M—肝包膜(粗箭头所示)、脾包膜(星号所示)增厚;N~P—大网膜(细箭头所示)、肠系膜(粗箭头所示)病灶、腹膜后淋巴结(细箭头所示)。

EBV 阳性外周 T 细胞淋巴瘤

【简要病史】

患者女性,63 岁。腹痛 1 个月。

【实验室检查】

(1) 血常规:未见异常。

(2) 生化、免疫指标:乳酸脱氢酶 283 U/L;EBV‐DNA(＋)。

【其他影像学检查】

胸腹部 CT:锁骨上区、双腋窝、腹腔及腹膜后、盆腔多发肿大淋巴结,左半结肠局部管壁增厚,胰头不均匀强化。

【PET/CT 图像表现】

全身多发淋巴结肿大,腹部为甚(见图 11‐22,箭头所示),^{18}F‐FDG 代谢

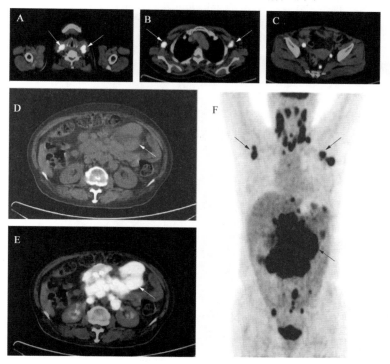

A~C—不同层面的横断位 PET/CT 融合图像;D~E—同层面横断位 CT 图像和 PET/CT 融合图像;F—全身 PET MIP 图像。

图 11‐22　EBV 阳性外周 T 细胞淋巴瘤的 PET/CT 图像

异常增高,SUV$_{max}$=18.8。

【组织病理学】

左侧锁骨上淋巴结活检,病理学结果:(左锁骨上)淋巴结 EBV 阳性外周 T 细胞淋巴瘤。

免疫组化结果:CD20(-),PAX5(-),CD3(+),CD43(+),CD4(-/+),CD8(+/-),CD56(-),TIA-1(+),CD30(-/+,散在大细胞),散在组织细胞 kp1(+),Ki-67(+,60%);EBER:淋巴样细胞(+)。

【点评】

非特指性外周 T 细胞淋巴瘤(peripheral T cell lymphoma, not otherwise specified, PTCL-NOS)属于高度侵袭性淋巴瘤,在亚洲国家发病率高,是 T 细胞淋巴瘤中最常见的一个类型。有研究表明,EB 病毒在该肿瘤的发生、发展中起决定性作用,感染 EB 病毒的 PTCL-NOS 患者的预后相对更差[19]。PET/CT 对 PTCL-NOS 有很高的敏感性,对该病的分期、疗效评价以及预后预测有重要价值,最新的诊疗指南中已将 PET/CT 在 PTCL-NOS 的分期及疗效评价定为Ⅰ级推荐等级。

同时性淋巴瘤

【简要病史】

患者男性,63 岁。发现右颈部包块 1 个月。否认发热、体重减轻。

【实验室检查】

(1) 血常规:未见异常。

(2) 生化、免疫指标:未见异常。

(3) EBV-DNA:低于检测下限。

【其他影像学检查】

超声提示两侧颈部、颌下多发肿大淋巴结肿大。

【PET/CT 图像表现】

双侧颈部、颈前多发肿大淋巴结,^{18}F-FDG 代谢异常增高,SUV$_{max}$=7.1(见图 11-23,箭头所示)。

【组织病理学】

外院双侧颈部淋巴结活检术,本院病理会诊:

(1)(右颈淋巴结)经典型霍奇金淋巴瘤,混合细胞型。免疫组化结果:

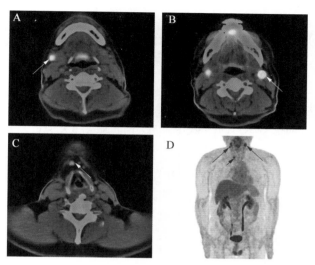

A～C—横断位 PET/CT 融合图像；D—全身 PET MIP 图像。

图 11‑23　同时性淋巴瘤的 PET/CT 图像

① CD30（＋），CD15（部分＋），LMP1（部分＋），PAX5（弱＋），CD20（部分弱＋），Bcl‑2（少＋），Bcl‑6（－），CD10（－），CD3（－），CD5（－），CD21（＋），CD23（＋），BOB.1（＋），Oct‑2（－），C‑myc（部分＋），Ki‑67（＋）；② 原位杂交：EBER（部分＋）；

（2）（左颈）淋巴结 EBV 阳性，弥漫大 B 细胞淋巴瘤伴大片坏死。免疫组化结果：① 瘤细胞：CD30（＋），CD15（－），LMP1（部分＋），Bcl‑2（部分＋），CD20（＋），PAX5（＋），Bcl‑6（－），CD10（－），MUM1（＋），CD3（－），CD5（－），CD21（＋），CD23（＋），BOB.1（＋），Oct‑2（＋），C‑myc（＋，约 40％），Ki‑67（＋，约 60％）；② 原位杂交：EBER（部分＋）。

【点评】

　　当霍奇金淋巴瘤和非霍奇金淋巴瘤一个出现在先，一个出现在后，称为异时性淋巴瘤；当 HD 和 NHL 两种组织形态同时出现时，称为同时性淋巴瘤。如同时性淋巴瘤的两种组织学类型发生在同一解剖部位时，称为组合性淋巴瘤，它不同于灰区淋巴瘤，较为罕见，发生率仅为 1％～4.7％。该病治疗不同于普通的淋巴瘤，需要针对两种不同的淋巴瘤给予正确的治疗，原则上治疗方案的选择主要根据侵袭性较高的组织学类型。该患者使用 R‑CHOP 方案化疗 6 程后复查 PET：原颈部多发病灶均消退，Deauvelle 评分为 1 分。患者的预后取决于侵袭性较高类型的淋巴瘤。

慢性炎症相关弥漫大 B 细胞淋巴瘤(脓胸相关淋巴瘤)

【简要病史】

患者男性,51 岁。无意触及左侧胸壁肿块半月。近期发热,最高 38.8℃,伴夜间盗汗,近期体重下降 2.5 kg。20 多年前因左肺大泡行左肺切除术。

【实验室检查】

(1) 血常规:白细胞计数 $3.0×10^9$/L;淋巴细胞比例 0.7%;中性粒细胞比例 69.1%;红细胞计数 $3.08×10^{12}$/L;血红蛋白 145 g/L。

(2) 肿瘤标志物:未见异常。

(3) 生化、免疫指标:未见异常。

(4) EBV - DNA:低于检测下限。

【其他影像检查】

CT:左胸包裹性改变,结合病史考虑术后改变。

【PET/CT 图像表现】

左侧胸壁肿块,大小约为 5.8 cm×3.5 cm,环形 ^{18}F - FDG 代谢异常增高,SUV_{max}=18.1;邻近肋骨、皮下组织未受明显侵犯;左侧腋窝淋巴结 ^{18}F - FDG 代谢异常增高,SUV_{max}=11.2(见图 11 - 24,箭头所示)。

【组织病理学】

左侧胸壁肿块活检,本院病理会诊:(左侧胸壁体表肿块)弥漫大 B 细胞淋巴瘤,结合临床,需考虑慢性炎症相关弥漫大 B 细胞淋巴瘤(脓胸相关淋巴瘤)。

免疫组化结果:CD20(+),CD10(−),Bcl - 6(−),Bcl - 2(+,90%),C-myc(+,约 20%),MUM1(+),CD3(−),CD5(−),CD30(+),CD23(+),CD21(部分弱+),cyclin D1(−),PD - L1 22C3(+),PD - 1(−),Ki - 67(+,80%~90%);EBER(+)。

【点评】

脓胸相关性淋巴瘤(pyothorax-associated lymphoma,PAL)是一种与慢性脓胸有密切关系的恶性淋巴瘤,较少见,发病率占慢性脓胸的 2%,是在治疗顽固性肺结核或结核性胸膜炎时采用人工气胸继发慢性脓胸所致,也与 EB 病毒感染有关。组织学上表现为高度恶性的弥漫大 B 细胞淋巴瘤,细胞学表现为免疫母细胞及浆细胞样特征,瘤细胞常围血管生长,坏死明显。PAL 有手

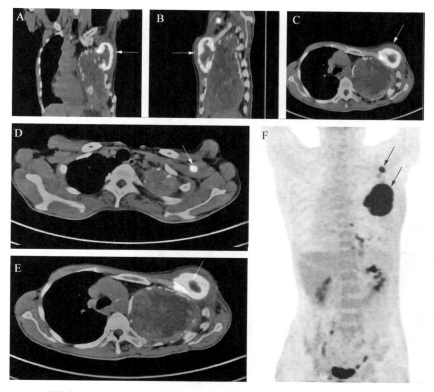

A~C—冠状位、矢状位、横断位 PET/CT 融合图像；D~E—不同层面横断位 PET/CT 融合
图像；F—全身 PET MIP 图像。

图 11-24　慢性炎症相关弥漫大 B 细胞淋巴瘤(脓胸相关淋巴瘤)的 PET/CT 图像

术、化疗、放疗等多种治疗方法，目前尚无统一意见。对于早期病例，手术加
放、化疗的生存率要高于未手术患者。PAL 总体预后差，中位生存时间为 9 个
月。使用抗 EB 病毒免疫球蛋白或免疫调节剂可以延长患者生存时间，但需早
期诊断、早期使用。PET/CT 显像同 DLBCL，多为高代谢，坏死区可呈^{18}F -
FDG 代谢缺损表现。

蕈样肉芽肿/塞扎里综合征

【简要病史】

患者男性，67 岁。皮肤多发斑块 8 年，1 个月以来，左上臂皮肤肿块较前
明显增大。

【实验室检查】

无。

【其他影像检查】

无。

【PET/CT 图像表现】

头颅、颈部、右胸壁、两侧肩背部、右上腹壁、左下腹壁、臀部、两侧大腿根部、上臂多处皮肤增厚，^{18}F-FDG 代谢不同程度增高，$SUV_{max}=2.5\sim15.9$；两侧颈部、腋下、髂血管旁及腹股沟多发淋巴结，部分肿大，^{18}F-FDG 代谢异常增高，$SUV_{max}=3.8$（见图 11-25，箭头所示）。

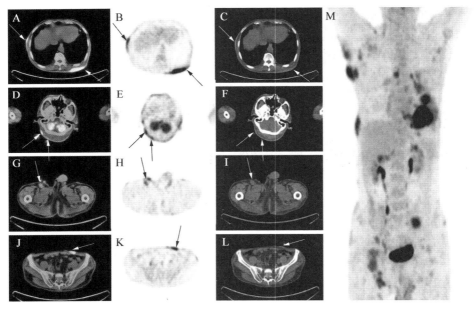

A、D、G、J—横断位 PET/CT 融合图像；B、E、H、K—横断位 PET 图像；C、F、I、L—横断位 CT 图像；M—全身 PET MIP 图像。

图 11-25　蕈样肉芽肿/Sezary 综合征的 PET/CT 图像

【组织病理学】

躯干皮肤活检。病理学结果：（躯干）皮肤蕈样肉芽肿，伴大细胞成分增多。

免疫组化结果：CD20（-），CD3（+），CD4（+），CD8（-），CD30（+），BCL-2（+），Ki-67（+，30%～50%）。

【点评】

蕈样肉芽肿（mycosis fungoides，MF）是起源于 T 细胞，特别是 T 细胞辅助亚群的一种原发于皮肤的 T 细胞淋巴瘤,临床上较少见,多见于老年男性,低度恶性。该病需要漫长的演变,组织病理属于中小异形 T 淋巴细胞噬表皮性浸润。MF 早期局限于皮肤,在早期阶段,无论是临床症状,还是组织病理学,均无特异性表现,诊断较为困难,随着病情的缓慢发展可侵犯淋巴结及内脏系统。PET/CT 对 MF 的敏感性和特异性较其他类型淋巴瘤低,但对于探测皮肤以外的淋巴结及内脏病灶价值较大。

交指树突细胞肉瘤

【简要病史】

患者男性,38 岁,体检发现肝脏占位,无不适主诉。

【实验室检查】

(1) 血常规:未见异常。

(2) 肿瘤标志物:CA19-9、AFP、CEA 均正常。

(3) 生化、免疫指标:ALP 130 U/L;ALT 68.3 U/L;余未见异常。

【其他影像检查】

增强 MRI:肝左外叶及肝右叶 S5 段富血供占位,目前恶性不能完全排除。

【PET/CT 图像表现】

肝脏Ⅱ、Ⅵ段略低密度影,早期和延迟显像^{18}F-FDG 代谢均未见异常增高(见图 11-26,箭头所示)。

【组织病理学】

本院行"肝左外叶切除＋肝右叶肿瘤切除术"。病理学结果:(肝右叶肿瘤)短梭形细胞肿瘤,镜下形态考虑为非上皮源性,结合免疫组化,考虑为交指树突细胞肉瘤,肿瘤直径约为 3.5 cm;(肝右叶 S6)缝线标记处肝组织未见特殊;(肝左外叶及肿瘤)同肝右叶肿瘤,大小为 3 cm×2.8 cm×3 cm。

免疫组化结果:AE1/AE3(−),ALK 1A4(−),CD117(−),CD34(−),DOG-1(−),ERG(−),H3K27ME3(＋),Ki-67(＋,10%～20%),S-100(3＋),SMA(−),STAT6(−),fascin(−),HMB45(−),SOX10(−)。

【点评】

交指树突细胞肉瘤(interdigitating dendritic cell sarcoma,IDCS)是一种极罕见的淋巴指突状树突细胞来源的造血组织恶性肿瘤,瘤细胞为梭形或卵

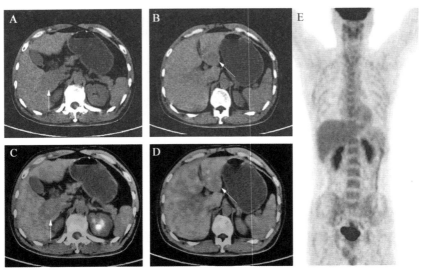

A、B—横断位 CT 图像；C、D—横断位 PET/CT 融合图像；E—全身 PET MIP 图像。

图 11 - 26　交指树突细胞肉瘤的 PET/CT

圆形，排列呈索条、旋涡或车轮状，位于副皮质区，亦可有成片圆细胞，胞质丰富，界限不清，核卵圆形或梭形；免疫组化 S - 100 和波形蛋白为阳性，CD68 部分肿瘤为阳性，CD21、CD35、CD3、CD20 为阴性。它具有恶性侵袭的行为和约 50% 的致死率，主要发生于淋巴结，结外侵犯更为少见，极易误诊。本例肝脏 IDCS 影像学表现为富血供占位，未见 ^{18}F - FDG 代谢增高。

滤泡树突状细胞肉瘤

【简要病史】

患者男性，32 岁。触及右侧腋下淋巴结肿大 2 个月。否认发热、体重减轻。

【实验室检查】

（1）血常规：未见异常。

（2）肿瘤标志物：未见异常。

【其他影像检查】

CT 提示右侧锁骨区及腋下多发淋巴结肿大，转移可能，请结合活检；右肺门稍大淋巴结；右侧甲状腺外侧结节，建议超声检查。

【PET/CT 图像表现】

右侧锁骨上、腋窝多发结节、肿块,大者约为 5.7 cm×3.7 cm,部分内部可见钙化灶,^{18}F - FDG 代谢异常增高,SUV_{max}＝27.7(见图 11 - 27,箭头所示)。

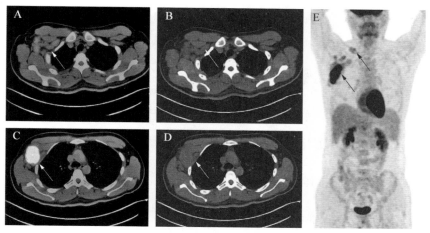

A、C—横断位 PET/CT 融合图像;B、D—横断位 CT 图像;E—全身 PET MIP 图像。

图 11 - 27　滤泡树突状细胞肉瘤的 PET/CT 图像

【组织病理学】

右腋窝肿块切除。病理学结果:(右腋窝)梭形细胞肿瘤;结合形态和免疫表型,首先考虑滤泡树突细胞肉瘤。

免疫组化结果:① 肿瘤细胞 CD21(＋),CD35(＋),Bcl - 2(＋),CD117(－),CD23(－),CD3(－),CD34(－),S - 100(－),Desmin(部分＋),langerin(－),CD1a(－),Ki - 67(＋,约 10%);② PDL1(－),EGFR(重复两次,欠理想),EBER(－)。

【点评】

滤泡树突状细胞肉瘤(follicular dendritic cell sarcoma,FDCS)是一种罕见的起源于生发中心滤泡树突状细胞的恶性肿瘤,好发于淋巴结,如颈部和腋窝淋巴结等,也可发生于淋巴结以外器官,如扁桃体、脾脏、口腔、鼻咽、胃肠、肝、皮肤、软组织、腮腺和乳腺等。细胞形态学表现为细胞大、纺锤形,细胞核居中,核仁小,细胞质多,细胞边界不清,电镜下存在明显桥粒和长的绒毛状细胞凸起,无 Birbeck 颗粒,瘤细胞 CD21、CD35 为阳性,部分可表达 CD68、S - 100、EMA。多数患者预后良好,长期生存率高。10%～20%的病例与透明血管型卡斯尔曼病(Castleman disease，CD)有关，影像学缺乏特异性，诊断依赖免疫组化，本例 ^{18}F - FDG 代谢异常增高。

多发性骨髓瘤

【简要病史】

患者男性，66 岁。胸痛、胸闷 1 年余。

【实验室检查】

血常规：白细胞计数 5.1×10^9/L；淋巴细胞比例 1.5%；中性粒细胞比例 61.6%；红细胞计数 2.71×10^{12}/L；血红蛋白 89 g/L。

【其他影像检查】

外院 CT：胸椎椎体及肋骨多发骨质破坏。

【PET/CT 图像表现】

颈、胸、腰椎椎体及附件、骨盆、两侧肩胛骨、肋骨、胸骨弥漫性溶骨性改变，呈虫蚀状，部分肋骨可见病理性骨折线， ^{18}F - FDG 代谢异常增高，$SUV_{max} = 8.5$（见图 11 - 28，箭头所示）。

【组织病理学】

左侧第 9 后肋肿块活检。病理学结果：（左侧第 9 后肋肿块，穿刺活检）结合形态及免疫表型，符合浆细胞肿瘤，分化较好，需结合影像学检查判断是发生于骨的孤立性浆细胞瘤还是多发性浆细胞骨髓瘤。

免疫组化结果：CD20(－)，PAX5(－)，CD79a(＋)，CD10(－)，Bcl - 6 (－)，Bcl - 2(＋)，MUM1(＋)，kappa(＋)，lambda(－)，Bob1(＋)，Oct2(－)，CD3(－)，AE1/AE3(－)，CgA(－)，Syn(－)，Ki - 67(＋，30%～40%)。

【点评】

多发性骨髓瘤是一种浆细胞的恶性肿瘤，其特点是骨髓中浆细胞异常增殖，同时 M 蛋白或单克隆抗体产生过多。骨髓瘤细胞能够分泌一种破骨细胞活性因子，因此可激活破骨细胞并进而破坏和溶解骨骼，故该病以侵犯骨髓及骨皮质产生溶骨性病变为特征，最常见的症状是骨骼疼痛，以肋骨、胸骨和腰骶部最为常见。骨骼在肿瘤细胞的破坏下可出现病理性骨折，影像学表现以多发穿凿状及广泛的骨质疏松或"虫蚀样"骨质破坏为特征。PET/CT 对多发性骨髓瘤的灵敏度较高、特异性较好，多表现为 ^{18}F - FDG 代谢异常增高，相对传统影像学检查可较好地展示全身病灶。

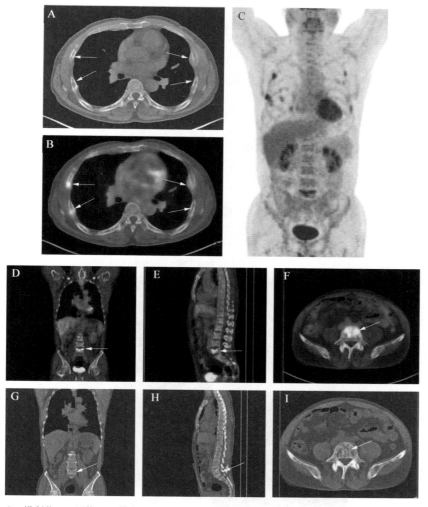

A—横断位 CT 图像；B—横断位 PET/CT 融合图像；C—全身 PET MIP 图像；D~F—冠状位、矢状位、横断位 PET/CT 融合图像；G~I—冠状位、矢状位、横断位 CT 图像。

图 11-28　多发性骨髓瘤的 PET/CT 图像

右半骨盆浆细胞瘤

【简要病史】

患者男性，61 岁。右侧髋部疼痛半年余。外院 X 线片提示：右侧坐骨、耻骨骨质破坏，伴软组织肿物。为进一步诊断行 PET/CT 检查。

【实验室检查】

（1）血常规：白细胞计数 $7.4×10^9/L$；中性粒细胞计数 $4.1×10^9/L$；红细胞计数 $3.33×10^{12}/L$；血红蛋白 107 g/L；血小板计数 $326×10^9/L$。

（2）生化指标：碱性磷酸酶 106.4 U/L；谷丙转氨酶 14.5 U/L；乳酸脱氢酶 149 U/L。

【其他影像学检查】

CT：右侧骨盆骨质破坏伴软组织肿块形成，恶性肿瘤可能，请结合临床；右侧髂血管旁多发小淋巴结。

【PET/CT 图像表现】

右半骨盆局部骨质破坏伴周围软组织肿块形成，范围约为 8.4 cm × 7.3 cm，^{18}F - FDG 代谢异常增高，$SUV_{max}=5.9$（见图 11 - 29，箭头所示）。

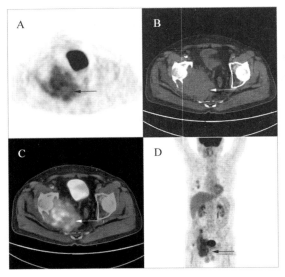

A～D—横断位 PET、CT、PET/CT 和全身 MIP 图像。

图 11 - 29　右半骨盆浆细胞瘤的 PET/CT 图像

【组织病理学】

右侧骨盆穿刺细胞病理学结果：浆细胞瘤，分化好。

免疫组化结果：CD20(−)，MUM1(+)，CD138(+)，CD56(+)，κ(+)，λ(−)，CD3(−)，Ki - 67(+，约 5%)。

【点评】

浆细胞瘤是来源于 B 淋巴细胞的单克隆浆细胞异常增殖，好发于男性，男女比例为 1.5：1,60～70 岁老年人发病率最高。全身骨骼均可受累,常表现为多个骨骼同时受累。单个骨骼损害称孤立性或单发性浆细胞瘤,属少见肿瘤,由于症状缺乏特异性,临床诊断十分困难,经常发生误诊,多误诊为转移瘤。

孤立性或单发性浆细胞瘤临床主要表现为单一骨骼破坏伴局部软组织肿块形成带来的疼痛、肿块、功能性障碍、病理性骨折等症状。孤立性浆细胞瘤在 X 线和 CT 上表现为单发膨胀性、溶骨性破坏,边界清晰,破坏区被软组织充填或突破骨皮质形成软组织肿块,密度均匀,可伴病理性骨折。病灶内多见残存骨嵴或骨小梁,部分病灶可呈蜂窝状或脑回状改变。根据典型 CT 表现虽可大体确定上述疾病,但鉴别其良、恶性仍比较困难。PET 可以获得肿块代谢信息,对于判断骨质破坏及局部肿块的性质非常重要,PET/CT 将功能影像与解剖影像有效结合,可以提高准确率。此外,PET/CT 可以评价采集范围内所有骨骼、脏器及软组织代谢情况,有助于转移瘤的鉴别,并能明确恶性病变范围及病变分期情况,有利于手术决策,获取进一步病理诊断。

水疱-痘疮样淋巴组织增生性疾病

【简要病史】

患者女性,22 岁。面部反复皮疹,伴瘙痒 8 年,发现左手臂皮肤结节 1 年。体格检查：一般情况好,面颊部、鼻根部多发皮肤结节,腹壁和手臂、大腿皮肤结节。

【实验室检查】

(1) 血常规：白细胞计数 $3.0 \times 10^9/L$；中性粒细胞比例 61.6%；血小板 125 g/L；血沉 21 mm/h；血红蛋白 108 g/L。

(2) 肿瘤标志物：未查。

(3) 生化、免疫指标：肌酐 40 μmol/L；直接胆红素 8.9 μmol/L；间接胆红素 14.9 μmol/L；梅毒抗体、乙肝二对半均为阴性。

(4) HBV-DNA：低于检测下限。

【其他影像检查】

无。

【PET/CT 图像表现】

左上肢及躯干多处皮肤增厚,^{18}F-FDG 代谢异常增高,SUV_{max}=3.5(见图 11-30,箭头所示)。T12、L1 水平脊髓 ^{18}F-FDG 代谢异常略高,SUV_{max}=4.0。

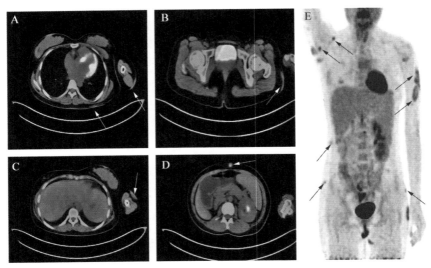

A~D—多层面横断位 PET/CT 融合图像;E—全身 PET MIP 图像。

图 11-30　水疱-痘疮样淋巴组织增生性疾病的 PET/CT 图像

【组织病理学】

皮肤病灶活检病理:(左上臂、左面颊,活检)皮肤 EB 病毒相关 T 细胞淋巴组织增生性病变,较倾向为水疱-痘疮样淋巴组织增生性疾病,需结合临床表现进一步明确,并与鼻型结外 NK/T 细胞淋巴瘤相鉴别。

免疫组化及原位杂交检测结果:异型淋巴细胞 CD20(一),PAX5(一),CD3(+),CD4(+),CD5(+),CD8(一),CD30(一/+,部分细胞阳性),CD43(+),CD56(一/+),TIA-1(+),EBER(+),Ki-67(+,20%~40%)。

【点评】

水疱-痘疮样淋巴组织增生性疾病是一种 EBV 阳性的淋巴增殖性疾病,是一种皮肤细胞毒性 NK 或 T 细胞淋巴瘤,多见于儿童,少发生于成人;主要侵犯皮肤,病变多始于面部皮肤,出现丘疹、水疱,继而形成溃疡和结痂。由于病灶多见于皮肤,影像学表现为皮肤增厚,PET/CT 对全身病灶的检出较传统影像学有优势,^{18}F-FDG 代谢轻-中度增高。

卡斯尔曼病

【简要病史】

患者女性,29 岁。体检发现左侧腹膜后占位。

【实验室检查】

(1) 血常规：白细胞计数 $4.6×10^9$/L；中性粒细胞比例 65.3%；红细胞计数 $3.38×10^{12}$/L；血小板 320 g/L；血红蛋白 80 g/L。

(2) 肿瘤标志物：未查。

(3) 生化、免疫指标：碱性磷酸酶 176.4 U/L；白蛋白 22 g/L；球蛋白 94.5 g/L；总胆红素 19.5 μmol/L；肌酐 88 μmol/L。

(4) HBV - DNA：低于检测下限。

【其他影像检查】

(1) 外院 CT 提示：腹膜后占位，左肾轻度积水。

(2) MRI 提示：左肾下方腹膜后占位，考虑恶性肿瘤可能大。

【PET/CT 图像表现】

两侧腮腺内、颈部、锁骨上、腋窝、纵隔、内乳、肺门、腹腔、腹膜后、髂血管旁、腹股沟、左上臂肌间隙多发肿大淋巴结，^{18}F - FDG 代谢异常增高，SUV_{max}=4.3（见图 11 - 31，箭头所示）；两肺弥漫性渗出性改变伴小结节，^{18}F - FDG 代谢弥漫性轻度增高，SUV_{max}=1.3；脾脏、骨骼 ^{18}F - FDG 代谢弥漫性轻度增高，SUV_{max}=2.8。

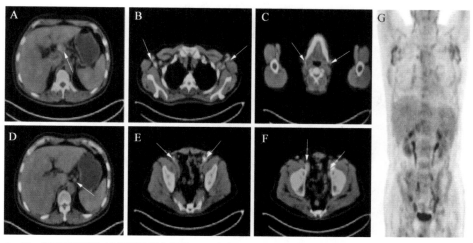

A～F—多层面横断位 PET/CT 融合图像；G—全身 PET MIP 图像。

图 11 - 31　卡斯尔曼病的 PET/CT 图像

【组织病理学】

本院行右颈淋巴结活检术。病理学结果：结合 HE 形态、免疫组织表型与 Ig 克隆性重排结果，可符合卡斯尔曼病（浆细胞型）。

免疫组化结果：① CD20、PAX5、CD3、CD5（部分＋），CD21 滤泡树突网（＋）；② 滤泡中心 BCL－2（－），BCL－6（－），CD10（＋），Ki－67（＋，60％）；③ 滤泡间 BCL－2（＋），BCL－6（－），CD10（少＋），Ki－67（＋，10％～20％）；④ 浆细胞 CD138（＋），κ（＋），λ（＋），Ki－67（＋，＜10％）。

【点评】

卡斯尔曼病（Castleman disease, CD）是一种罕见的淋巴细胞增生性疾病，也称为巨淋巴结增生、血管滤泡性淋巴结增生症等；病理分为透明血管型、浆细胞型和混合型，临床分为局限型和多中心型。该病的发病机制不明，可能与病毒感染、细胞因子调节异常和血管增生等有关，目前研究较多且作用比较确切的是 HHV－8 和 IL－6。该病的预后与病理类型、临床分型及 HIV 感染等有关。研究报道，单中心型的患者无疾病生存率最高，合并 HIV 感染的多中心型患者的预后最差，主要死于败血症、全身炎症导致的多器官功能衰竭或恶性肿瘤（主要为淋巴瘤）。

影像学表现与病理分型密切相关，其中，透明血管型的影像学表现更具特征，多表现为单发的软组织肿块，边缘清晰，平扫密度较均匀，增强呈明显均匀强化，延迟期仍持续强化，当病灶较大时为不均匀强化，病灶内极少常伴有出血和坏死，病变内部可见弧形、分支状或粗壮钙化。CD 病灶的 PET/CT SUV$_{max}$ 差异较大，可用于区分局限型和多中心型，多中心型的 SUV$_{max}$ 一般高于局限型，SUV$_{max}$ 高可提示多中心型恶性转化，以指导临床治疗。

肠系膜卡斯尔曼病

【简要病史】

患者男性，31 岁，2 个月前进食不洁食物后始发腹痛，迁延不愈，无明显腹胀、腹泻，无黏液脓血便，无血尿。近 3 日来发热，自认为胃肠炎口服药物治疗，无明显好转。2 岁时曾有肠套叠病史，行手术治疗。

【实验室检查】

（1）血常规：白细胞计数 7.8×10^9/L；淋巴细胞比例 29.7％；红细胞计数 5.14×10^{12}/L；血红蛋白 131 g/L；血小板计数 323×10^9/L。

（2）粪常规：大便隐血（－）。

（3）肿瘤标志物：AFP、CEA、CA19－9、CA72－4、CA50、CA24－2、CA12－5 均为阴性。

【其他影像学检查】

（1）结肠镜：进镜至回盲部，无殊。

（2）上腹部增强 MRI：腹腔沿肠系膜生长肿块，系膜相关淋巴瘤可能大，两肾多发小囊肿。

【PET/CT 图像表现】

肠系膜根部多发结节影（见图 11－32，箭头所示），较大者直径约为 2.3 cm，边界不清，与肠系膜血管分界不清，^{18}F－FDG 代谢异常增高，SUV_{max}＝12.2。

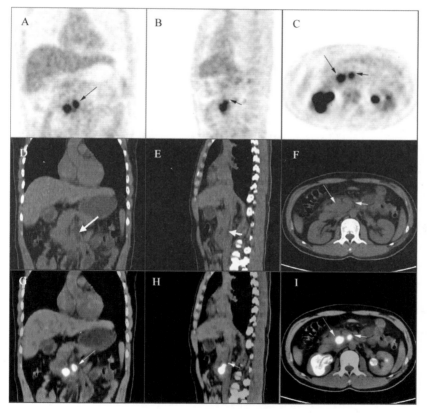

A～C—冠状位、矢状位、横断位 PET 图像；D～F—冠状位、矢状位、横断位 CT 图像；G～I—冠状位、矢状位、横断位 PET/CT 融合图像。

图 11－32　肠系膜卡斯尔曼病的 PET/CT 图像

【组织病理学】

术中见曲尺韧带周围肠系膜上血管根部多个肿大结节，肿块与空肠起始部、肠系膜上血管包绕，难以完全切除。病理学结果：（小肠系膜肿块）淋巴组织反应性增生,部分区小血管增生,管壁玻璃样变性,并见小血管植入生发中心现象,形成卡斯尔曼病样形态;被膜下纤维结缔组织增生伴黏液样变。

【点评】

卡斯尔曼病好发于年轻人,发病机制尚不明确。临床上根据病灶范围分为局灶性和多中心性,局灶性多见;病理上分为透明血管型、浆细胞型和混合型。75%发生于纵隔,15%发生于腹腔、腹膜后或盆腔,10%发生于头颈部,还有些结外卡斯尔曼病可发生于肺、腮腺、胰腺等。局灶性 CD 的 CT 表现有一定特征性,CT 平扫大多为单发类圆形软组织肿块,密度均匀,可出现点状、条状或分枝状钙化。增强表现为明显强化,较小病灶一般强化较均匀,较大病灶(直径>5 cm)可出现不均匀强化。透明血管型的强化程度与同层主动脉基本一致,且延迟期持续强化,而浆细胞型常仅为轻度强化或没有强化,局灶性 CD 很少出现坏死、出血及囊变。腹部卡斯尔曼病需与淋巴瘤、异位嗜铬细胞瘤、神经内分泌肿瘤、副神经节瘤等鉴别诊断。PET/CT 对 CD 的诊断不具有特异性,主要用于判别 CD 是局限性还是多中心性,并在探测到多发病灶时,指导穿刺部位。卡斯尔曼病的 SUV_{max} 变异较大,但总体而言,低于侵袭性淋巴瘤(如霍奇金淋巴瘤和弥漫大 B 细胞淋巴瘤)。

淋巴结结核

【简要病史】

患者男性,31 岁。发热 3 天,最高 38.3℃,无盗汗不适,体重近期减轻 3 kg。多年前肺结核病史。

【实验室检查】

(1)血常规:白细胞计数 $4.1×10^9/L$;中性粒细胞比例 56.3%;红细胞计数 $5.16×10^{12}/L$;血小板 220 g/L;血红蛋白 141 g/L。

(2)HBV-DNA:低于检测下限。

【其他影像检查】

胸部 CT:纵隔淋巴结肿大,脾脏多发低密度灶。

【PET/CT 图像表现】

右侧锁骨上、双侧气管食管沟、左侧头臂动脉干旁、腔静脉前后、主肺动脉窗、隆突下及左侧肺门多发肿大淋巴结,大者约为 2.3 cm×1.8 cm,^{18}F-FDG 代谢异常增高,$SUV_{max}=9.5$(见图 11-33,箭头所示)。

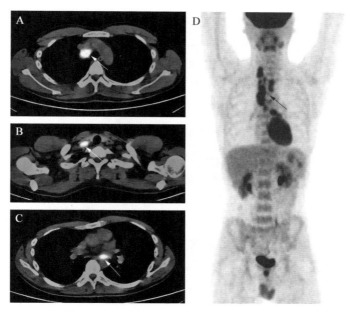

A～C—横断位 PET/CT 融合图像；D—全身 PET MIP 图像。

图 11-33　淋巴结结核的 PET/CT 图像

【组织病理学】

　　右颈淋巴结活检。病理学结果：（右颈部淋巴结）肉芽肿性炎伴干酪样坏死，并见朗格汉斯细胞，考虑为结核。

【点评】

　　淋巴结结核是结核分枝杆菌侵入淋巴结引起的病变，是肺外结核病种最常见的类型。全身淋巴结均可发生结核，但以颈部淋巴结结核最为常见，占淋巴系统疾病的 80%～90%。在人体免疫力低下时，结核杆菌经口腔侵入，由淋巴管到达颌下或颏下淋巴结，亦可因肺、肠结核病灶经血行播散所致。病变淋巴结大多发生干酪样坏死，液化形成变性脓肿，相互穿通融合，并向外破溃形成溃疡和瘘管。该病 ^{18}F-FDG 代谢多异常增高，极易误诊为恶性肿瘤，诊断需结合病史及实验室检查。

梅毒

【简要病史】

　　患者女性，56 岁，53 岁绝经。1 个月来在无明显诱因下出现阴道不规则出血,量少,色鲜红。至当地医院行子宫内膜分段诊刮:(腔内物)凝血内见少量混合性内膜,并见渗出,炎细胞浸润;(颈管)凝血内见少量鳞状上皮,纤维渗出,炎细胞浸润。既往史:1993 年行腹腔镜下胆囊切除术,2013 年行腹腔镜下卵巢囊肿剥除术,2014 年因甲状腺结节行甲状腺部分切除术。

【实验室检查】

(1)血常规:白细胞计数 6.2×10^9/L;中性粒细胞比例 63.2%;红细胞计数 3.96×10^{12}/L;血小板 257 g/L;血红蛋白 116 g/L。

(2)尿常规:尿隐血(+),尿白细胞(3+)。

(3)肿瘤标志物:SCCA、CA19-9、CA12-5、AFP、CEA、HE4、NES、HCG-β 均为阴性。

(4)HBV-DNA:低于检测下限。

【其他影像检查】

无。

【PET/CT 图像表现】

宫颈明显增粗,向下累及阴道上段,^{18}F-FDG 代谢异常增高,$SUV_{max}=16.1$;全身多发淋巴结肿大,^{18}F-FDG 代谢异常增高,$SUV_{max}=8.7$;两侧胸膜、骨多发病灶,^{18}F-FDG 代谢异常增高,$SUV_{max}=15.8$(见图 11-34,箭头所示)。

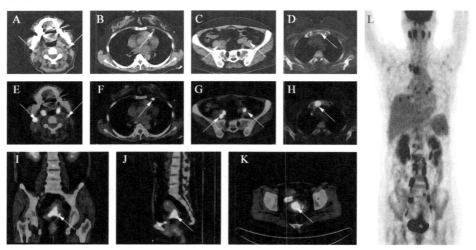

A~D—横断 CT 图像;E~H—横断位 PET/CT 融合图像;I~J—宫颈病灶冠状位、矢状位、横断位 PET/CT 融合图像;L—全身 PET MIP 图像。

图 11-34 梅毒的 PET/CT 图像

【组织病理学】

病理结果：（宫颈，活检）黏膜慢性炎，伴肉芽组织增生。实验室检查结果：梅毒血清学（4＋）；梅毒抗体阳性。临床诊断为梅毒。

【点评】

梅毒是由梅毒螺旋体感染引起的性传播疾病，主要通过接触、母婴、血液等方式传播，可分四个阶段：潜伏期、一期、二期、三期。一期梅毒表现为感染部位的溃疡或硬下疳；二期梅毒会引起皮肤黏膜损害及淋巴结肿大；三期梅毒发生时间一般在发病后 2 年，也可能更长时间，主要引起心脏、神经、胃、眼、耳等损害，还会严重影响个人的免疫系统，导致多器官、脏器受侵犯。梅毒还可以通过胎盘传给下一代，引起新生儿先天性梅毒。治疗首先考虑青霉素类药物，部分可治愈。本例为梅毒三期患者，影像学表现为全身多发淋巴结、多器官受累伴 [18]F－FDG 代谢异常增高，极易误诊为恶性肿瘤。

朗格汉斯细胞组织细胞增生症

【简要病史】

患者女性，35 岁。前胸壁疼痛半年余。

【实验室检查】

（1）血常规：白细胞计数 8.1×10^9/L；中性粒细胞比例 69.4％；红细胞计数 4.45×10^{12}/L；血小板 203 g/L；血红蛋白 125 g/L。

（2）生化、免疫指标：乙肝表面抗体阳性，余阴性。

【其他影像检查】

外院 CT：胸骨下段骨质破坏并周围软组织肿块形成，左侧第 6 肋骨骨质破坏并周围软组织肿块；双侧第 7 前肋内缘欠光整。

【PET/CT 图像表现】

前胸壁软组织肿块（见图 11－35，箭头所示），伴右旁致密小结节，侵犯胸骨体下段和剑突，[18]F－FDG 代谢异常增高，$SUV_{max}=12.6$；右前第 6 肋骨皮质毛糙，局灶性 [18]F－FDG 代谢增高，$SUV_{max}=7.3$；两侧内乳稍大淋巴结，[18]F－FDG 代谢增高，$SUV_{max}=3.4$；左侧胸膜局部稍增厚累及左侧第 6 肋骨，[18]F－FDG 代谢增高，$SUV_{max}=8.6$。

【组织病理学】

胸骨旁肿块活检。病理学结果：（胸骨旁，活检）朗格汉斯细胞组织细胞

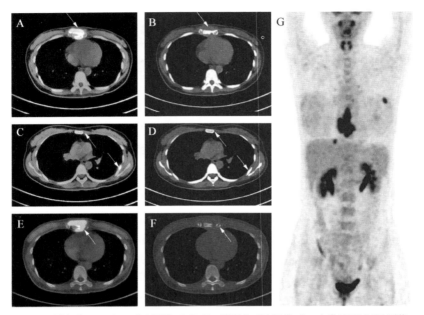

A、C、E—横断位 PET/CT 融合图像；B、D、F—横断位 CT 图像；G—全身 PET MIP 图像。

图 11－35　朗格汉斯细胞组织细胞增生症的 PET/CT 图像

增生症。

免疫组化结果：CD1a（＋），langerin（＋），S－100（＋），CD68/kp1（－），cyclin D1（＋），Ki－67（＋，约 20%）。

【点评】

朗格汉斯细胞组织细胞增生症（Langerhans cell histiocytosis，LCH）是一组源于骨髓朗格汉斯细胞异常增生，同时伴有不同程度中性粒细胞、嗜酸性粒细胞、淋巴细胞、浆细胞及多核巨细胞浸润而引起的组织破坏疾病，可发生于任何年龄，儿童较多见，淋巴结及骨骼系统是 LCH 最常侵及的部位。PET/CT 可较好地显示淋巴、骨骼系统、肝脏、脾脏及肺部等全身各部位的病灶情况，^{18}F－FDG 多为明显异常增高，需与淋巴瘤或转移瘤相鉴别。

下　篇

非^{18}F － FDG 类正电子药物 PET/CT 显像的临床应用

恶性肿瘤葡萄糖代谢增高是普遍性规律,^{18}F-FDG PET/CT 在大多数肿瘤的应用中也展现了非常重要的作用,但在部分原发性肝细胞肝癌、肾癌、前列腺癌、消化道印戒细胞癌等恶性肿瘤中,^{18}F-FDG 并没有"照亮"肿瘤。另外,正常脑组织^{18}F-FDG 高本底(脑组织葡萄糖代谢常高于肿瘤组织)、膀胱内大量排泄的^{18}F-FDG 会掩盖脑内和盆腔膀胱附近的肿瘤。因此,迫切需要新型分子探针弥补^{18}F-FDG 的缺陷。更为重要的是,^{18}F-FDG 只是反映肿瘤的葡萄糖代谢状态,肿瘤的其他多种生物学特性也需要在体、动态监测进而适应临床肿瘤患者个体化治疗的要求。利用特异性分子探针对肿瘤特异性靶点进行靶向分子影像检查,可以动态监测、评估相应靶点表达的时空变化、多病灶的异质性表达,为肿瘤靶向治疗患者的筛选、疗效评估等方面提供重要的指导信息,也为探索肿瘤防治的新策略和新途径提供帮助。

多样的特异性分子探针(显像剂)是充分发挥 PET/CT 临床价值和推动核医学分子影像发展的关键。本书下篇介绍了非^{18}F-FDG PET/CT 肿瘤显像临床应用病例,包括^{18}F-FES、^{18}F-FLT、^{18}F-FACBC、^{18}F-RGD、^{18}F-FMISO、^{18}F-FET、^{68}Ga-PSMA、^{68}Ga-Affibody-HER-2、^{68}Ga-FAPI、^{68}Ga-SSTR,以及^{11}C-乙酸盐、^{11}C-胆碱、^{11}C-蛋氨酸等显像剂的应用,为肿瘤的早期诊断、分期、相关分子靶点表达的评估、疗效监测提供分子水平的影像学依据。

第 12 章

^{18}F 类

刘　成　马　光　胡四龙　孙玉云　宋少莉　程竞仪　王明伟

^{18}F-雌激素受体(^{18}F-FES)显像

ER 阳性乳腺癌

【简要病史】

患者女性,49 岁。1 年前发现右乳外侧小结节,大小约为 0.5 cm×
0.7 cm,无红肿、疼痛,未行治疗。因肿块逐渐增大于本院就诊。

【实验室检查】

肿瘤标志物:CA15-3 39.18 U/mL;CA19-9、CA12-5、CEA、AFP 均
为阴性。

【其他影像学检查】

(1)超声:右乳外上实质不均质占位(BI-RADS 5,恶性肿瘤可能),
右乳上方及内上结节(BI-RADS 3,乳腺病可能);右腋下淋巴结(转移
可能)。

(2)MRI:右乳外上肿块样强化灶符合恶性肿瘤表现,BI-RADS 6;右腋
下强化增大淋巴结,右乳皮肤改变,请结合临床;左乳内下小结节,良性可能,
宜随访,BI-RADS 3;两乳内多发强化小结节,考虑良性,BI-RADS 2。

【PET/CT 图像表现】

(1)^{18}F-FDG PET/CT:

右乳外侧结节(见图 12-1 A~C,粗箭头所示),^{18}F-FDG 代谢异常增
高,SUV$_{max}$=11.9;右腋下小淋巴结(图 12-1 D~F,细箭头所示),^{18}F-FDG

代谢轻度增高,$SUV_{max}=2.1$。

(2) $^{18}F-FES\ PET/CT$：

右乳外侧结节(图 12-1 H～J,粗箭头所示),$^{18}F-FES$ 摄取增高,$SUV_{max}=3.4$,右侧腋下小淋巴结(图 12-1 K～M,细箭头所示),未见$^{18}F-FES$ 摄取增高。

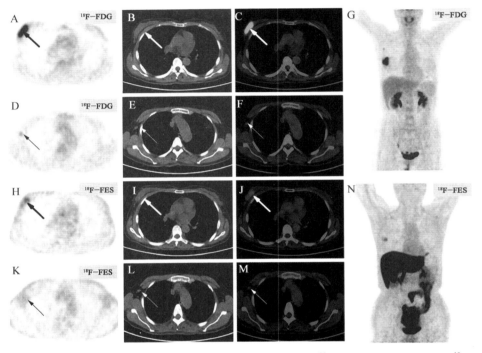

A～F—$^{18}F-FDG\ PET/CT$ 图像;G—$^{18}F-FDG\ MIP$ 图像;H～M—$^{18}F-FES\ PET/CT$ 图像;N—$^{18}F-FES\ MIP$ 图像。

图 12-1　ER 阳性乳腺癌的$^{18}F-FDG$ 和$^{18}F-FES\ PET/CT$ 图像

【组织病理学】

右乳肿块空心针穿刺标本:(右乳)浸润性导管癌。免疫组化结果:ER(+,90%,强),PR(+,70%,强),NEU(2+),Ki-67(+,40%)。

右腋下淋巴结穿刺:未见肿瘤细胞。

【点评】

乳腺癌$^{18}F-FES$ 摄取值与免疫组化结果具有很强的一致性。在进行病灶分析时,早期主要基于视觉判断。随着 PET 技术,尤其是 PET/CT 的应用普及,半定量指标 SUV 逐渐成为 ER 阳性和阴性病灶区分的主要手段。目前有多项研究对 ER 阳性进行区分的界值为 $SUV_{max}=1.0\sim1.8$ 不等,且敏感性和特异性均较高[20]。本院对 46 例患者基于病灶的分析研究得出,$SUV_{max}\geqslant$ 1.82 区分 ER 阳性病灶的敏感性为 88.2%,特异性为 87.5%,而以 $SUV_{mean}\geqslant$ 1.21 区分 ER 阳性病灶的敏感性为 85.3%,特异性为 93.7%,从而建立本院个体化的参数用于分析。

本例患者右乳原发灶^{18}F – FDG 及^{18}F – FES 均有摄取,但右腋下淋巴结^{18}F – FDG 代谢轻度增高,而^{18}F – FES 未见摄取。最后的穿刺病理证实右腋下淋巴结^{18}F – FDG 为假阳性,^{18}F – FES 为真阴性,可以反映^{18}F – FES 与病理检测的高度一致性。

ER 阴性乳腺癌

【简要病史】

患者女性,53 岁,发现右侧乳腺肿块 1 个月。右乳外上象限可及约 5 cm×5 cm 大小肿物,质硬,边界不清,活动可,无压痛;右侧腋窝可及约 5 cm×4 cm 大小肿物,质硬,边界不清,活动可,无压痛。

【实验室检查】

肿瘤标志物未查;本院血常规、尿常规、肝功能、肾功能检查无殊。

【其他影像学检查】

(1) 超声:右乳外侧偏上实质占位伴钙化(BI – RADS 5,恶性肿瘤可能);右侧腋下多发实质占位(淋巴结转移可能);双乳小叶增生伴余多发结节(BI – RADS 3)。

(2) MRI:右乳外上肿块样强化灶符合恶性肿瘤表现,BI – RADS 6;右腋下强化增大淋巴结,右乳皮肤改变,请结合临床;左乳内下小结节,良性可能,宜随访,BI – RADS 3;两乳内多发强化小结节,考虑良性,BI – RADS 2。

【PET/CT 图像表现】

(1) ^{18}F – FDG PET/CT:右乳外上象限不规则占位(见图 12 – 2 A～C,箭头所示),大小约为 2.1 cm×1.4 cm,^{18}F – FDG 代谢异常增高,$SUV_{max}=7.9$;右乳另见多处局灶性^{18}F – FDG 代谢轻度增高,$SUV_{max}=3.3$;右侧腋窝、锁骨上多发肿大淋巴结(见图 12 – 2 D～F,箭头所示),部分融合,^{18}F – FDG 代谢异常增高,$SUV_{max}=10.5$。

(2) ^{18}F – FES PET/CT:右乳肿块(见图 12 – 2 I、J,箭头所示),右腋下、

锁骨上多发肿大淋巴结(见图 12 - 2 L、M,箭头所示),均未见明显 ^{18}F - FES 摄取增高。

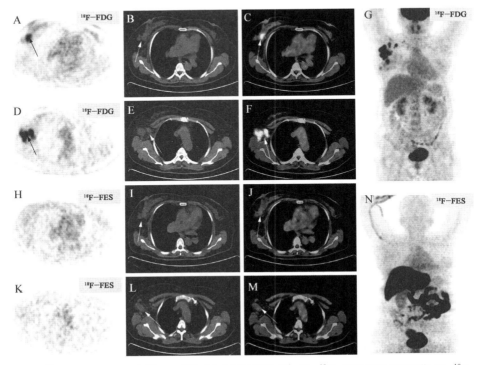

A~F—^{18}F - FDG PET/CT 图像;G—^{18}F - FDG MIP 图像;H~M—^{18}F - FES PET/CT 图像;N—^{18}F - FES MIP 图像。

图 12 - 2 ER 阴性乳腺癌的^{18}F - FDG/^{18}F - FES PET/CT 图像

【组织病理学】

(1) 右乳肿块空心针穿刺标本:(右乳)浸润性癌。免疫组化结果:ER(−),PR(−),HER - 2(3+),Ki - 67(+,70%);HER - 2 基因状态(+),有扩增。

(2) 右锁骨上肿块穿刺:见恶性肿瘤细胞,倾向癌。

(3) 右乳腋下肿块空心针穿刺标本:(右乳腋下)转移/浸润性癌。

【点评】

如 ER 阳性乳腺癌病例部分所述,乳腺癌^{18}F - FES 摄取值与免疫组化结果具有很强的一致性。本例患者免疫组化结果证实原发灶为 ER 阴性乳腺癌,其所有病灶^{18}F - FDG 均有明显的代谢增高;而因^{18}F - FES 是 ER 分子影像探针,故本例患者无^{18}F - FES 摄取增高病灶。

ER 异质性表达

【简要病史】

患者女性,53 岁。2010 年于本院行"左乳癌单纯切除术＋左侧腋窝前哨淋巴结活检术"。病理学结果:(左乳)导管内癌(中级别),大小为 2 cm×1.5 cm×1.0 cm。免疫组化结果:ER(3＋),PR(2＋),HER-2/Neu(2＋),Ki-67(＋,<5%);前哨淋巴结阴性。后予以法乐通内分泌辅助治疗 2 年。

2016 年 4 月本院 ^{18}F-FDG PET/CT 显像:左乳癌术后,左锁骨上、腋下淋巴结转移。2016 年 4 月本院左锁骨上结节穿刺病理:转移性腺癌。后依西美坦内分泌治疗至今。

【实验室检查】

肿瘤标志物:CA19-9、CA12-5、CA15-3、AFP、CEA 均为阴性。

【其他影像学检查】

超声:左侧腋下淋巴结(转移可能);左侧锁骨上淋巴结(转移不排除);双乳小叶增生(BI-RADS 2)。

【PET/CT 图像表现】

(1) 基线 ^{18}F-FDG PET/CT:左乳癌术后,左锁骨上、腋下(见图 12-3 A～C,箭头所示;图 12-3 G,上方箭头所示)、纵隔多发肿大淋巴结,大者短径约为 1.7 cm,^{18}F-FDG 代谢增高,SUV$_{max}$=3.5;两肺多发结节影,边界清晰,密度均匀,部分 ^{18}F-FDG 代谢轻度增高,SUV$_{max}$=0.9;L1 水平腹主动脉右旁一枚稍大淋巴结(见图 12-3 D～F,箭头所示;图 12-3 G,下方箭头所示),^{18}F-FDG 代谢增高,SUV$_{max}$=3.7。

(2) 基线 ^{18}F-FES PET/CT:左乳癌术后,左锁骨上、腋下(见图 12-3 H～J,箭头所示)、纵隔多发肿大淋巴结,^{18}F-FES 摄取增高,SUV$_{max}$=6.8;两肺多发结节,未见明显 ^{18}F-FES 摄取增高;腹膜后淋巴结(图 12-3 K～M,箭头所示),亦未见明显 ^{18}F-FES 摄取增高。

(3) 复查 ^{18}F-FDG、^{18}F-FES PET/CT:该患者后予以氟维司群内分泌治疗,最佳疗效:SD。治疗近 6 个月后于本院发现左腋下转移淋巴结较前增大(见图 12-4 A～C、H～J,箭头所示),腹膜后转移淋巴结(见图 12-4 D～F、K～M,箭头所示),两肺转移结节亦较前增大,并新见肝右叶转移,提示病情较前进展。

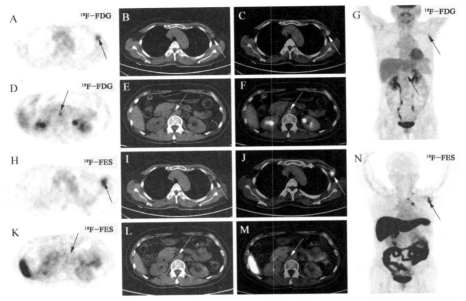

A～F—¹⁸F‐FDG PET/CT 图像；G—¹⁸F‐FDG MIP 图像；H～M—¹⁸F‐FES PET/CT 图像；
N—¹⁸F‐FES MIP 图像。

图 12‐3　转移性乳腺癌 ER 异质性表达的¹⁸F‐FDG/¹⁸F‐FES PET/CT 图像（基线）

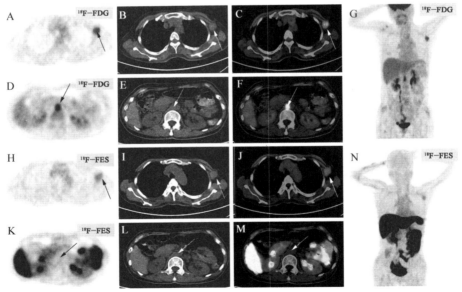

A～F—¹⁸F‐FDG PET/CT 图像；G—¹⁸F‐FDG MIP 图像；H～M—¹⁸F‐FES PET/CT 图像；
N—¹⁸F‐FES MIP 图像。

图 12‐4　转移性乳腺癌 ER 异质性表达的¹⁸F‐FDG/¹⁸F‐FES PET/CT 图像（治疗后进展）

【点评】

尽管有高达 75% 的乳腺癌患者初诊时为 ER 高表达,但并非所有患者均可从内分泌治疗中获益,且多数初治有效的患者会逐渐出现耐药,二线内分泌治疗的总体有效率不足 20%。上述现象的产生与肿瘤异质性密切相关,故而单一部位的活检不能全面反映整体的 ER 表达,且 ER 表达或可由于先天或后天的基因改变而产生动态变化。18%~55% 的乳腺癌患者原发灶和转移灶的 ER 表达可不一致。基于此,了解肿瘤异质性对乳腺癌患者治疗决策的确定至关重要。国外 ^{18}F - FES PET/CT 显像的研究提示,有 10%~37% 的乳腺癌患者存在肿瘤异质性[21]。

本例患者在第一次 ^{18}F - FDG 和 ^{18}F - FES PET/CT 中发现既具有 ^{18}F - FES 摄取阳性的病灶(左腋窝、锁骨、纵隔淋巴结),也具有 ^{18}F - FES 摄取阴性的病灶(腹膜后淋巴结、双肺结节),通过内分泌治疗随访发现该患者 PFS 少于 6 个月,并未达到临床获益的标准;而 ^{18}F - FES 摄取阴性的病灶均发生了进展,提示内分泌治疗对于 ^{18}F - FES 摄取阴性的病灶可能无效。

内分泌疗效预测

【简要病史】

患者女性,61 岁。1996 年 12 月于我院行左乳癌根治术。病理学结果:(左乳)浸润线导管癌,LN(2/16)。免疫组化结果:ER(+)、PR(+)、HER - 2(-)。术后化疗 6 程,化疗后未行内分泌治疗。2017 年 10 月,发现胸椎、腰椎、骨盆多发转移。

【实验室检查】

肿瘤标志物:CEA 38.7 ng/mL;CA12 - 5 79.9 U/mL;CA15 - 3 31.6 U/mL。

【其他影像学检查】

无。

【PET/CT 图像表现】

(1) ^{18}F - FDG PET/CT:右侧顶骨、脊柱多个椎体(见图 12 - 5 D~F,粗箭头所示)及附件、胸骨(见图 12 - 5 A~C,箭头所示)、肋骨(见图 12 - 5 E、F,细箭头所示)、肩胛骨、骨盆多处、右肱骨多发骨质破坏,^{18}F - FDG 高代谢,SUV_{max} = 6.7。

(2) ^{18}F - FES PET/CT:颅骨多处、脊柱多个椎体(见图 12 - 5 K~M,粗箭头所示)及附件、胸骨(见图 12 - 5 H~J,箭头所示)、两侧多根肋骨(见

图 12-5 K～M,细箭头所示)、右侧肩胛骨、骨盆多处、两侧肱骨多发骨质破坏,^{18}F-FES 摄取增高,$SUV_{max}=22.8$。

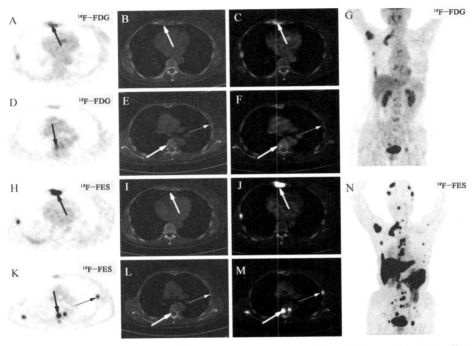

A～F—^{18}F-FDG PET/CT 图像;G—^{18}F-FDG MIP 图像;H～M—^{18}F-FES PET/CT 图像;N—^{18}F-FES MIP 图像。

图 12-5　内分泌疗效预测的^{18}F-FDG/^{18}F-FES PET/CT 图像

【组织病理学】

　　胸椎活检病理学结果:(胸椎、活检)转移性癌,符合乳腺癌(浸润性导管癌)转移。免疫组化结果:ER(+,90%,强),PR(+,90%,强),HER-2(0),Ki-67(+,约10%)。

【点评】

　　该患者^{18}F-FES PET 共发现有 21 个骨转移病灶,其中^{18}F-FDG 阳性的病灶有 15 个;^{18}F-FES PET 提示骨转移病灶均为 ER 阳性,后临床医生给予患者 500 mg 氟维司群内分泌治疗。截至 2019 年,患者病情保持稳定,PFS 高达 23 个月。据文献报道,通过将内分泌治疗前^{18}F-FDG 和^{18}F-FES PET/CT 显像进行分类,可以预测内分泌治疗疗效,^{18}F-FDG 低代谢患者提示为惰性病变,预后最好;^{18}F-FDG 高代谢、^{18}F-FES 低摄取患者预后最差;^{18}F-FDG

高代谢、^{18}F - FES 高摄取患者的预后情况介于两者之间[22]。该患者所有病灶的 ^{18}F - FDG SUV$_{max}$=6.7,且所有病灶均高摄取 ^{18}F - FES,因此可以通过治疗前 ^{18}F - FDG 和 ^{18}F - FES PET/CT 显像早期预测内分泌治疗效果。

检测氟维司群治疗前后体内 ER 的动态变化

【简要病史】

患者女性,41 岁,发现左腋下淋巴结肿大 1 月余。

【实验室检查】

肿瘤标志物:CA15 - 3 36.25 U/mL;CEA 25.04 ng/mL;CA12 - 5(一)。

【其他影像学检查】

超声:左乳内上实质结节(BI - RADS 4B,MT 待排除)。

【PET/CT 图像表现】

(1) ^{18}F - FDG PET/CT:全身多发骨骼不同程度溶骨性骨质破坏,^{18}F - FDG 高代谢,考虑广泛骨转移可能大;左腋下数枚大小不等淋巴结,大者约为 1.4 cm×1.1 cm,^{18}F - FDG 高代谢,考虑转移可能大。

(2) 基线 ^{18}F - FES PET/CT:左乳内上象限小结节,^{18}F - FES 摄取轻度增高,SUV$_{max}$=1.4;左腋窝多发肿大淋巴结,^{18}F - FES 摄取增高,SUV$_{max}$= 3.4;全身骨骼广泛性溶骨性骨质破坏,^{18}F - FES 摄取增高,SUV$_{max}$=6.9(见图 12 - 6 A)。

(3) 氟维司群治疗后 ^{18}F - FES PET/CT:左乳结节消退,相应部位未见 ^{18}F - FES 摄取增高;左侧腋窝多发淋巴结缩小,未见 ^{18}F - FES 摄取增高;全身骨骼广泛性溶骨性骨质破坏,仅部分仍见 ^{18}F - FES 摄取轻度增高,SUV$_{max}$=2.0(见图 12 - 6 B)。

【组织病理学】

左乳肿块空心针穿刺:(左乳)浸润性癌。免疫组化结果:ER(+,90%,强),PR(+,90%,强),HER - 2(+),Ki - 67(+,10%)。

【点评】

基线 ^{18}F - FES 检查后,该患者予以氟维司群＋亮丙瑞林＋唑来膦酸治疗,治疗第 28 天后再次行 ^{18}F - FES 显像以预测其疗效。

以乳腺癌细胞的 ER 为靶点,选择性将氟维司群下调,与其他内分泌治疗药物不同,氟维司群是一种纯粹的受体拮抗剂,没有三苯氧胺的部分激动剂活

基线^{18}F-FES   氟维斯群治疗后^{18}F-FES

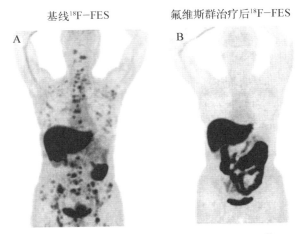

A—基线^{18}F-FES PET MIP 图像;B—氟维司群治疗后^{18}F-FES PET MIP 图像。

图 12-6 氟维司群治疗前后的^{18}F-FES PET 图像

性,不会导致表皮生长因子受体的表达升高,从而引起内分泌治疗的抵抗。本院的一项研究表明,通过比较氟维司群治疗前后^{18}F-FES 摄取下降程度可以在早期有效预测其治疗效果。通过分析患者两次^{18}F-FES 显像数据,计算中位 SUV_{max} 下降比(ΔSUV_{max}),发现以患者 $\Delta SUV_{max}=38.0\%$ 为界限值,可以有效地早期预测氟维司群疗效。当患者 $\Delta SUV_{max}\geqslant38.0\%$,中位 PFS 高达 28个月;$\Delta SUV_{max}<38.0\%$,中位 PFS 仅有 3.5 个月[23]。该病例 ΔSUV_{max} 接近99%,目前该患者仍继续接受氟维司群治疗,PFS 超过 27 个月。

协助诊疗决策指导病例 1

【简要病史】

患者女性,64 岁,右乳癌术后 11 年。术后病理学结果:浸润性乳腺癌,右腋下淋巴结(5/7)转移。免疫组化结果:ER(+),PR(+/-)。术后化疗 6程,三苯氧胺治疗满 5 年。甲状腺癌术后 2 年,因颈部淋巴结肿大再次手术,具体不详,^{131}I 治疗 3 次。

【实验室检查】

肿瘤标志物:CEA 13.38 ng/mL;CA15-3、CA12-5 均为阴性。

【其他影像学检查】

无。

【PET/CT 图像表现】

(1) ^{18}F-FDG PET/CT：右乳癌术后、甲状腺癌术后，右侧颈部、锁骨上、腋下、纵隔多发淋巴结转移，^{18}F-FDG 高代谢；两肺及胸膜多发粟粒样灶，未见 ^{18}F-FDG 代谢增高，考虑转移；多发骨骼转移。

(2) ^{18}F-FES PET/CT：右下颈部、锁骨上(见图 12-7 A~C，箭头所示)、纵隔(见图 12-7 D~F，箭头所示)、右侧肺门、腋下多发淋巴结转移，^{18}F-FES 摄取增高，$SUV_{max}=9.5$；全身多发骨转移，胸椎(见图 12-7 G~I，箭头所示)、骶骨(见图 12-7 J~L，箭头所示)骨质破坏，^{18}F-FES 摄取亦增高，$SUV_{max}=4.0\sim$ 18.6，均考虑乳腺癌来源；两肺散在微小结节，未见 ^{18}F-FES 摄取增高。

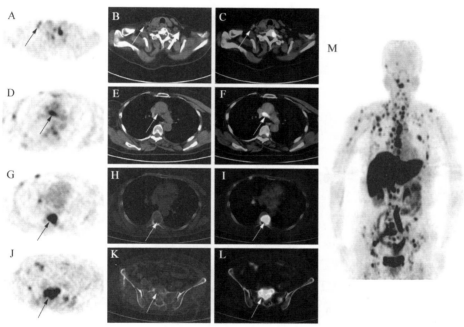

A~L—^{18}F-FES PET/CT 图像；M—^{18}F-FES MIP 图像。

图 12-7 协助诊疗决策指导病例 1 的 ^{18}F-FES PET/CT 图像

【组织病理学】

右锁骨上结节穿刺病理：见癌细胞，倾向腺癌。

【点评】

该患者是乳腺癌、甲状腺癌双原发病例，目前出现全身多发转移，仅通过 ^{18}F-FDG 显像无法判断转移灶来源。鉴于该患者乳腺癌原发灶为 ER 阳性,于本院行^{18}F-FES PET/CT 进行合并 ER 阳性乳腺癌的多原发肿瘤不明来源转移灶的鉴别。根据^{18}F-FES PET/CT 结果,颈胸部淋巴结转移及全身骨骼转移均明显摄取^{18}F-FES,为 ER 阳性转移灶,因此考虑为乳腺癌来源,故随后进行了氟维司群内分泌治疗。PFS 长达 2 年 4 个月。在著名的 FALCON 研究中,ER 阳性转移性乳腺癌氟维司群一线治疗的中位 PFS 为 16.6 个月,该患者 PFS 明显高于该中位 PFS,提示治疗效果很好。

协助诊疗决策指导病例 2

【简要病史】

患者女性,54 岁,发现左乳肿物 1 周。左乳外上象限可及 2.5 cm×2.0 cm 质韧肿物,边界不清,活动差,双侧腋窝及锁骨上未触及肿大淋巴结。

【实验室检查】

无。

【其他影像学检查】

(1)钼靶:左乳上方非对称性致密,BI-RADS 3。

(2)超声:左乳上方实质占位伴钙化(BI-RADS 4B,恶性肿瘤可能);左腋下小淋巴结。

【PET/CT 图像表现】

(1)^{18}F-FDG PET/CT:左乳上方结节(见图 12-8 A~C,粗箭头所示),大小约为 1.9 cm×1.6 cm,^{18}F-FDG 代谢轻度增高,$SUV_{max}=3.1$;左腋下小淋巴结(见图 12-8 B、C,细箭头所示),短径约为 0.8 cm,未见^{18}F-FDG 代谢增高。

(2)^{18}F-FES PET/CT:左乳上方结节(见图 12-8 E~G,粗箭头所示),^{18}F-FES 摄取明显增高,$SUV_{max}=4.2$;^{18}F-FES 可明确显示左腋窝淋巴结摄取增高,$SUV_{max}=3.7$(见图 12-8 E~G,细箭头所示)。

【组织病理学】

左乳空心针穿刺标本病理学结果:(左乳)浸润性癌。免疫组化结果:ER(+,90%,强),PR(+,5%,强),HER-2(2+),Ki-67(+,约30%),HER-2 基因状态(-),无扩增。

本院行"左乳癌保乳术＋左侧腋窝淋巴结清扫术"。术后病理学结果:(左乳)浸润性导管癌Ⅱ级,肿瘤大小为 1.8 cm×1.6 cm×1.5 cm。淋巴结转移情况:腋窝(2/20)见癌转移。免疫组化结果:ER(+,＞80%,强),PR

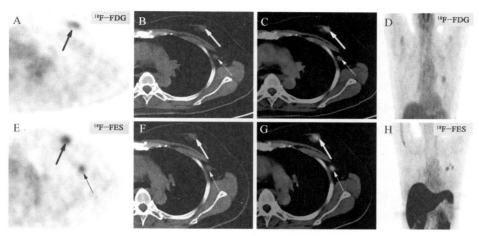

A～C—^{18}F－FDG PET/CT 图像；D—^{18}F－FDG MIP 图像；E～G—^{18}F－FES PET/CT 图像；H—^{18}F－FES MIP 图像。

图 12－8　协助诊疗决策指导病例 2 的^{18}F－FDG/^{18}F－FES PET/CT 图像

（＋，＞20％，中-强），HER－2（＋），Ki－67（＋，10％～20％）。

【点评】

　　通过术前^{18}F－FDG 及^{18}F－FES 联合显像，本例患者被诊断为左乳癌伴同侧腋下淋巴结转移，选择的手术方式为"左乳癌保乳术＋左侧腋窝淋巴结清扫术"。若仅行^{18}F－FDG 显像，则未显示左侧腋窝淋巴结转移，影像学分期提示为 T1N0M0－ⅡA 期，腋窝淋巴结手术方式应选择前哨淋巴结活检术。^{18}F－FES 显像示左侧腋窝淋巴结显像为阳性，影像分期应更正为 T1N1M0－ⅡB 期，应该直接选择腋窝淋巴结清扫术；术后病理也证实了有 2 枚淋巴结转移，体现了^{18}F－FES 显像的辅助诊断价值。因此，与^{18}F－FDG 相比，^{18}F－FES 显像结果可以改变临床治疗决策。通过回顾性分析本院 19 例初诊 ER＋乳腺癌患者在治疗前同期行^{18}F－FES 与^{18}F－FDG 显像发现，与^{18}F－FDG 相比，^{18}F－FES 可改变 26.3％（5/19）患者的治疗决策[24]。

^{18}F－氟代胸腺嘧啶脱氧核苷（^{18}F－FLT）显像

鼻咽癌

【简要病史】

　　患者男性，58 岁。1 个月前，患者在无明显诱因条件下出现头痛，轻微鼻塞,无鼻出血、复视、听力下降等不适。后至当地医院就诊,行鼻咽 MRI 提示鼻咽占位,进一步行鼻咽镜活检未见癌。

【实验室检查】

　　EBV‑CA(＋)。

【其他影像学检查】

　　CT:鼻咽新生物,恶性肿瘤伴颅底骨质破坏可能,建议结合临床专项检查。

【PET/CT 图像表现】

　　鼻咽顶后壁及两侧壁明显增厚(见图 12‑9,箭头所示),两侧咽隐窝消失,病灶向上累及颅底,致其骨质破坏,^{18}F‑FDG 代谢异常增高,$SUV_{max}=16.7$。

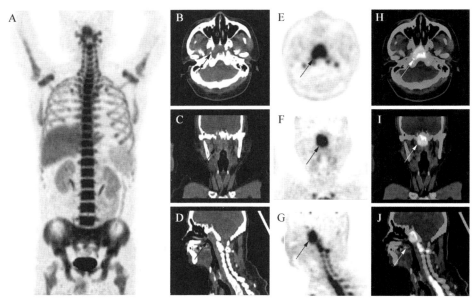

A—全身 PET MIP 图像;B~D—分别为横断位、冠状位、矢状位的 CT 图像;E~G—分别为横断位、冠状位、矢状位的 PET 图像;H~J—分别为横断位、冠状位、矢状位的 PET/CT 融合图像。

图 12‑9　鼻咽癌的 ^{18}F‑FLT PET/CT 图像

【组织病理学】

　　鼻咽镜活检病理学结果:(鼻腔新生物活检)低分化癌,符合非角化性癌,未分化型。

【点评】

　　鼻咽癌是我国高发恶性肿瘤之一,常发生于中年人,男性较多。病理学分类如下：鳞状细胞癌（角化性鳞状细胞癌）、非角化性癌和未分化癌。已知的发病因素有种族、遗传、EB 病毒感染及环境致癌因素。本病早期症状较隐匿，患者往往以颈部淋巴结肿大就诊，其他临床症状如下：回缩性血涕、鼻塞、鼻出血等鼻部症状，晚期可有耳鸣、听力减退或丧失等耳部症状。诊断时需与鼻咽部恶性淋巴瘤、腺样囊腺癌等相鉴别。文献报道，^{18}F‐FDG 和 ^{18}F‐FLT PET/CT 均具有监测和预测肿瘤治疗后退缩及消退的能力[25]。

食管鳞癌

【简要病史】

患者男性，50 岁。在无明显诱因条件下，患者出现进食阻挡感 2 个月。当地医院行胃镜取活检，病理诊断为食管鳞癌。

【实验室检查】

无。

【其他影像学检查】

本院 CT：食管中下段恶性肿瘤。

【PET/CT 图像表现】

下胸段食管（相当于 T6～T8 椎体水平）管壁增厚，管腔狭窄，^{18}F‐FDG 代谢增高，$SUV_{max}=5.6$（见图 12‐10）。

【组织病理学】

外院病理本院会诊：食管鳞癌。

【点评】

食管癌是常见的消化道肿瘤，组织病理学分类如下：鳞状细胞癌、腺癌、腺鳞癌、神经内分泌癌、小细胞癌及未分化癌等。其中，鳞状细胞癌最为常见，占 70%～80%。食管癌的典型症状如下：早期可无表现，或为吞咽食物后哽咽感或胸骨后异物感；中晚期则表现为进行性吞咽困难。病理学检查及免疫组化是诊断本病的主要方法。诊断时需与食管平滑肌瘤、食管结核以及平滑肌肉瘤相鉴别。文献报道，食管癌对 ^{18}F‐FDG 的摄取明显高于对 ^{18}F‐FLT 的摄取。与 ^{18}F‐FDG PET/CT 显像相比，^{18}F‐FLT PET/CT 显像对食管癌及转移灶诊断的假阳性更少[26]；另有研究表明，^{18}F‐FLT PET/CT 显像在预测食管癌对新辅助放、化疗疗效监测方面，可能优于 ^{18}F‐FDG PET/CT 显像[27]。

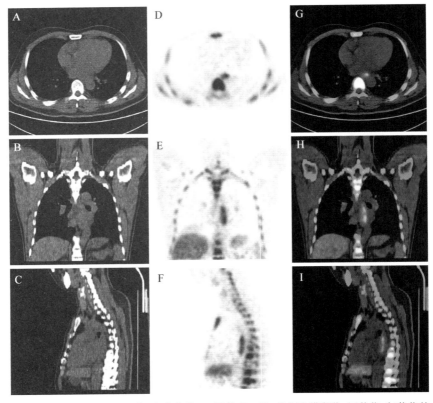

A～C—分别为横断位、冠状位、矢状位的 CT 图像；D～F—分别为横断位、冠状位、矢状位的
PET 图像；G～I—分别为横断位、冠状位、矢状位的 PET/CT 融合图像。

图 12‑10　食管癌的¹⁸F‑FLT PET/CT 图像

胃腺癌

【简要病史】

　　患者男性，65 岁。在无明显诱因条件下，患者出现上腹阵发性疼痛，为闷痛，向背部辐射，无规律，伴轻微返酸 1 个月。后至当地医院行胸片、腹部 B 超检查，未发现异常，给予中药口服治疗 1 个月，患者症状无减轻，并出现体重持续下降。后再次至外院行胃镜检查提示胃体癌，病理显示腺癌。

【实验室检查】

　　肿瘤标志物：CA19‑9 49. 14 U/mL；CA50 4. 76 IU/mL；CA72‑4 1. 28 U/mL；CA24‑2 23. 53 U/mL；AFP 2. 79 ng/mL；CEA 57. 49 ng/mL。

【其他影像学检查】

（1）胸部 CT：两肺散在多发微小结节影，转移可能，请结合临床并短期随访；右上肺斑片模糊影，考虑炎症可能，转移待排，随访；双锁骨上、两肺门及纵隔内多发肿大淋巴结，两侧胸腔积液；附见肝内低密度灶；胃壁增厚；网膜增厚伴腹水，请结合腹部检查。

（2）下腹部 CT：腹膜后及肠系膜肿大淋巴结；右下腹积液。

【PET/CT 图像表现】

胃小弯侧胃壁不规则增厚（见图 12 - 11，箭头所示），最厚处约为 2.8 cm，¹⁸F - FDG 代谢异常增高，SUV_{max}＝7.9；两侧锁骨上、纵隔、右肺门、右心膈角、胃小弯旁、脾门区、腹膜后、左髂血管旁多发肿大淋巴结，大网膜、肠系膜弥漫性增厚伴多发小结节，¹⁸F - FDG 代谢不同程度增高，SUV_{max}＝6.7；两肺多发小结节，较大者直径约为 0.8 cm，¹⁸F - FDG 代谢增高，SUV_{max}＝4.1；两侧胸腔、腹腔、盆腔少量积液。

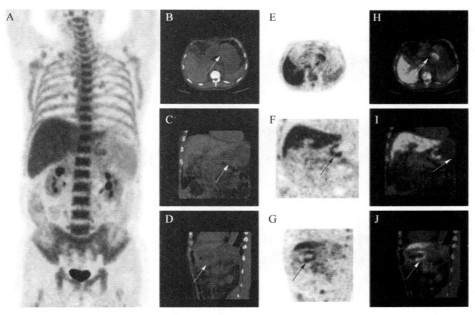

A—全身 PET MIP 图像；B～D—分别为横断位、冠状位、矢状位的 CT 图像；E～G—分别为横断位、冠状位、矢状位的 PET 图像；H～J—分别为横断位、冠状位、矢状位的 PET/CT 融合图像。

图 12 - 11　胃腺癌的¹⁸F - FLT PET/CT 图像

【组织病理学】

胃镜检查提示胃体癌。活检病理示：腺癌。

【点评】

胃癌是起源于胃黏膜上皮的恶性肿瘤,根据组织病理学可分为腺癌、腺鳞癌、鳞癌、类癌等,但以腺癌最为多见。早期胃癌多无明显症状,进展期胃癌表现多为上腹不适、疼痛、食欲下降、乏力等,晚期胃癌可表现为贫血、消瘦甚至恶病质等。病理学检查及免疫组化是诊断本病的主要方法,诊断时需与胃溃疡、胃息肉、胃平滑肌瘤及恶性淋巴瘤等疾病相鉴别。关于 FLT 在胃癌诊断中的应用,文献报道:胃腺癌 SUV_{max} 为 1.5～23.1(7.46±4.57),胃黏液腺癌的 SUV_{max} 为 2.3～10.3(5.5±2.4),胃未分化腺癌 SUV_{max} 为 3.1～13.6(7.28±3.25),而正常胃壁的 SUV_{max} 为 1.01～2.55(1.84±0.35);正常壁与肿瘤 FLT 摄取的截止值为 2.6[28]。另有研究表明,$^{18}F - FLT$ PET/CT 是一种评估原发肿瘤和区域淋巴结的有效方法,对胃癌的诊断和进一步治疗评估是有用和有益的,有助于手术决策的确定以减少不必要的剖腹手术次数[29]。

^{18}F -氟环丁烷羧酸($^{18}F - FACBC$)显像

前列腺癌伴骨转移

【简要病史】

患者男性,71 岁,前列腺癌伴骨转移 16 个月,Gleason 评分 5+5,当时 PSA>100 ng/mL。给予内分泌治疗,PSA 最低降至 1.78 ng/mL,PSA 持续升高 1 年余。

【实验室检查】

PSA 70.62 ng/mL。

【其他影像学检查】

$^{99m}Tc - PSMA$ SPECT/CT:前列腺左侧外周带增厚向上累及膀胱左侧壁(见图 12-12 C,箭头所示),膀胱内显像剂放射性干扰,无法评估前列腺病灶 $^{99m}Tc - PSMA$ 表达;左侧输尿管、肾盂轻度扩张,其内放射性滞留(左输尿管管膀胱壁内累及所致);右肩胛骨、脊柱(见图 12-12 B、D,箭头所示)、肋骨、骨盆多处见成骨性改变,部分 $^{99m}Tc - PSMA$ 摄取增高。

【PET/CT 图像表现】

静脉注射 10.01 mCi $^{18}F - FACBC$ 1 小时后 PET/CT 显像:前列腺左侧外周带增厚向上累及膀胱左侧壁,$^{18}F - FACBC$ 摄取增高,$SUV_{max}=5.0$(见图 12-13,箭

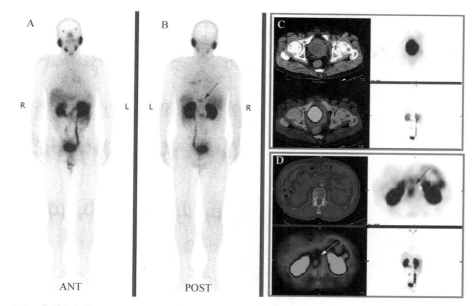

A、B—分别为前位和后位全身平面显像图像；C—前列腺病灶层面 SPECT/CT 图像（右下角图像为 SPECT 前后位 MIP 图像）；D—L2 病灶层面 SPECT/CT 图像（右下角图像为 SPECT 前后位 MIP 图像）。

图 12 - 12　前列腺癌伴骨转移的^{99m}Tc - PSMA SPECT/CT 图像

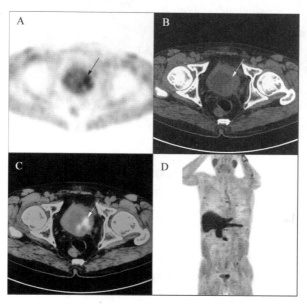

A—前列腺病灶层面横断位 PET；B—相应层面横断位 CT；C—相应层面横断位 PET/CT 融合图像；D—全身 PET MIP 图像（前后位）。

图 12 - 13　前列腺癌伴骨转移的^{18}F - FACBC PET/CT 图像

头所示），膀胱内无放射性排泄；多处成骨性转移病灶，部分骨转移灶（L2 为甚）^{18}F - FACBC 摄取增高，SUV_{max} ＝ 6.2（见图 12 - 14，箭头所示）。

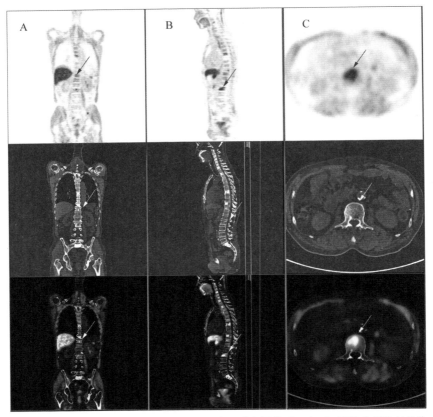

A—上、中、下排分别冠状位 PET、CT 和 PET/CT 融合图像；B—上、中、下排分别为矢状位 PET、CT 和 PET/CT 融合图像；C—上、中、下排分别为横断位 PET、CT 和 PET/CT 融合图像。

图 12 - 14　前列腺癌伴骨转移的^{18}F - FACBC PET/CT 图像（骨窗）

【组织病理学】

　　无。

【点评】

　　^{18}F - 氟环丁烷羧酸（^{18}F-fluorocyclo-butane carboxylic acid，^{18}F - FACBC）是亮氨酸类似物，被氨基酸转运蛋白转运至细胞内，但不参与蛋白质的合成，导致在细胞内聚集。^{18}F - FACBC 主要生理性分布在胰腺和肝脏中，骨髓分布较低，经尿路排泄慢，且在膀胱聚集较少，有利于盆腔病腔显示。由英国 Blue

Earth Diagnostics 公司开发的 PET 显像剂^{18}F－FACBC 主要用于前列腺癌诊断,于 2016 年获 FDA 批准上市。亮氨酸可以激活动物雷帕霉素蛋白(mTOR)信号通路的必需氨基酸,mTOR 通路的失控见于多种肿瘤。另外,肿瘤细胞丙氨酸-丝氨酸-半胱氨酸氨基酸转运蛋白和 L-氨基酸转运蛋白过度表达,导致^{18}F－FACBC 摄取增加,可以用于低本底脏器肿瘤的检查,尤其是对前列腺癌转移和复发病灶的探测,有非常高的临床应用价值。

^{18}F－精氨酸-甘氨酸-天冬氨酸多肽 (^{18}F－RGD)显像

肺癌

【简要病史】

患者女性,67 岁,左肺腺癌根治术后 6 年。

【实验室检查】

无。

【其他影像学检查】

本院胸部 CT 提示左肺术后,两肺散在多发小结节,转移可能;左侧胸腔少量积液;胸骨及胸腰椎多发骨转移;附见肝脏多发转移待排除。

【PET/CT 图像表现】

左肺癌术后,两肺多发大小不等的结节,最大者直径约为 1.0 cm,部分^{18}F－FDG 代谢略增高,$SUV_{max}=1.3$(见图 12－15 $A_1 \sim A_3$,箭头所示);肝内多发大小不等低密度灶,最大者大小约为 1.7 cm×1.2 cm,边界不清,^{18}F－FDG 代谢增高,$SUV_{max}=3.9 \sim 4.3$(见图 12－15 $B_1 \sim B_3$,箭头所示);胸骨、胸椎多个椎体,L4 棘突及左侧髂骨成骨性改变,^{18}F－FDG 代谢增高,$SUV_{max}=5.4$(见图 12－15 $C_1 \sim C_3$,箭头所示)。

【组织病理学】

无。

【点评】

RGD 是一种含有精氨酸-甘氨酸-天冬氨酸(Arg－Gly－Asp)的三肽序列,可被整合素特异性识别,并激活传到通路,进行跨膜细胞双向信号传导,从而在细胞黏附、侵袭、增殖、存活和凋亡等过程中执行关键的调节功能。整合

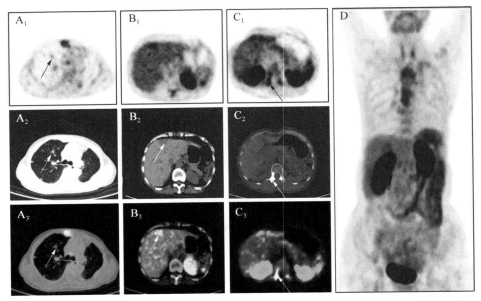

A₁、B₁、C₁—肺、肝及骨转移灶 PET 图；A₂、B₂、C₂—肺、肝及骨转移灶 CT 图；A₃、B₃、C₃—肺、肝及骨转移灶 PET/CT 融合图；D—全身 PET MIP 融合图。

图 12‐15　肺癌术后，肺、肝脏、骨骼多发转移的¹⁸F‐RGD PET/CT 图像

素在正常血管基本不表达，但在病理新生血管内皮细胞表面表达增加。利用 RGD、整合素以及新生血管间的特殊关系，可广泛应用于肿瘤、类风湿性关节炎、心血管疾病、骨骼修复、抗感染等多种疾病的诊断和治疗中。

　　血管的新生是恶性肿瘤生长和转移的必要条件。与正常细胞相比，肿瘤细胞强烈依赖于营养和氧气的持续供应。肿瘤细胞生长迅速，常成乏氧状态，乏氧正是新生血管的诱因。目前至少有 8 种整合素可识别细胞外基质蛋白中的 RGD 序列，参与肿瘤血管生成和转移，αvβ3、αvβ5 发挥着重要作用。研究表明，在肿瘤细胞表面和肿瘤新生血管内皮细胞中，整合素 αvβ3、αvβ5 均有较高的表达，而在正常的组织和成熟的血管内皮细胞中则很少表达[30-31]。因此，整合素 αvβ3、αvβ5 中的特异性识别位点 RGD 目前已成为 αvβ3、αvβ5 受体表达阳性肿瘤显像和治疗的重要靶点。

　　血管生成时内皮细胞 αvβ3、αvβ5 表达增多，而整合素 αvβ3、αvβ5 具有细胞外配体结合位点。利用 RGD、整合素以及新生血管间的特殊关系，将 RGD 肽与放射性药物（如⁹⁹ᵐTc、¹⁸F、⁶⁴Cu、⁶⁸Ga 等）结合，作为与 αvβ3、αvβ5 特异性结合的靶向示踪剂，利用分子影像学方法进行探测，用于亲肿瘤显像。有研究发现,^{18}F‐RGD 摄取参数的变化可能早于 ^{18}F‐FDG 的代谢变化,且 ^{99m}Tc‐RGD 在肿瘤小鼠模型中的 T/NT 值明显高于 ^{18}F‐FDG[32]。临床证实 RGD PET 可高效鉴别肺癌、错构瘤和炎症,对淋巴结转移灶的敏感性、准确性和特异性分别高达于 100%、94.9% 和 95.4%。通过与手术标本病理切片的精准对照分析,发现 RGD PET 显像体积与病理肿瘤体积的一致性明显高于 ^{18}F‐FDG PET。与"世纪分子"^{18}F‐FDG 相比,RGD 能更准确地监测肿瘤对抗血管生成治疗的反应。

实体肿瘤的生存、生长和转移有赖于肿瘤新生血管的形成,因此抑制肿瘤血管生成是抑制肿瘤生长和转移的关键。一般认为,RGD 肽本身不具备抗癌作用,将各种抗癌药物捆绑在 RGD 肽上,使抗癌药物与整合素高表达的肿瘤细胞或新生血管内皮细胞特异性结合,可起到抗肿瘤作用。

^{18}F‐氟代硝基咪唑(^{18}F‐FMISO)乏氧显像

乳腺癌 1

【简要病史】

患者女性,56 岁,左乳肿块 2 年余。本院就诊体检:左乳晕下扪及肿块 9.0 cm×10.0 cm,与乳头粘连,活动度差,左腋下扪及多个小淋巴结;右乳(一),右腋下及双侧锁骨上淋巴结未扪及肿大。

【实验室检查】

(1)血常规:均正常。

(2)肿瘤标志物:CA19‐9 10.01 U/mL;CA12‐5 23.31 U/mL;CA15‐3 20.8 U/mL;AFP 1.59 U/mL;CEA 2.82 U/mL。

(3)肝、肾功能:均正常。

【其他影像学检查】

(1)治疗前乳腺 MRI:左乳占位范围约为 7 cm×3 cm(见图 12‐16,箭头所示),累及乳晕和乳头,增强后不均匀强化,考虑恶性可能,BI‐RADS 5。

(2)治疗后乳腺 MRI:左乳中央区肿块缩小(见图 12‐17,箭头所示),基本退缩,内部腺体结构紊乱,增强后仅存少许点状强化灶;左侧乳头凹陷,皮肤略增厚。

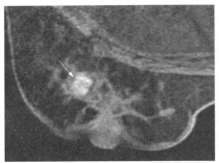
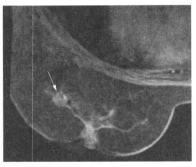

图 12‑16　治疗前乳腺 MRI 图像　　　图 12‑17　治疗后乳腺 MRI 图像

【PET/CT 图像表现】

（1）治疗前 ^{18}F‑FDG PET/CT：

左乳弥漫性腺体增厚，组织致密，^{18}F‑FDG 代谢增高，SUV_{max} 为 6.0（见图 12‑18，箭头所示）；左腋下多发肿大淋巴结，最大者约为 1.4 cm×1.0 cm，^{18}F‑FDG 代谢均增高，SUV_{max} 为 2.8；右乳未见异常；右腋下及双侧内乳、锁骨上未见明显肿大淋巴结及 ^{18}F‑FDG 代谢增高灶。

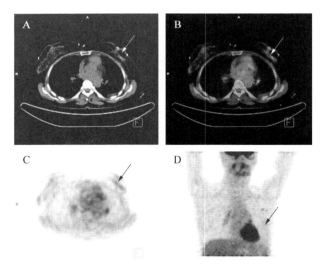

A—横断位 CT 图像；B—横断位 ^{18}F‑FDG PET/CT 融合图像；C—横断位 ^{18}F‑FDG PET 图像；D—颈胸部 ^{18}F‑FDG PET MIP 图像。

图 12‑18　左乳癌新辅助治疗前 ^{18}F‑FDG PET/CT 图像表现

（2）治疗后 ^{18}F‑FDG PET/CT：左乳腺体增厚较前不明显（见图 12‑19，箭头所示），^{18}F‑FDG 代谢趋于正常；左腋下淋巴结退缩，最大者约为

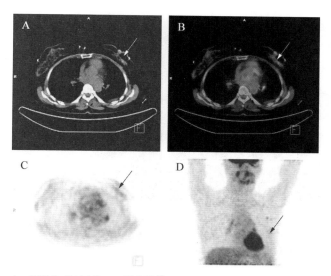

A—横断位 CT 图像;B—横断位^{18}F‐FDG PET/CT 融合图像;C—横断位^{18}F‐FDG PET 图像;D—颈胸部^{18}F‐FDG PET MIP 图像。

图 12‐19　左乳癌新辅助治疗后^{18}F‐FDG PET/CT 图像表现

0.7 cm×0.5 cm,^{18}F‐FDG 代谢程度降低,SUV_{max} 为 2.1。

（3）治疗前^{18}F‐FMISO PET/CT:左乳弥漫性腺体增厚(见图 12‐20,箭头所示),组织致密,未见^{18}F‐FMISO 摄取增高,靶本比为 0.87,提示左乳原发灶不乏氧。

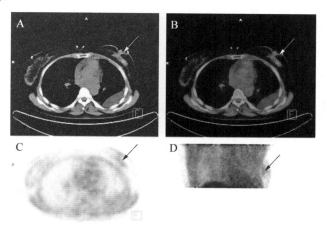

A—横断位 CT 图像;B—横断位^{18}F‐FMISO PET/CT 融合图像;C—横断位^{18}F‐FMISO PET 图像;D—颈胸部^{18}F‐FMISO PET MIP 图像。

图 12‐20　左乳癌新辅助治疗前^{18}F‐FMISO PET/CT 图像表现

（4）治疗后^{18}F‐FMISO PET/CT：左乳腺体增厚较前不明显（见图12‐21，箭头所示），未见^{18}F‐FDG代谢增高，靶本比为0.68。

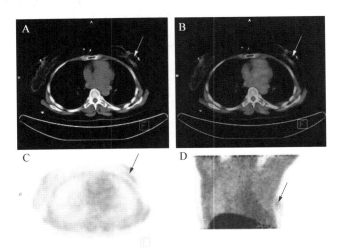

A—横断位 CT 图像；B—横断位^{18}F‐FMISO PET/CT 融合图像；C—横断位^{18}F‐FMISO PET 图像；D—颈胸部^{18}F‐FMISO PET MIP 图像。

图 12‐21　左乳癌新辅助治疗后^{18}F‐FMISO PET/CT 图像表现

【组织病理学】

空心针穿刺显示：左乳浸润性癌。免疫组化结果：ER(3＋)，PR(3＋)，NEU(＋)，Ki‐67(＋,30%)。

【点评】

该患者左乳癌经过新辅助治疗后完全缓解(CR)。具体点评见后。

乳腺癌 2

【简要病史】

患者女性,63 岁,左乳肿块 2 年余,近期逐渐增大。2012 年 6 月,于本院就诊,体检：左乳上方触及明显肿块,约 3 cm,质硬,边界不清,活动尚可；右乳(—),双侧腋下及双侧锁骨上淋巴结未扪及肿大。

【实验室检查】

（1）血常规：均正常。

（2）肿瘤标志物：CA12‐5 20.21 U/mL；CA15‐3 15.8 U/mL；AFP

2.10 U/mL；CEA 2.02 U/mL。

（3）肝、肾功能：均正常。

【其他影像学检查】

（1）治疗前乳腺超声：左乳实质占位，大小约为 2.5 cm×2.2 cm，BI-RADS 6；左腋下未见淋巴结影。钼靶提示：左乳中上方占位，BI-RADS 4C，左乳另见多发钙化灶。

（2）治疗后乳腺超声提示：左乳上方见 2.6 cm×2.1 cm 低回声，BI-RADS 6，左腋下未见淋巴结影。

【PET/CT 图像表现】

（1）治疗前¹⁸F-FDG PET/CT：左乳内上见实性结节影（见图 12-22，箭头所示），2.5 cm×2.5 cm，边界尚清，¹⁸F-FDG 代谢异常增高，SUV_{max}＝10.0；左腋下未见明显肿大淋巴结影及¹⁸F-FDG 代谢增高灶；右乳未见异常；右腋下及双侧内乳、锁骨上未见明显肿大淋巴结及¹⁸F-FDG 代谢增高灶。

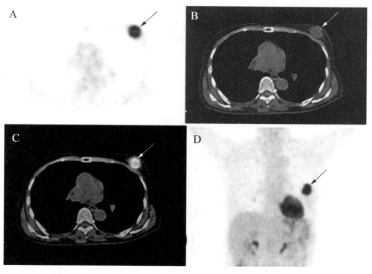

A—横断位¹⁸F-FDG PET 图像；B—横断位 CT 图像；C—横断位¹⁸F-FDG PET/CT 融合图像；D—颈胸部¹⁸F-FDG PET MIP 图像。

图 12-22　左乳癌新辅助治疗前¹⁸F-FDG PET/CT 图像表现

（2）治疗前¹⁸F-FMISO PET/CT：左乳实性结节（见图 12-23 A、C，箭头所示），¹⁸F-FMISO 摄取增高，靶本比为 1.60，提示左乳原发灶乏氧。

（3）治疗后¹⁸F-FMISO PET/CT：左乳实性结节未见明显缩小（见图 12-

23 B、D,箭头所示),仍为 2.5 cm×2.4 cm,^{18}F－FMISO 摄取增高,靶本比为 1.26。

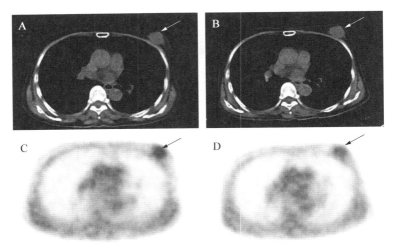

A—横断位治疗前 CT 图像;B—横断位治疗后 CT 图像;C—横断位治疗前^{18}F－FMISO PET 图像;D—横断位治疗后^{18}F－FMISO PET 图像。

图 12－23　左乳癌新辅助治疗前后^{18}F－FMISO PET/CT 图像表现

【组织病理学】

空心针穿刺显示:左乳浸润性癌。免疫组化结果:ER(2＋),PR(少＋,＜1%),NEU(3＋),Ki－67(＋,10%)。

【点评】

该患者疗效评价为 SD。^{18}F－FMISO 是一种放射性氟标记的硝基咪唑化合物,是乏氧功能成像的代表探针之一。^{18}F－FMISO 进入细胞后,在酶的作用下,有效基团(—NO$_2$)发生还原。在具有正常氧水平的细胞中,还原基团可重新被氧化为原有物质;而在乏氧细胞中,不能发生再氧化而滞留在组织中。^{18}F－FMISO 显示的肿瘤组织内稳定、慢性乏氧。以靶本比大于 1.4 为慢性乏氧的判断阈值。众多临床研究证实,^{18}F－FMISO 显示的慢性乏氧与放疗抵抗相关。本院第一次在临床研究中证实,雌激素受体阳性的乳腺癌,新辅助治疗前乏氧状态可以预测新辅助治疗疗效。病例 1 为不乏氧的患者,基线靶本比为 0.87,MRI 显示肿瘤范围约为 7 cm×3 cm,^{18}F－FDG 高代谢,SUV$_{max}$ 为 6.0,内分泌治疗后肿块明显缩小,MRI 显示肿瘤几乎完全消退,仅残留点状强化灶,^{18}F－FDG 代谢程度明显降低,SUV$_{max}$ 为 2.1,临床评价为完全缓解。病例 2 则相反,为一乏氧的患者,基线靶本比为 1.6,CT 可见边界清晰肿块,大小为 2.5 cm×2.5 cm,内分泌治疗后肿块未见明显变化,仍为 2.5 cm×2.4 cm,提示内分泌治疗无效。

¹⁸F-氟乙基酪氨酸(¹⁸F-FET)显像

脑胶质瘤

【简要病史】

患者女性,60 岁。2019 年 3 月因"步态不稳"就诊,脑部 MRI 显示右侧基底节区占位伴水肿。

【实验室检查】

无。

【其他影像学检查】

2019 年 5 月 15 日,本院 MRI:右侧基底节区及丘脑异常信号占位,伴水肿带形成,符合 MT 表现。

【PET/CT 图像表现】

患者接受瘤床及外放安全区域质子放疗 60 GyE/30 Fx,予肿瘤高危区域质子治疗 50 GyE/30 Fx,配合替莫唑胺 75 mg/m² qd 同期化疗。治疗前后的¹⁸F-FET PET/CT 对比图像如图 12-24 所示。

(1)治疗前:¹⁸F-FET 显像显示右侧基底节区、丘脑占位,3.6 cm×2.7 cm×4.7 cm,伴周围水肿,推挤中线左移,$SUV_{max}=4.3$,靶本比=4.3/1.1=3.9。

(2)放疗后 6 个月:¹⁸F-FET 显像显示病灶消散,仅残留环形¹⁸F-FDG 代谢增高影,范围为 3.0 cm×2.2 cm×3.4 cm,$SUV_{max}=2.8$,靶本比=2.8/1.1=2.5;周围水肿带明显缩小。

【组织病理学】

组织学类型:病灶活检为右侧颞叶弥漫性高级别胶质瘤,胶质母细胞瘤表型,WHO Ⅳ 级。

免疫组化结果:GFAP(+),Olig2(+),P53(+),IDH1(−),Ki-67(+,20%)。

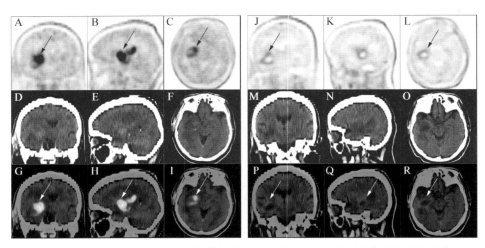

A～C—分别为质子放疗前冠状位、矢状位、横断位的 PET 图像;D～F—分别为质子放疗前冠状位、矢状位、横断位的 CT 图像;G～I—分别为质子放疗前冠状位、矢状位、横断位的 PET/CT 融合图像;J～L—分别为质子放疗后冠状位、矢状位、横断位的 PET 图像;M～O—为质子放疗后冠状位、矢状位、横断位的 CT 图像;P～R—分别为质子放疗后冠状位、矢状位、横断位的 PET/CT 融合图像。

图 12－24　脑胶质瘤质子放疗前后的 ¹⁸F－FET PET/CT 对比图像

【点评】

　　脑胶质瘤分级不同,治疗方法及预后也不同。低级别脑胶质瘤(WHO Ⅰ级和Ⅱ级)进展慢,治疗以手术为主,预后较好;高级别胶质瘤(WHO Ⅲ级和Ⅳ级)进展较快,手术往往无法切除全部病灶,需辅助术后放疗,预后较差。¹⁸F－FET 能够从蛋白水平对脑胶质瘤进行准确的分级诊断。大样本回顾性分析研究显示,高级别与低级别胶质瘤的靶本比均值之比为 3.3∶2.1,靶本比与胶质瘤分级呈正相关。本例患者为高级别胶质瘤(WHO Ⅳ级),靶本比＝3.9,与前述研究结果一致。患者经过质子放疗后 6 个月,再次进行¹⁸F－FET显像评估,显示肿瘤消散,¹⁸F－FET 代谢程度明显减轻,提示疗效佳。至本书结稿已随访 25 个月,无复发征象。

脑胶质瘤术后复发

【简要病史】

　　患者女性,32 岁。2013 年 6 月,患者因胶质瘤行右侧脑肿瘤切除术,术后放疗;后规律随访无殊。2018 年 3 月 13 日,外院 MRI:颅脑术后改变,右侧颞顶叶可见斑片状低信号,边界欠清,边缘稍有强化。

【实验室检查】

无。

【其他影像学检查】

2018 年 9 月 4 日,本院 MRI:右侧颞顶叶胶质瘤术后,术区囊实性占位,考虑复发,请结合临床。

【PET/CT 图像表现】

脑胶质瘤术后,右额叶局部不规则低密度影,放射性稀疏(术后改变),切缘脑组织略致密,约为 2.7 cm×2.2 cm,^{18}F-FET 摄取略增高,SUV_{max}＝3.6;周边伴水肿带(见图 12-25,箭头所示)。

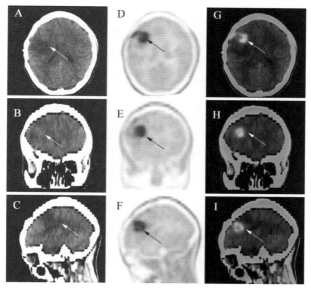

A～C—分别为横断位、冠状位、矢状位的 CT 图像;D～F—分别为横断位、冠状位、矢状位的 PET 图像;G～I—分别为横断位、冠状位、矢状位的 PET/CT 融合图像。

图 12-25　脑神经胶质瘤术后复发的 ^{18}F-FET PET/CT 图像

【组织病理学】

组织学类型:胶质母细胞瘤;WHO 分级:Ⅲ级或以上。免疫组化结果:IDH1(＋),ATRX-OPT(－),P53(＋),GFAP(＋),Olig2(＋),H3k27M(＋),H3K27ME3(＋),CD34(－),EGFvⅢ(－),Ki-67(＋,40%)。

【点评】

神经胶质瘤是指由神经胶质细胞起源的肿瘤,包括星形细胞起源肿瘤、少突胶质细胞起源肿瘤、少突-星形细胞起源肿瘤、室管膜起源肿瘤、脉络丛起源肿瘤和其他神经胶质细胞起源肿瘤,不包括其余含有神经元成分的神经上皮组织起源肿瘤。临床表现以头疼最为常见,继而出现突发性癫痫;若颅压增高,则表现为头痛、恶心和呕吐以及嗜睡昏迷等症状;若肿瘤侵犯周围神经,则表现为语言困难、肢体无力等神经功能受损症状。病理组织学检查及免疫组化是诊断本病的主要方法。诊断时需与单发转移瘤、脑脓肿、恶性淋巴瘤等相鉴别。^{18}F–FET 显像是属于氨基酸代谢显像,通过靶向氨基酸转运体,探测肿瘤细胞中氨基酸浓度,反映肿瘤细胞的代谢,^{18}F–FET 显像能很好地弥补 ^{18}F–FDG 脑显像的不足。

第 13 章
^{68}Ga 类

刘　畅　孙玉云　宋少莉　顾丙新　刘　菲　刘晓晟　徐俊彦

^{68}Ga-前列腺特异性膜抗原(^{68}Ga - PSMA)显像

弥补^{18}F - FDG PET/CT 前列腺癌评估的不足

【简要病史】

患者男性,65 岁,尿频 1 年余,肉眼血尿 2 周。

肛门指检:前列腺Ⅱ增大,质硬,边界不清,双侧腹股沟、腋下及锁骨区等浅表部位未触及肿大淋巴结。

【实验室检查】

(1) 尿常规:尿隐血(2+)。

(2) 肿瘤标志物:TPSA 101 ng/mL;CA19 - 9、CA12 - 5、CEA、AFP 均为阴性。

【其他影像学检查】

本院盆腔 MRI:前列腺体积增大,信号混杂,MT 可能,精囊腺受累局部伴出血;腹膜后、两侧髂血管旁数枚淋巴结,随访。

【PET/CT 图像表现】

前列腺增大,^{68}Ga - PSMA 显像(见图 13 - 1 A~C,箭头所示)见中央腺体区及两侧外周带多处高表达病灶,$SUV_{max} = 7.0$;^{18}F - FDG 显像(见图 13 - 1 E~G,箭头所示)仅见左侧外周带高代谢病灶,$SUV_{max} = 7.2$;右侧锁骨上、腹膜后、髂血管旁见多发肿大淋巴结,^{68}Ga - PSMA 显像均见高表达,$SUV_{max} = 15.9$,但多处转移灶在^{18}F - FDG 显像表现为低代谢,$SUV_{max} = 2.0$。

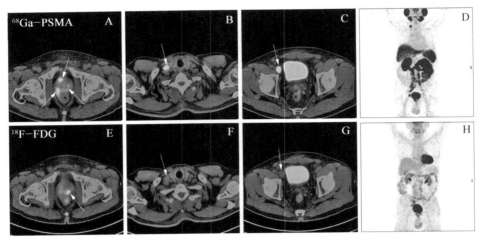

A~C—⁶⁸Ga-PSMA-11 PET/CT 融合横断位图像；D—⁶⁸Ga-PSMA-11 全身 PET MIP 图像；E~
G—¹⁸F-FDG PET/CT 融合横断位图像；H—¹⁸F-FDG 全身 PET MIP 图像。

图 13-1　前列腺癌⁶⁸Ga-PSMA-11 和¹⁸F-FDG PET/CT 图像

【组织病理学】

经直肠前列腺穿刺，病理学结果：前列腺矢状面尖部、中部、底部，外侧面
尖部、中部、底部均见腺泡腺癌，Gleason 评分均为 4+4=8。

右侧锁骨上淋巴结穿刺，病理学结果：转移性癌。免疫组化结果符合前
列腺癌转移。

【点评】

本例患者血尿起病，血清 TPSA 明显升高，通过¹⁸F-FDG 及⁶⁸Ga-PSMA
联合显像诊断为前列腺癌伴全身多发淋巴结转移，影像学分期提示为
cT4N2M2，为高负荷转移性激素敏感性前列腺癌，选择的治疗方式为内分泌全身
治疗。若仅行¹⁸F-FDG 显像，转移淋巴结由于¹⁸F-FDG 低代谢而漏诊，误导临
床采用局部治疗为主的治疗手段，对诊疗决策及患者预后产生不利影响。

前列腺特异性膜抗原（prostate-specific membrane antigen，PSMA）是由
前列腺上皮细胞分泌的一种 100 KD 的 II 型跨膜糖蛋白，具有叶酸水解酶和
N-乙酰基化 α-连接的酸性二肽酶（NAALADase）活性。PSMA 几乎在所有
的前列腺癌及其转移灶中表达增高，且在低分化、转移性和雄激素非依赖型前
列腺癌细胞中的表达进一步增加，比正常或增生前列腺、肾脏、肠道等正常组
织中的表达水平要高 1 000 倍以上，是前列腺癌诊断和治疗的理想靶点。近年
来，已有数十种核素标记的靶向 PSMA 小分子用于分子影像，PSMA 的小分

子抑制剂以其合适的相对分子质量、较快的血液学清除率、优质的显像效果和低廉的价格成为前列腺癌临床分子影像研究使用的主流。

早期诊断及阿比特龙治疗后评价

【简要病史】

患者男性,65 岁,尿急、尿频 2 年余。

肛门指检:前列腺Ⅲ增大,质硬,边界不清,双侧腹股沟、腋下及锁骨区等浅表部位未触及肿大淋巴结。

【实验室检查】

(1)尿常规:尿隐血(3+)。

(2)肿瘤标志物:TPSA 12.20 ng/mL。

【其他影像学检查】

外院 MRI:前列腺癌伴双侧髂血管旁及腹股沟淋巴结转移可能。

本院骨扫描:T6 椎体左缘小灶性 ^{18}F - FDG 代谢增高。

【PET/CT 图像表现】

治疗前:前列腺明显增大(见图 13 - 2 B,箭头所示),最大横截面约为 5.8 cm×5.1 cm,整体弥漫性 ^{68}Ga - PSMA 高表达,SUV_{max}=11.6,累及两侧

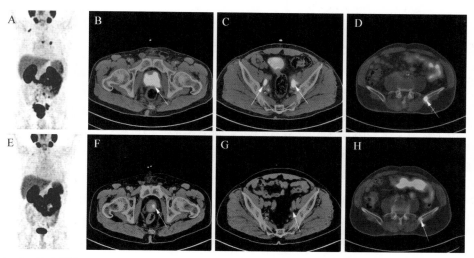

A～D—治疗前 ^{68}Ga - PSMA - 11 PET/CT 图像;E～H—治疗后 ^{68}Ga - PSMA - 11 PET/CT 图像。

图 13 - 2 治疗前后前列腺癌 ^{68}Ga - PSMA - 11 PET/CT 图像

精囊腺及膀胱;左侧肺门、腹膜后、两侧髂血管旁多发淋巴结转移(见图 13 - 2 C,箭头所示);右侧第 2 肋骨、T6、左侧髂骨未见明显骨质异常,但均见局灶性^{68}Ga - PSMA 高表达,SUV_{max}=11.2(见图 13 - 2 D,箭头所示)。

阿比特龙治疗 3 个月后:前列腺体积明显缩小(见图 13 - 2 F,箭头所示),仅左侧外周带见小灶性^{68}Ga - PSMA 高表达;原左侧肺门、腹膜后、两侧髂血管旁多发肿大淋巴结基本消退(见图 13 - 2 G,箭头所示),仅残余左侧髂血管旁两枚微小淋巴结^{68}Ga - PSMA 表达轻度增高;原右侧第 2 肋骨、T6、左侧髂骨见明显成骨性改变(见图 13 - 2 H,箭头所示),均未见^{68}Ga - PSMA 表达增高。

【组织病理学】

治疗前经直肠前列腺穿刺,病理学结果:前列腺两侧叶矢状面、外侧面均见腺泡腺癌,Gleason 评分均为 5＋5＝10。免疫组化结果:PTEN(＋),CgA(－),Syn(－),Ki - 67(＋,约 70％)。随即开始阿比特龙＋亮丙瑞林治疗,治疗 3 个月后 TPSA 下降为 0.4 ng/mL。

【点评】

本例患者膀胱刺激症状明显,血清 TPSA 明显升高,通过常规影像学手段可以发现前列腺癌伴双侧髂血管旁、腹股沟淋巴结转移。^{68}Ga - PSMA - 11 PET/CT 检查后,额外发现多处骨骼^{68}Ga - PSMA 高表达,但 CT 及骨扫描均未见明显转移证据。病理免疫组化 Ki - 67 增殖指数 70％提示肿瘤具有高度侵袭性,故早期采用阿比特龙联合亮丙瑞林治疗。治疗 3 个月后,TPSA 明显下降,复查^{68}Ga - PSMA - 11 PET/CT 显像发现前列腺及转移淋巴结病灶均有不同程度的好转,且之前骨转移病灶出现明显的成骨性改变,^{68}Ga - PSMA 表达也趋于正常,提示肿瘤活性受抑。

初诊前列腺癌的分期多采用传统影像的评估方法,近期随着^{68}Ga - PSMA 分子影像的出现,越来越多的数据证实对初诊中高危的前列腺癌应该采用^{68}Ga - PSMA PET/CT 进行分期。本例治疗前 MRI、骨扫描均未提示明确的骨转移,但^{68}Ga - PSMA - 11 PET/CT 发现多处骨 PSMA 高表达病灶,阿比特龙治疗 3 个月后 CT 图像上才出现骨质密度的改变,即^{68}Ga - PSMA 影像可以早于常规影像发现转移。此外,^{68}Ga - PSMA 分子影像是否可以进行疗效评价既往还是存在争议的,本例通过 3 个月的阿比特龙治疗,病灶明显缩小且^{68}Ga - PSMA 表达程度下降,结合临床膀胱症状好转、TPSA 下降,肯定了通过^{68}Ga - PSMA 分子影像可以进行疗效的判断,为临床进一步的诊疗决策提供了数据支持。

生化复发的再分期

【简要病史】

患者男性，56 岁。3 年前行前列腺癌根治手术，病理本院会诊结果：腺泡腺癌合并导管内癌，Gleason 评分为 4＋3（ISUP 分组 3）。

【实验室检查】

肿瘤标志物：TPSA 0.372 ng/mL。

【其他影像学检查】

胸腹部增强 CT、盆腔 MRI 及 ^{99m}Tc‐MDP 全身骨扫描结果均为阴性。

【PET/CT 图像表现】

左侧髂血管旁一枚小淋巴结，短径约为 0.6 cm（见图 13‐3，箭头所示），^{68}Ga‐PSMA 表达异常增高，$SUV_{max}＝7.5$；全身其他部位未见 ^{68}Ga‐PSMA 表达异常。

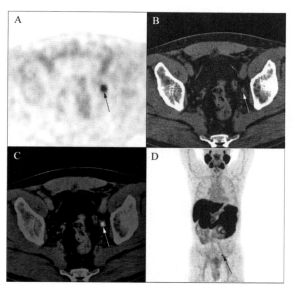

A—横断面 PET 图像；B—横断面 CT 图像；C—横断面 PET/CT 融合图像；D— ^{68}Ga‐PSMA 全身 PET MIP 图像。

图 13‐3 前列腺癌生化复发 ^{68}Ga‐PSMA PET/CT 图像

【组织病理学】

手术方式：挽救性盆腔淋巴结清扫。

病理结果：左侧髂血管旁一枚淋巴结转移，PSA（＋），PSMA（＋），CgA（－），Syn（－）。

【点评】

本例转移淋巴结短径小于 1.0 cm，且无明显强化，故常规盆腔 MRI 及 CT 未考虑转移，但患者前列腺癌根治术后 3 年，PSA 升高符合生化复发标准，发现^{68}Ga-PSMA 高表达病灶并在排除生理性摄取后，首先需考虑转移性病灶。鉴别诊断需要考虑淋巴结炎性增生，炎性增生好发于纵隔、两侧肺门、腋窝及腹股沟区，常呈对称性分布，密度可稍高，且一般无^{68}Ga-PSMA 表达。本例经^{68}Ga-PSMA PET/CT 检查后发现相关病灶，从生化复发转变为临床复发，为后续的精准治疗提供指导。

前列腺癌根治治疗后生化复发标准：根治性手术后 PSA＞0.2 ng/mL，根治性放疗后 PSA＞2 ng/mL。不可根据肿瘤标志物参考报告上的参考值范围，容易产生误导。^{68}Ga-PSMA PET/CT 在 PSA 0.2～1 ng/mL、1～2 ng/mL 以及 PSA＞2 ng/mL 水平对于前列腺癌转移灶的检出率分别为 58％、76％以及 86％，较胆碱 PET/CT 在同水平 PSA 可检测出更多的转移病灶，并可发现常规影像学检查（CT 或 MRI）所不能发现的额外转移灶。在^{68}Ga-PSMA 检查所发现的阳性淋巴结患者中，72％～78％的转移淋巴结未能被常规 CT 或 MRI 识别，而这些未能识别的病灶平均直径小于 8 mm。在检测远处转移灶的能力上，^{68}Ga-PSMA 检查的检出率为 11.4％～41.1％。因此，根据 2020 年欧洲泌尿学会（European Association of Urology，EAU）发布的前列腺癌诊疗指南，对前列腺癌根治治疗后生化复发患者，推荐应用^{68}Ga-PSMA PET/CT 检查[33]。

双原发肿瘤鉴别转移来源

【简要病史】

患者男性，71 岁。9 年前左肺癌根治术，术后病理为腺癌，行辅助放化疗。2 年前尿频，TPSA＝201 ng/mL，检查发现前列腺占位，前列腺穿刺病理 Gleason 评分为 4＋4，给予内分泌治疗至今（曲普瑞林＋阿比特龙）。

【实验室检查】

近半年内 TPSA 一直维持在 0.03 ng/mL 左右；近 1 周 TPSA 上升为 1.5 ng/mL；CEA 12.34 U/mL；CA19-9、CA12-5、AFP 均为阴性。

【其他影像学检查】

复查 CT：左侧肾上腺结节。

^{99m}Tc - MDP 骨扫描：左侧股骨 ^{18}F - FDG 代谢增高。

【PET/CT 图像表现】

左侧支气管残端及前列腺未见明显异常密度影及 ^{68}Ga - PSMA 表达增高灶；骶骨及左侧股骨骨质密度未见明显异常，局灶性 ^{68}Ga - PSMA 高表达（见图 13 - 4 B、C、E、F，箭头所示），首先考虑前列腺癌来源；左侧肾上腺结节，直径约为 1.5 cm，未见 ^{68}Ga - PSMA 表达增高（见图 13 - 4 D、G，箭头所示），良性病变或肺癌来源转移可能。

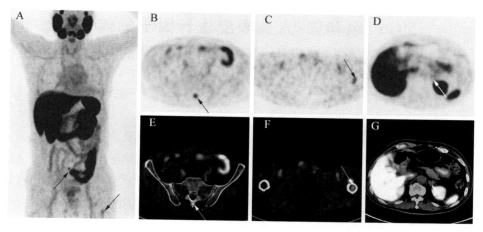

A—^{68}Ga - PSMA 全身 PET MIP 图像；B～D—横断位 PET 图像；E～G—横断位 PET/CT 融合图像。

图 13 - 4 ^{68}Ga - PSMA PET/CT 鉴别转移灶来源图像

【组织病理学】

临床处理：左侧肾上腺＋左侧股骨穿刺。

病理结果：左侧股骨转移性腺癌，结合免疫组化结果，符合前列腺癌来源；左侧肾上腺结节转移性腺癌，结合免疫组化结果，符合肺癌来源。

【点评】

多原发恶性肿瘤在临床并不少见，一旦出现肿瘤转移，临床治疗的首要任务就是要明确来源于哪个肿瘤。患者存在肺癌、前列腺癌双原发肿瘤病史。本次复查出现左侧肾上腺结节及两处可疑骨转移病灶。虽然前列腺癌肾上腺转移较少见，但骨转移来源于此两种肿瘤均十分常见，病灶性质及来源是亟需解决的问题,因为会对进一步的治疗方案产生影响。本例两处骨转移灶均见 ^{68}Ga-PSMA 明显高表达,虽然 ^{68}Ga-PSMA 可以在肾脏、小肠、新生血管等处高表达,但较前列腺癌水平明显降低,仅为 1/1 000~1/100,并且肺部未见明显异常,纵隔、肺门淋巴结亦未见明显转移征象,故本例首先考虑骨转移灶来源于前列腺癌。而左侧肾上腺病灶未见明显 ^{68}Ga-PSMA 高表达,但由于左侧肺癌病史,需要考虑肺癌来源转移或腺瘤等良性病变。^{68}Ga-PSMA 分子影像在鉴别前列腺癌和其他系统恶性肿瘤时特异性为 94.5%,在鉴别前列腺癌和其他尿路上皮癌时特异性为 82.9%。所以本例通过 ^{68}Ga-PSMA 分子影像的检查,成功鉴别出了转移灶来源,为后续治疗指明了方向。

^{68}Ga-亲和体-人类表皮生长因子受体-2 (^{68}Ga-Affibody-HER-2)显像

乳腺癌肝转移

【简要病史】

患者女性,53 岁,2017 年 3 月 13 日于外院行左乳癌肿块扩大切除术。病理:(左乳)黏液癌。IHC:ER(>90%,3+),PR(约 80%,中+),HER-2(-),Kidney7(约 50%,+)。2019 年 CT 提示左肺下叶类圆形结节。外院行胸腔镜下左肺下叶楔形切除术。本院病理会诊咨询意见:(左下肺)低分化癌,符合乳腺癌转移。免疫组化结果:ER(+,80%,强),PR(+,80%,强),HER-2(+),FISH 有扩增。

【实验室检查】

(1)血常规:未见异常。

(2)肿瘤标志物:CA12-5、CA15-3 和 CEA 均为阴性。

【其他影像学检查】

外院复查提示肝脏近膈顶部低密度灶,直径约为 1.0 cm,增强后环形强化。

【PET/CT 图像分析】

左下肺切缘旁致密影,未见放射性摄取增高。肝脏近膈顶部低密度灶,直径约为 1.0 cm,^{18}F-FDG 代谢和 HER-2 放射性摄取均增高,^{18}F-FDG SUV$_{max}$=9.2(见图 13-5,A~C),HER-2 SUV$_{max}$=10.4(见图 13-5,D~F),肝脏余处未见异常放射性摄取增高灶。

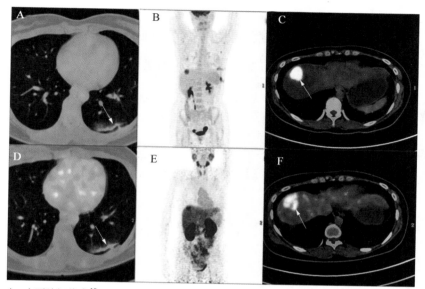

A—左下肺切缘旁¹⁸F‐FDG PET/CT 融合图；B—¹⁸F‐FDG PET MIP 图；C—肝转移灶
¹⁸F‐¹⁸F‐FDG PET/CT 融合图；D—左下肺切缘旁⁶⁸Ga-Affibody-HER‐2 PET/CT 融合图；
E—⁶⁸Ga-Affibody-HER‐2 MIP 图；F—肝转移灶⁶⁸Ga-Affibody-HER‐2 PET/CT 融合图。

图 13‐5　乳腺癌肝转移¹⁸F‐FDG 及⁶⁸Ga-Affibody-HER‐2 PET/CT 图

【组织病理】

肝穿刺病理提示低分化癌，符合乳腺癌转移。免疫组化结果：ER(＋，90％，强)，PR(＋，90％，强)，HER‐2(2＋)，FISH 有扩增。

【点评】

HER‐2(人类表皮生长因子受体‐2)是一种原癌基因，在细胞生长因子信号传导途径中起关键作用。20％～30％的乳腺癌患者属于 HER‐2 阳性患者，该类患者较容易出现复发转移。常用的 HER‐2 检测方法有免疫组化和 FISH，若免疫组化检测结果为"3＋"或 FISH 检测呈阳性，则为 HER‐2 阳性。但是 HER‐2 转移灶具有高度异质性，且活检组织仅可反应病灶局部 HER‐2 表达情况，具有一定的局限性。

本例患者通过¹⁸F‐FDG 及⁶⁸Ga-Affibody-HER‐2 联合显像诊断为右乳癌术后肝转移。选择的治疗方式为 PCH 治疗 1 程和 PCHP 治疗 7 程，后 MRI 评价肝脏病灶较前明显缩小。该患者也选择肝脏穿刺，病理提示 HER‐2 表达阳性，进一步表明本探针可以无创、实时监测 HER‐2 表达情况，为 HER‐2 阳性患者提供新型、无创的检查方法，指导临床个体化治疗。

^{68}Ga-成纤维细胞活化蛋白抑制剂（^{68}Ga-FAPI）显像

孤立性纤维性肿瘤

【简要病史】

患者男性，47岁。在无明显诱因下出现右侧腹股沟疼痛1月余，阵发性，并于大腿内侧触及肿块。

【实验室检查】

无。

【其他影像学检查】

无。

【PET/CT 图像表现】

PET/CT 显像提示：右侧大腿根部软组织肿块，大小约为 6.6 cm×5.2 cm×6.9 cm，^{68}Ga-FAPI 摄取弥漫性增高，$SUV_{max}=15.3$（见图 13-6 A～C，箭头所示），^{18}F-FDG 代谢呈不均匀性增高，$SUV_{max}=8.1$（见图 13-6 D～F，箭头所示）；双肺、肝脏、右侧臀中肌及全身骨多发转移灶，^{68}Ga-FAPI 摄取明显增高，但仅少数病灶^{18}F-FDG 代谢增高，^{68}Ga-FAPI 显像所见病灶

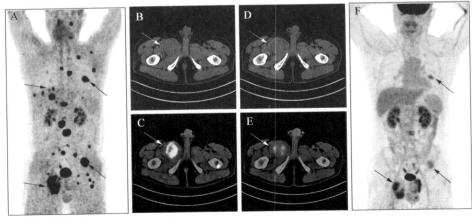

A、F—全身 PET MIP 图像；B、D—横断位 CT 图像；C、E—横断位 PET/CT 融合图像。

图 13-6　孤立性纤维性肿瘤的^{68}Ga-FAPI 及^{18}F-FDG PET/CT 图像

明显多于^{18}F – FDG。

【组织病理学】

病理会诊结果：（右大腿内侧肿物）梭形细胞肿瘤，结合免疫组化结果，考虑孤立性纤维性肿瘤可能性比较大。

免疫组化结果：AE1/AE3（＋），CD34（＋），STAT6（＋），a – SMA（－），S – 100（－），SOX10（－），H3K27Me3（＋），desmin（－），myogenin（－），MyoD1（－），Ki – 67（＋，局部 20％～30％）。

【点评】

^{68}Ga – FAPI 是一种新型广谱肿瘤特异性探针，其前体成纤维细胞活化蛋白抑制剂（fibroblast activation protein inhibitor，FAPI）和 FAP 蛋白特异性结合，可以反映 FAP 表达情况。FAP 是一种 Ⅱ 型膜结合糖蛋白，具有二肽肽酶和肽链内切酶活性，与肿瘤的发生发展、迁移、扩散有关。FAP 在肿瘤相关的成纤维细胞和细胞外纤维组织中呈高表达，包括乳腺癌、肠癌、胰腺癌等 90％以上上皮源性的肿瘤。同时，FAP 在一些骨软组织肿瘤细胞表面也呈高表达，包括纤维肉瘤、平滑肌肉瘤、骨肉瘤等。

本例患者病理诊断为孤立性纤维性肿瘤，临床上常规^{18}F – FDG 对孤立性纤维性肿瘤原发灶和转移灶的检测均不够灵敏，且病灶靶本比较低；而^{68}Ga – FAPI 不仅能够灵敏地检测出原发灶和转移灶，还能够提供较高的靶本比，为靶向 FAP 的核素治疗奠定了坚实的基础。

高分化脂肪肉瘤复发

【简要病史】

患者女性，36 岁，2017 年 1 月，外院行腹膜后肿瘤切除术，术后病理示：高分化脂肪肉瘤。2018 年 9 月 28 日，外院再次行"腹膜后肿瘤＋右肾切除术"，术后病理提示：高分化脂肪肉瘤，肿瘤侵犯肠壁浆膜面。2021 年 4 月来本院就诊，行 PET/CT 检查。

【实验室检查】

无。

【其他影像学检查】

外院 MRI：右侧腹膜后肿物术后，术区右侧腰大肌旁复发灶可能大。

【PET/CT 图像表现】

腹膜后高分化脂肪肉瘤术后,右肾术区脂肪密度影,范围约为 3.7 cm×2.1 cm,^{68}Ga - FAPI 摄取异常增高,SUV$_{max}$＝5.7,未见^{18}F - FDG 代谢增高;右侧上腹壁多处致密影,^{68}Ga - FAPI 摄取增高,SUV$_{max}$＝5.0,未见^{18}F - FDG 代谢增高(见图 13 - 7,箭头所示)。

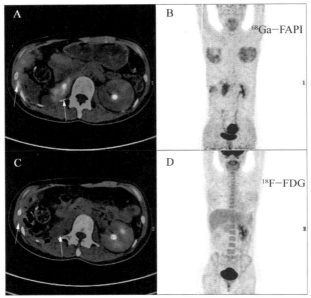

A—横断位^{68}Ga - FAPI PET/CT 融合图像;B—^{68}Ga - FAPI PET MIP 图像;C—横断位^{18}F - FDG PET/CT 融合图像;D—^{18}F - FDG PET MIP 图像。

图 13 - 7　高分化脂肪肉瘤的^{68}Ga - FAPI 及^{18}F - FDG PET/CT 图像

【组织病理学】

无。

【点评】

FAP 在一些骨软组织肿瘤细胞表面呈高表达,包括纤维肉瘤、平滑肌肉瘤、脂肪肉瘤、骨肉瘤等。正常组织中的成纤维细胞无 FAP 表达或表达较低,因此,FAP 可被特异性地用于识别肿瘤相关的成纤维细胞。脂肪肉瘤是成人最常见的软组织肉瘤,一般将脂肪肉瘤分为 4 型:黏液样脂肪肉瘤、圆细胞型脂肪肉瘤、多形性脂肪肉瘤、高分化脂肪肉瘤,此外还可以有混合型。高分化脂肪肉瘤是恶性程度较低的脂肪肉瘤,治疗的主要方法是手术扩大切除,手术后需要配合化疗和放疗,防止肿瘤复发。临床上常规^{18}F - FDG 对高分化脂肪肉瘤原发灶和转移灶的检测均不够灵敏,且病灶靶本比较低,而^{68}Ga - FAPI不仅能够灵敏地检测出原发灶和转移灶,还能够提供较高的靶本比。本例中患者右肾术区及右侧上腹壁复发,^{68}Ga - FAPI 高摄取,而未见^{18}F - FDG 代谢,^{18}F - FDG PET/CT 显像出现假阴性。

胰腺癌

【简要病史】

患者男性,57 岁,腹泻月余,近 3 个月渐进性消瘦 7.5 kg。

【实验室检查】

肿瘤标志物:CA19 - 9 5.52 U/mL;CA12 - 5 90.50 U/mL;CA15 - 3 4.64 U/mL;CA72 - 4 <1.50 U/mL;CA50 3.47 IU/mL;CA24 - 2 5.25 U/mL;AFP 1.71 ng/mL;CEA 1.06 ng/mL;NSE 7.48 ng/mL。

【其他影像学检查】

外院 CT 提示胰颈部癌侵犯门静脉、脾动静脉、肠系膜上静脉、腹腔干以及分支,周围淋巴结、大网膜转移,少量腹水。

【PET/CT 图像表现】

胰体病灶^{18}F - FDG 代谢轻度增高,SUV_{max}＝4.3,FAP 表达异常增高,SUV_{max}＝21.3;腹腔多发淋巴结肿大,部分^{18}F - FDG 代谢增高,SUV_{max}＝3.9,但 FAP 明显高表达,SUV_{max}＝17.6。^{68}Ga - FAPI 显像所见病灶明显多于^{18}F - FDG(见图 13 - 8,箭头所示)。

【组织病理学】

在全麻下行"腹腔镜下胰腺肿瘤活检＋腹腔镜探查",标本可见(胰腺肿瘤)纤维脂肪组织内中分化腺癌,(网膜结节)纤维结缔组织中见中分化腺癌。

【点评】

FAP 在肿瘤相关的成纤维细胞和细胞外纤维组织(占 90％肿瘤质量)中呈高表达,包括乳腺癌、肠癌、胰腺癌等 90％以上上皮源性的肿瘤。胰腺癌,特别是黏液腺癌,在临床上常规^{18}F - FDG PET/CT 显像并不够灵敏,并存在假阴性的情况,这与肿瘤内含有大量黏液成分、实质成分较少,以及肿瘤细胞葡萄糖转运蛋白 - 1(GLUT - 1)缺失有关。而新型显像剂^{68}Ga - FAPI 不仅能够灵敏地检测出胰腺原发灶和淋巴结转移灶,并提供较高的靶本比,它在正常组

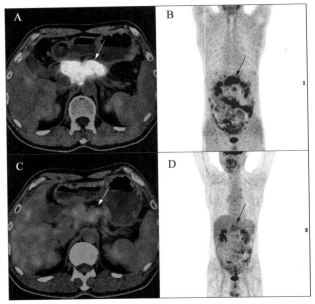

A—横断位^{68}Ga—FAPI PET/CT 融合图像;B—^{68}Ga－FAPI PET MIP 图像;C—横断位^{18}F－FDG PET/CT 融合图像;D—^{18}F－FDG PET MIP 图像。

图 13－8 胰腺癌的^{68}Ga－FAPI 及^{18}F－FDG PET/CT 图像

织中始终很少且基本稳定,脑和肝脏本底较低,几乎无肠道生理性摄取。这些优点使^{68}Ga－FAPI 在多种恶性肿瘤的诊断与治疗方面具有广阔前景。

^{68}Ga－生长抑素受体(^{68}Ga－SSTR)显像

胰腺神经内分泌肿瘤肝多发转移

【简要病史】

患者男性,64 岁,上腹痛 2 年余。2019 年 11 月,当地医院就诊,B 超结果提示:胰头占位,恶性可能;肝内多发转移可能。

【实验室检查】

肿瘤标志物: PROGRP 297.00 pg/mL;AFP 40.90 ng/mL;NSE 71.30 ng/mL;CA19－9、CA12－5、CA15－3、CA72－4、CA50、CA24－2、CEA 均为阴性。

【其他影像学检查】

（1）胸部 CT：左肺上叶结节伴钙化灶，考虑为陈旧性病变。

（2）上腹部增强 MRI：胰头恶性肿瘤伴肝脏多发转移（胰头肿块，约 6.8 cm×5.1 cm，T1WI 等信号，T2WI 不均匀高信号，增强后不均匀强化，肝脏多发结节，T1WI 低信号，T2WI 稍高信号，增强后不均匀强化）；胆囊结石。

【PET/CT 图像表现】

^{68}Ga – DOTATATE 显像示胰头混杂密度影（见图 13 – 9，箭头所示），约为 6.1 cm×5.3 cm，边界尚清，与周围血管分界不清，内见钙化灶，^{68}Ga – DOTATATE 摄取异常增高，SUV$_{max}$＝61.8，中央更低密度区，放射性分布缺损；肝两叶多发略低密度灶（见图 13 – 9，箭头所示），最大者直径约为 4.1 cm，^{68}Ga – DOTATATE 摄取异常增高，SUV$_{max}$＝43.3。

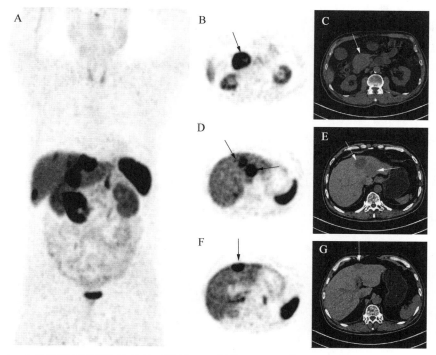

A—全身 PET MIP 图像；B、D、F—横断位 PET 图像；C、E、G—横断位 CT 图像。

图 13 – 9 胰腺神经内分泌肿瘤肝多发转移的^{68}Ga – DOTATATE PET/CT 图像

【组织病理学】

病理学结果：（肝脏）神经内分泌肿瘤，考虑 NET G3。

免疫组化结果：肿瘤细胞 AE1/AE3(＋)，Syn(＋)，CgA(＋)，Hep－1(－)，Arg－1(－)，Ki－67(＋,50％)。

【点评】

功能影像在神经内分泌瘤(neuroendocrine tumor，NET)的定位、分期及复发监测中起到越来越重要的作用。80％～100％分化良好的 NET 细胞膜表面特征性高表达生长抑素受体(somatostatin receptor，SSTR)，尤其是 SSTR2。生长抑素类似物(somatostatin analog，SSA)与 SSTR 特异性高亲和力的结合使核素标记 SSA 用于 NET 的诊断与治疗成为可能。近 20 年来，单光子的 SRS 示踪剂正逐渐被诊断效能更高的正电子核素标记的 SSA 所取代，包括 DOTATATE、DOTANOC 和 DOTATOC,最常用的标记核素为镓－68(^{68}Gallium,^{68}Ga),有 Meta 分析显示^{68}Ga－SSAs 诊断 NET 的合并灵敏度和特异性分别为 93％和 96％。^{68}Ga－DOTATATE 病灶检出率为 95.1％,在此基础上改变了 1/3 患者的治疗决策。2016 年 6 月,^{68}Ga－DOTATATE(NETSPOT)被 FDA 批准作为 NET 显像剂。对于胰腺 NET，^{68}Ga－SRS 及^{68}Ga－SSTR PET/CT 主要用于定位常规影像学检查或超声内镜没能发现的胰腺原发肿瘤。对于胃肠胰的 NET，^{68}Ga－SSTR PET/CT 主要用于 G1、G2 肿瘤的定性、分期、随访以及指导肽受体－放射性核素治疗(peptide receptor radionuclide therapy，PRRT)的筛选。

甲状腺髓样癌术后复发

【简要病史】

患者女性,40 岁。2 年多前行"右侧甲状腺癌改良根治术＋左侧甲状腺腺叶切除术",病理提示：(甲状腺右叶)髓样癌,(甲状腺左叶)结节性甲状腺肿；右Ⅵ区淋巴结(5/6,＋)；右Ⅱ、Ⅲ、Ⅳ区淋巴结(2/3,＋)。术后予口服优甲乐治疗,术后半年复查发现右颈部淋巴结,考虑转移,遂行"右侧颈淋巴结清扫术＋右Ⅵ区淋巴结清扫",病理提示：右颈淋巴结(5/33)见癌转移。本院 B 超提示：右侧下颈部淋巴结,怀疑转移可能。进一步行细针穿刺提示：(右Ⅳ区淋巴结)见淋巴细胞,少量成簇状小圆形细胞,癌不能排除；(右颌下淋巴结)见少量淋巴细胞,未见恶性依据。

【实验室检查】

肿瘤标志物：CT 37.46 pg/mL；CEA 2.10 ng/mL；FT3 4.09 pmol/L；

FT4 18. 60 pmol/L；TSH 0. 082 5 mIU/L；HTG ＜0. 04 ng/mL；TgAb
1. 77 IU/mL；TPOAb ＜1 IU/mL。

【其他影像学检查】

颈部增强 CT：两侧甲状腺切除术后、右颈部术后，右侧颈部多发强化淋巴结，部分稍大，转移不排除，请结合临床及其他检查。

【PET/CT 图像表现】

⁶⁸Ga - DOTATATE 显像提示右甲状腺髓样癌术后，右侧甲状腺床见一小结节（见图 13 - 10，箭头所示），直径约为 0. 5 cm，⁶⁸Ga - DOTATATE 摄取增高，SUV_{max}＝6. 2；右颈Ⅴ区多发淋巴结，⁶⁸Ga - DOTATATE 摄取轻度增高，SUV_{max}＝1. 5。

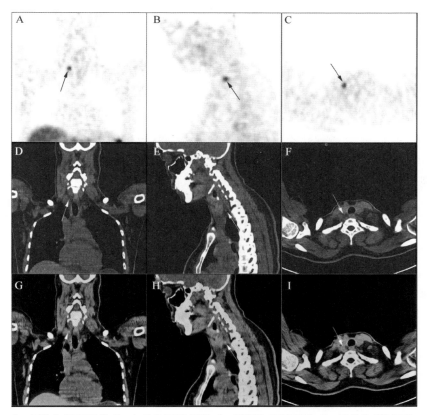

A—冠状位 PET 图像；B—矢状位 PET 图像；C—横断位 PET 图像；D—冠状位 CT 图像；E—矢状位 CT 图像；F—横断位 CT 图像；G—冠状位 PET/CT 融合图像；H—矢状位 PET/CT 融合图像；I—横断位 PET/CT 融合图像。

图 13 - 10　甲状腺髓样癌复发的⁶⁸Ga - DOTATATE PET/CT 图像

【组织病理学】

再次手术所见：右甲状腺残叶结节灶约 0.5 cm，质硬，界不清；右颈 V 区可及多发肿大淋巴结，最大径为 1.0 cm，无明显外侵。

病理学结果：（右甲残叶）结合酶标结果，符合髓样癌残留。

免疫组化结果：TG（－），TTF1（＋），Syn（＋），CD56（＋），CEA（＋），CK19（部分＋），PAX8（部分弱＋），Calcitonin（部分＋）。（右颈 V 区）淋巴结（0/8）未见癌转移。

【点评】

甲状腺髓样癌（medullary thyroid cancer，MTC）约占甲状腺恶性肿瘤的 4%，起源于甲状腺 C 细胞，即滤泡旁细胞，可以分泌降钙素，是神经内分泌肿瘤的一种。甲状腺髓样癌具有生物学行为多样的特征，可表现为惰性肿瘤或高侵袭性肿瘤，常伴有激素相关症状。与甲状腺乳头状癌相比，MTC 发病年龄较轻，早期容易发生颈部淋巴结转移，而且术后易复发，预后较差，故临床上 MTC 与甲状腺乳头状癌的手术方式与淋巴结清扫范围均不同，术前准确地诊断对治疗决策的确定至关重要。降钙素被认为是诊断 MTC 及其术后随访监测中最敏感的指标，其浓度常与肿瘤负荷相关，同时也反映了 MTC 的分化程度。临床上，降钙素升高还可见于非 MTC 疾病，包括细菌感染、严重疾病状态、甲旁亢引起的高钙血症、肾功能不全、自身免疫性甲状腺炎等。此外，若临床观察到部分患者血清 CEA 水平不断升高，但血清降钙素水平保持不变或降低，常被认为是 MTC 分化差的一种表现。血清降钙素和 CEA 的倍增时间与生存、复发和手术与临床可检测复发之间的时间间隔等结果相关。大多数 MTC 是增殖活性低、分化良好的肿瘤，[18]F-FDG 多为低代谢，但对于上述 CEA 升高、分化程度差、高增殖活性的 MTC，[18]F-FDG 可表现为高代谢。[68]Ga-DOTATATE 是一种生长抑素受体类似物，可在体内判断病灶[68]Ga-SSTR 的表达，主要用于神经内分泌肿瘤的诊断、分期以及复发监测，同样在髓样癌复发灶的探测中显示出良好的效果。

第 14 章
^{11}C 类

胡四龙 刘　菲　潘玲玲

^{11}C-乙酸盐(^{11}C-AC)显像

肝细胞肝癌

【简要病史】

患者男性,26 岁,肝细胞肝癌于外院行肝左叶切除后半年余,介入化疗栓塞治疗 2 次。

【实验室检查】

(1) 肿瘤标志物:AFP >3 000.0 µg/L;CA24-2 45.7 U/mL;CA19-9、CEA 正常。

(2) 血生化:LDH 382 IU/L(升高);余肝肾功能指标正常。

【其他影像学检查】

DSA(数字减影血管造影):肝内多个染色灶(见图 14-1 E,箭头所示)。

【PET/CT 图像表现】

(1) ^{11}C-AC PET/CT:禁食 4 h 以上,静脉注射^{11}C-AC 17.4 mCi,休息 10 min 后行胸腹部 PET/CT 显像。肝内多发^{11}C-AC 摄取异常增高灶(见图 14-1 A、B、D,黑箭头所示),大小不等,SUV_{max} 为 3.7~10.6,其中 1 个位于碘油沉积灶内,余浓聚灶 CT 相应部位为等或低密度区;两肺多发结节(见图 14-1 C、F、H、I,黄箭头所示),边缘光整,最大者直径约为 1.0 cm,部分较大结节^{11}C-AC 摄取增高,SUV_{max}=2.7。

(2) ^{18}F-FDG PET/CT:肝内多个病灶均未见^{18}F-FDG 代谢增高(见

图 14 - 1 G、H）；双肺多发小结节，边缘光整，仅最大者（直径约为 1.0 cm）^{18}F - FDG 代谢增高，$SUV_{max}=2.6$（见图 14 - 1 G、I）。

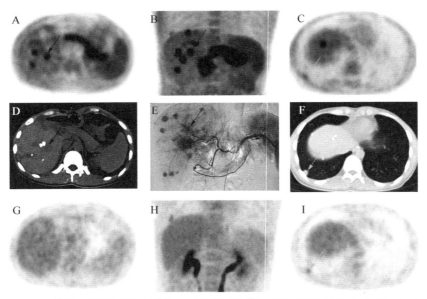

A、D、G—分别为肝脏相同层面^{11}C - AC PET、CT、^{18}F - FDG PET 图像；B、E、H—分别为^{11}C - AC PET MIP、DSA、^{18}F - FDG PET MIP 图像；C、F、I—分别为右下肺结节层面^{11}C - AC PET、CT、^{18}F - FDG PET 图像。

图 14 - 1　肝细胞癌治疗后的^{11}C - AC、^{18}F - FDG PET/CT 和 DSA 图像

【组织病理学】

无。

【点评】

^{18}F - FDG PET 对原发性肝细胞癌（HCC）诊断的灵敏度不理想，假阴性可达 60%，这是因为分化较好的肝癌细胞内含有较高浓度的葡萄糖 - 6 - 磷酸酶，可以加速细胞内^{18}F - FDG 去磷酸化而转运出细胞。近年来研究显示，^{11}C - 乙酸盐（acetate，AC）与^{18}F - FDG 联合应用可提高对 HCC 诊断的灵敏度，常用于 HCC 的诊断及肝脏肿瘤的鉴别诊断。乙酸盐参与有氧氧化三羧酸循环、细胞脂代谢，与^{18}F - FDG 联合应用，可进行 HCC 分化程度的活体诊断，分化较好的 HCC 乙酸盐 PET 为阳性，而低分化 HCC 高代谢^{18}F - FDG。

^{11}C −胆碱(^{11}C − CH)显像

前列腺癌

【简要病史】

患者男性,73 岁。前列腺癌去势后 3 年、^{125}I 粒子植入后两年半。PSA 增高 4 月,排尿不畅 1 月余。

【实验室检查】

PSA 173.70 ng/mL。

【其他影像学检查】

无。

【PET/CT 图像表现】

纵隔(见图 14 − 2 B,箭头所示)、腹膜后(见图 14 − 2 C、D,箭头所示)多枚肿大淋巴结,^{11}C − CH 摄取均异常增高,SUV_{max} = 10.9,但 ^{18}F − FDG PET/CT 仅腹膜后 1 枚淋巴结 ^{18}F − FDG 代谢略增高,SUV_{max} = 4.9,其余淋巴结均未见明显 ^{18}F − FDG 代谢增高。前列腺内见多个 ^{125}I 粒子影(见图 14 − 2 E,箭头所

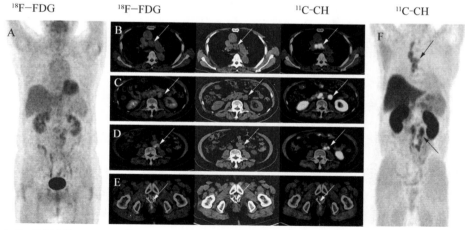

A、F—分别为 ^{18}F − FDG 和 ^{11}C − CH PET MIP 图(前后位);B—纵隔内转移淋巴结层面 ^{18}F − FDG PET/CT 融合图,CT 和 ^{11}C − CH PET/CT 融合图;C—肾门水平腹膜后转移淋巴结层面 ^{18}F − FDG PET/CT 融合图,CT 和 ^{11}C − CH PET/CT 融合图;D—腹主动脉下段水平腹膜后转移淋巴结;E—前列腺 ^{18}F − FDG PET/CT 融合图、CT 和 ^{11}C − CH PET/CT 融合图。

图 14 − 2 前列腺癌淋巴结转移的 ^{18}F − FDG 和 ^{11}C − CH PET/CT 图像

示),前列腺均未见^{18}F-FDG代谢和^{11}C-CH摄取异常增高灶,提示前列腺原发肿瘤活性受抑。

【组织病理学】

无。

【点评】

目前PET/CT的主要示踪剂为^{18}F-FDG,^{18}F-FDG作为葡萄糖类似物广泛应用于各种肿瘤的诊断、分期、再分期、疗效评价和预后判断,但大多数前列腺癌组织的糖代谢并不很高,且^{18}F-FDG经泌尿系统排泄,其肾脏和膀胱内的高浓度放射性会干扰前列腺癌病灶和盆腔转移淋巴结的检测,造成诊断灵敏度下降,因此在前列腺癌中的应用价值有限。胆碱(choline,CH)是合成细胞膜的主要成分,由于胆碱激酶在肿瘤细胞中过度表达,放射性核素标记的胆碱在肿瘤中聚集。^{11}C-CH在前列腺肿瘤及其转移灶内高度浓聚,膀胱内几乎无放射性分布,对前列腺癌诊断、分期及复发检测有较高的应用价值。本病例提示,在前列腺癌初诊或复发患者中,常规^{18}F-FDG PET/CT检查阴性者可推荐^{11}C-CH PET/CT检查,为更准确的最初分期和治疗后的再分期提供有价值的信息。

^{11}C-蛋氨酸(^{11}C-MET)显像

脑胶质母细胞瘤

【简要病史】

患者女性,59岁,右侧上肢乏力1个月。

【实验室检查】

无。

【其他影像学检查】

外院MRI:左额叶多发占位,前者低级别胶质母细胞瘤可能,后者高级别胶质母细胞瘤可能大,双侧额叶少许缺血灶。

【PET/CT图像表现】

左侧额叶见3.4 cm×3.6 cm类圆形混杂密度影(见图14-3,粗箭头所示),边界不清,周围水肿和占位效应不明显,^{11}C-MET摄取增高,$SUV_{max}=$4.6(对侧相应位置$SUV_{max}=1.6$);其左前方另见一1.5 cm×1.7 cm低密度影(见图 14‑3,细箭头所示),边界较清,周围无明显水肿和占位效应,未见 ^{11}C‑MET 摄取增高。

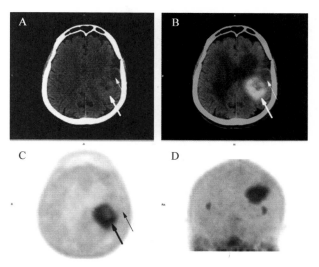

A—横断位 CT 图像;B—横断位 PET/CT 融合图像;C—横断位 PET 图像;D—脑 PET MIP 图像。

图 14‑3 脑胶质母细胞瘤的 PET/CT 图像

【组织病理学】

外院穿刺:(左额叶)胶质母细胞瘤;WHO 分级:Ⅳ级。

【点评】

^{11}C‑蛋氨酸(^{11}C‑MET)是目前最常用的脑氨基酸代谢显像剂,能够在活体状态下反映氨基酸的转运、代谢和蛋白质的合成,其在正常脑组织中的摄取明显低于 ^{18}F‑FDG,故可更好地显示脑部肿瘤。^{11}C‑MET PET/CT 显像已证明对胶质瘤的诊断具有高灵敏度和高特异度,能够有效地预测胶质瘤病理分级,并能够勾画肿瘤的侵犯边界,还能对肿瘤的复发与放射性坏死进行有效的鉴别。

参考文献

［1］Kitajima K，Fukushima K，Miyoshi Y，et al. Association between ^{18}F - FDG uptake and molecular subtype of breast cancer［J］. Eur J Nucl Med Mol Imaging，2015，42(9)：1371 - 1377.

［2］何建军. 中国人 2 025 例多原发结直肠癌荟萃分析［J］. 中华胃肠外科杂志，2006，9(3)：225 - 229.

［3］Yasui M，Tsujinaka T，Mori M，et al. Characteristics and prognosis of rectal gastrointestinal stromal tumors：an analysis of registry data［J］. Surg Today，2017，47(10)：1188 - 1194.

［4］Carr N J，Cecil T D，Mohamed F，et al. A consensus for classification and pathologic reporting of pseudomyxoma peritonei and associated appendiceal neoplasia：the results of the Peritoneal Surface Oncology Group International (PSOGI) modified Delphi process［J］. Am J Surg Pathol，2016，40(1)：14 - 26.

［5］Sommariva A，Evangelista L，Pintacuda G，et al. Diagnostic value of contrast-enhanced CT combined with ^{18}F - FDG PET in patients selected for cytoreductive surgery and hyperthermic intraperitoneal chemotherapy (HIPEC)［J］. Abdom Radiol，2018，43(5)：1094 - 1100.

［6］徐永波，蔡洪培. 腹膜恶性间皮瘤及其治疗进展［J］. 国外医学　消化系统疾病分册，2004，24(2)：117 - 119.

［7］Pierre C，Agopiantz M，Brunaud L，et al. COPPS，a composite score integrating pathological features，PS100 and SDHB losses，predicts the risk of metastasis and progression-free survival in pheochromocytomas/paragangliomas［J］. Virchows Arch，2019，474(6)：721 - 734.

［8］Lee Y，Yoo I R，Boo S H，et al. The role of F - 18 ^{18}F - FDG PET/CT in intrahepatic cholangiocarcinoma[J]. Nucl Med Mol Imaging，2017，51(1)：69－78.

［9］杨春敏,黄海东,周克,等. ^{18}F－FDG PET/CT 延迟显像技术在胰腺良恶性病变鉴别诊断中的应用[J]. 四川医学,2014,35(7)：881－883.

［10］Martel M，Cheuk W，Lombardi L，et al. Sclerosing angiomatoid nodular transformation（SANT）：report of 25 cases of a distinctive benign splenic lesion[J]. Am J Surg Pathol，2004，28(10)：1268－1279.

［11］Bhatla N，Aoki D，Sharma D N，et al. Cancer of the cervix uteri[J]. Int J Gynaecol Obstet，2018，143（Suppl 2）：22－36.

［12］Seino H，Ono S，Miura H，et al. Hypoxia is important in F－18 FDG accumulation in thecoma-fibroma tumors on F－18 FDG PET/CT scans [J]. Mol Med Rep，2016，13：3821－3827.

［13］Kim C，Chung H H，Oh S W，et al. Differential diagnosis of borderline ovarian tumors from stage Ⅰ malignant ovarian tumors using FDG PET/CT[J]. Nucl Med Mol Imaging，2013，47(2)：81－88.

［14］Takahashi M，Kanamori Y，Takahashi M，et al. Detection of a metastatic lesion and tiny yolk sac tumors in two teenage patients by FDG－PET：report of two cases[J]. Surg Today，2014，44（10）：1962－1965.

［15］Umemura H，Yamasaki O，Kaji T，et al. Prognostic value of ^{18}F－fluorodeoxyglucose positron emission tomography/computed tomography in patients with cutaneous angiosarcoma：A retrospective study of 18 cases [J]. J Dermatol，2017，44(9)：1046－1049.

［16］Agrawal A，Pantvaidya G，Murthy V，et al. Positron emission tomography in mucosal melanomas of head and neck：results from a South Asian Tertiary Cancer Care Center[J]. World J Nucl Med，2017，16(3)：197－201.

［17］鲁鹤臻,李文涛,翟保平,等. 22 例乳腺原发性淋巴瘤回顾性分析[J]. 中国实验诊断学,2019,23(10)：1781－1782.

［18］Pinnix C C，Ng A K，Dabaja B S，et al. Positron emission tomography-computed tomography predictors of progression after DA-R-EPOCH for

PMBCL[J]. Blood Adv, 2018, 2(11): 1334 - 1343.

[19] Chen Y, Zheng X, Chen B, et al. The clinical significance of Epstein-Barr virus DNA in peripheral blood mononuclear cells in patients with non-Hodgkin lymphoma[J]. Leuk Lymphoma, 2017, 58(10): 2349 - 2355.

[20] Yang Z, Sun Y, Xu X, et al. The assessment of estrogen receptor status and its intratumoral heterogeneity in patients with breast cancer by using ^{18}F - Fluoroestradiol PET/CT[J]. Clin Nucl Med, 2017, 42(6): 421 - 427.

[21] Liao G J, Clark A S, Schubert E K, et al. ^{18}F - fluoroestradiol PET: current status and potential future clinical applications[J]. J Nucl Med, 2016, 57(8): 1269 - 1275.

[22] Kurland B F, Peterson L M, Lee J H, et al. Estrogen receptor binding (^{18}F - FES PET) and glycolytic activity (^{18}F - FDG PET) predict progression-free survival on endocrine therapy in patients with ER+ breast cancer[J]. Clin Cancer Res, 2017, 23(2): 407 - 415.

[23] He M, Liu C, Shi Q, et al. The predictive value of early changes in ^{18}F - Fluoroestradiol positron emission tomography/computed tomography during fulvestrant 500 mg therapy in patients with estrogen receptor-positive metastatic breast cancer[J]. Oncologist, 2020, 25(11): 927 - 936.

[24] Liu C, Gong C, Liu S, et al. ^{18}F - FES PET/CT influences the staging and management of patients with newly diagnosed estrogen receptor-positive breast cancer: a retrospective comparative study with ^{18}F - FDG PET/CT[J]. Oncologist, 2019, 24(12): e1277 - e1285.

[25] Shi Q, Yang Z Y, Zhang Y J, et al. ^{18}F - FLT and ^{18}F - FDG PET/CT in predicting response to chemoradiotherapy in nasopharyngeal carcinoma: preliminary results[J]. Sci Rep, 2017, 7: 40552.

[26] van Westreenen H L, Cobben D C, Jager P L, et al. Comparison of ^{18}F - FLT PET and ^{18}F - FDG PET in esophageal cancer[J]. J Nucl Med, 2005, 46(3): 400 - 404.

[27] Gerbaudo V H, Killoran J H, Kim C K, et al. Pilot study of serial

FLT and FDG – PET/CT imaging to monitor response to neoadjuvant chemoradiotherapy of esophageal adenocarcinoma: correlation with histopathologic response[J]. Ann Nucl Med, 2018, 32(3): 165 – 174.

[28] Małkowski B, Staniuk T, Srutek E, et al. [18]F – FLT PET/CT in patients with gastric carcinoma[J]. Gastroenterol Res Pract, 2013: 696423.

[29] Staniuk T, Zegarski W, Małkowski B, et al. Evaluation of FLT – PET/CT usefulness in diagnosis and qualification for surgical treatment of gastric cancer[J]. Contemp Oncol, 2013, 17(2): 165 – 170.

[30] Ruoslahti E. RGD and other recognition sequences for integrins [J]. Annu Rev Cell Dev Biol, 1996, 12(1): 697 – 715.

[31] Ruffini F, Graziani G, Levati L, et al. Cilengitide downmodulates invasiveness and vasculogenic mimicry of neuropilin 1 expressing melanoma cells through the inhibition of $\alpha v\beta 5$ integrin [J]. Int J Cancer, 2015, 136(6): E545 – E558.

[32] Zheng J, Miao W, Huang C, et al. Evaluation of [99m]Tc – 3PRGD$_2$ integrin receptor imaging in hepatocellular carcinoma tumour-bearing mice: comparison with [18]F – FDG metabolic imaging[J]. Ann Nucl Med, 2017, 31(6): 486 – 494.

[33] European Association of Urology. Guidelines on Prostate Cancer 2020 [EB/OL]. [2021 – 03 – 20] https://uroweb.org/guideline/prostate-cancer/?type＝summary-of-changes.

索　引

核能与核技术出版工程
书 目

第一期　"十二五"国家重点图书出版规划项目

第二期　"十三五"国家重点图书出版规划项目